FASZIEN-
TRAINING

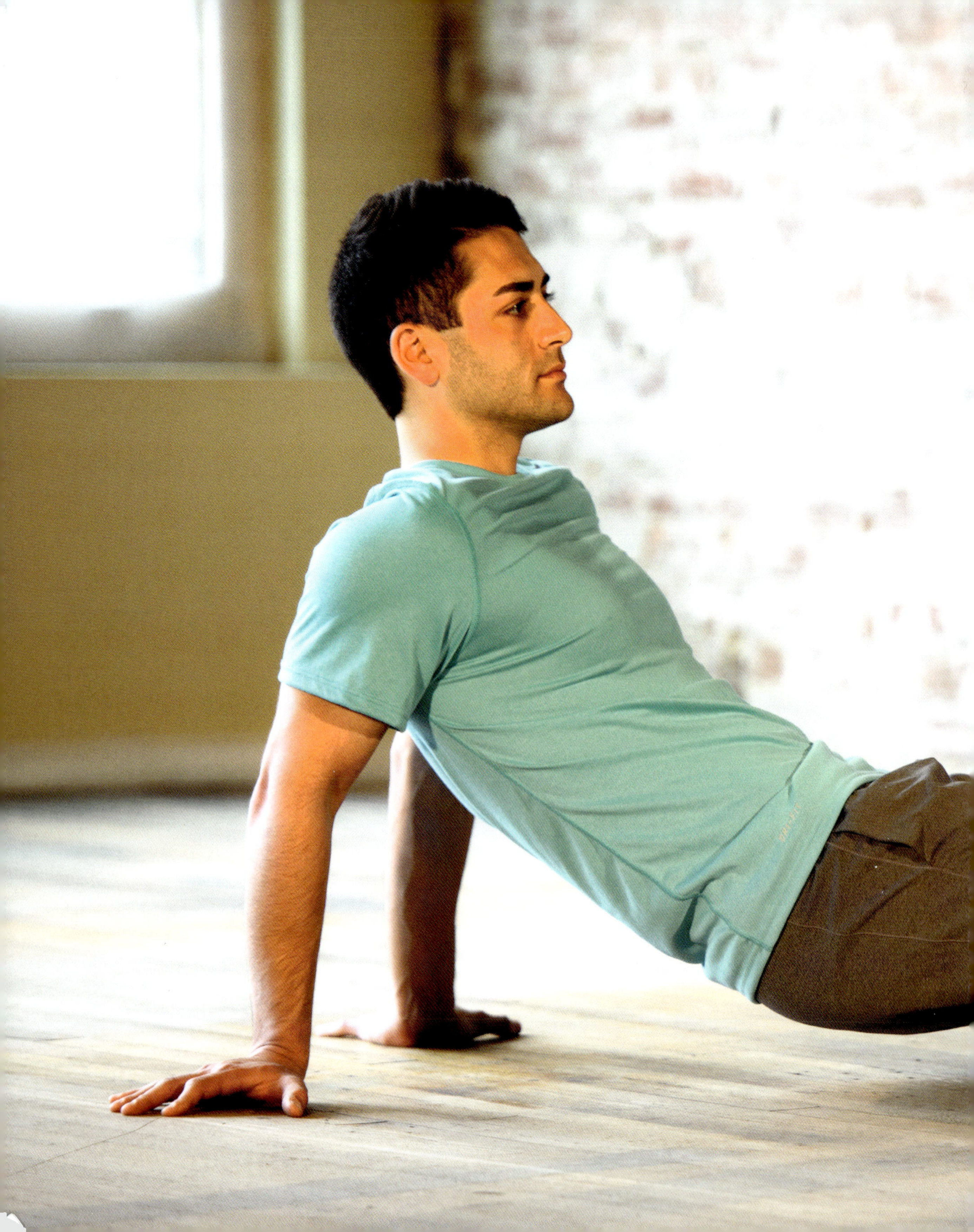

DK

FASZIEN-TRAINING

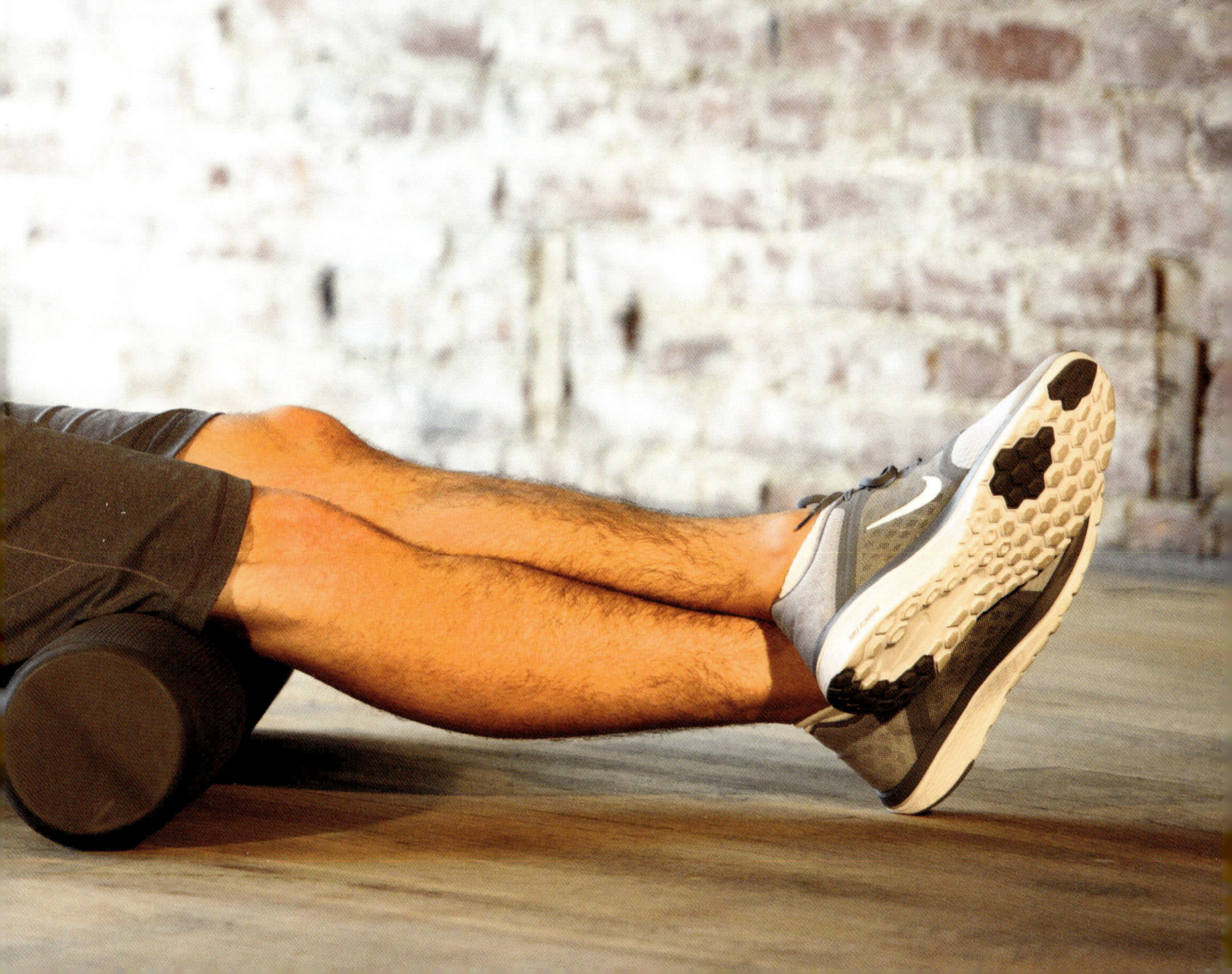

INHALT

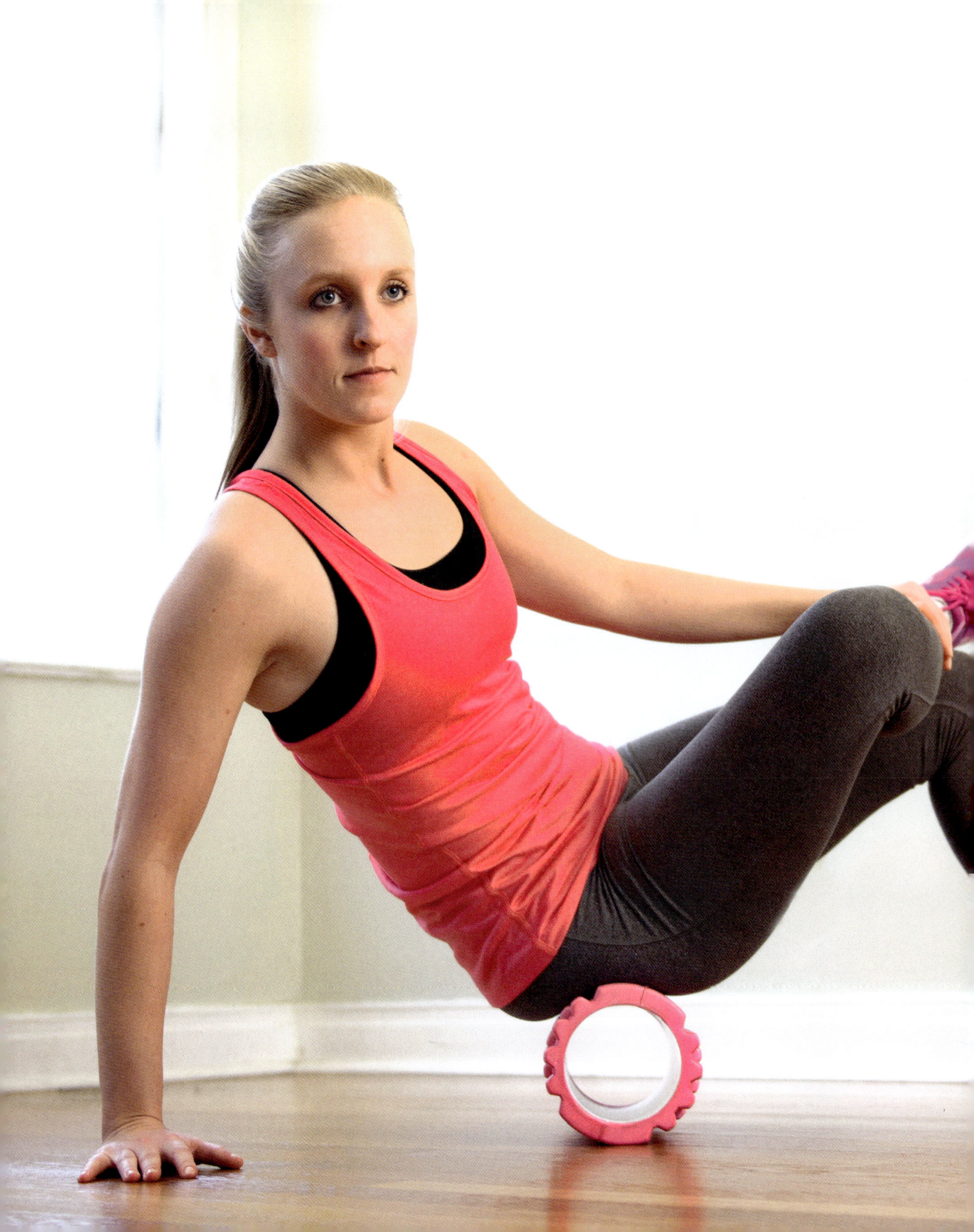

EINLEITUNG

Stellen Sie sich Ihr körperliches Wohlbefinden als Gefäß vor, das bei optimaler Beweglichkeit bis zum Rand gefüllt ist. Die meisten Menschen sind jedoch in ihrer Beweglichkeit eingeschränkt. Im Alltag setzen wir uns immer wieder Extremen aus, die unser muskuläres System schwächen und aus dem Gleichgewicht bringen. Das verursacht, um im Bild zu bleiben, sozusagen Risse im Gefäß, die sich auf unsere Beweglichkeit auswirken.

Die Faszienrolle ist ein Trainingsgerät für alle. Ob Sie nun aktiv und agil sind oder viel sitzen und unter Verspannungen leiden: Faszientraining wirkt den negativen Auswirkungen eines Achtstundentags am Schreibtisch ebenso entgegen wie denen eines langen Tages im Stehen oder eines Zehn-Kilometer-Laufs.

Schmerzen, ein schlechter Gleichgewichtssinn, eingeschränkte Beweglichkeit und Verspannungen werden durch das Training mit der Faszienrolle und ähnlichen Hilfsmitteln gelindert. Es verbessert die Beweglichkeit, unterstützt den Heilungsprozess nach einer Verletzung, entlastet die Wirbelsäule und stärkt das Körperbewusstsein.

In diesem Buch finden Sie 60 Übungen mit der Faszienrolle sowie 26 Programme, die Ihnen Schritt für Schritt zeigen, wie Sie einen Ausgleich zu den oft einseitigen Belastungen im Alltag schaffen. Lassen Sie Ihren Lebensstil nicht Ihr Wohlbefinden sabotieren – schließen Sie die Risse in Ihrem Gefäß und bringen Sie Ihren Körper wieder in einen Optimalzustand: geschmeidig, beweglich und gesund.

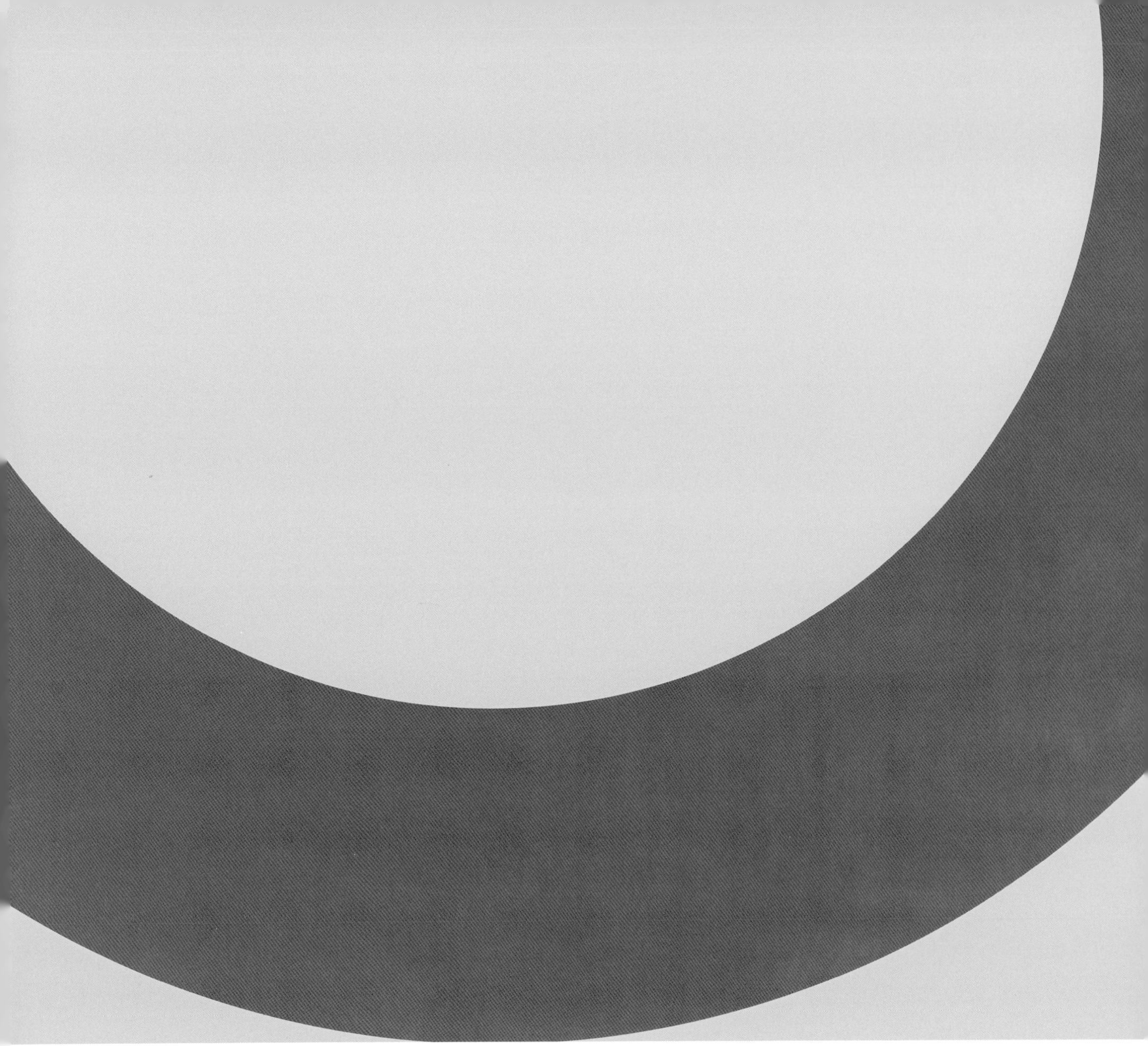

BASISWISSEN FASZIENROLLE

WAS KANN DIE FASZIENROLLE?

Die Faszienrolle ist ein vielseitiges Trainingsgerät für jeden. Mit den Rollen lässt sich das Tiefengewebe massieren, der Körper kräftigen und die Muskulatur wieder ins Gleichgewicht bringen.

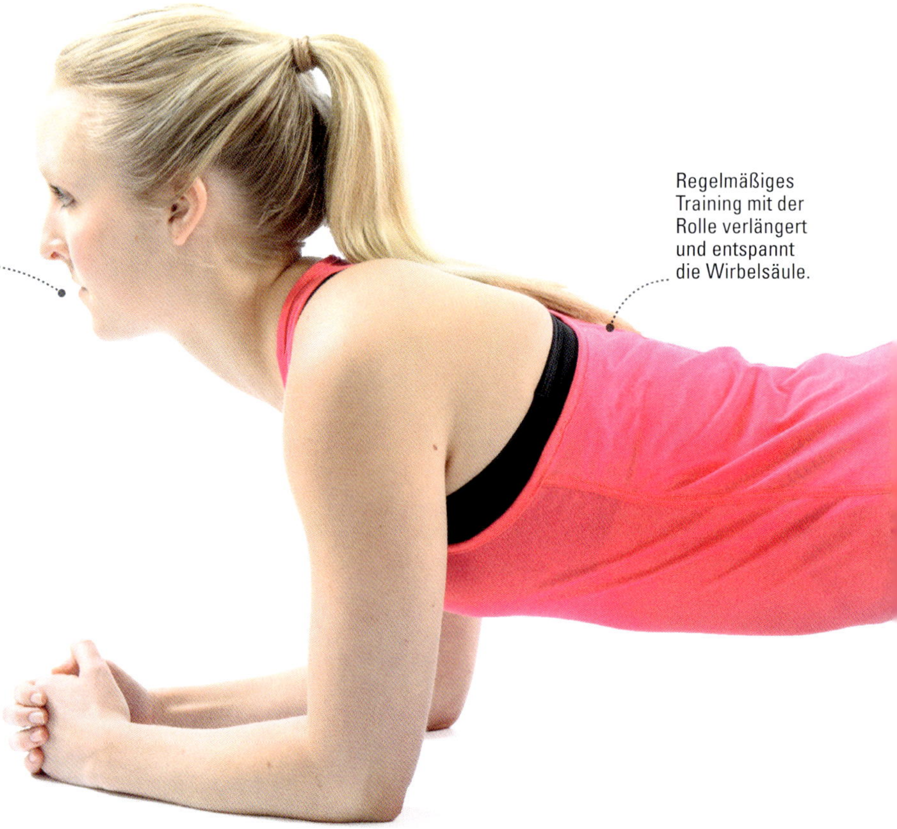

Das Atmen fällt leichter, wenn die Muskeln geschmeidig sind.

Regelmäßiges Training mit der Rolle verlängert und entspannt die Wirbelsäule.

ROLLEN VS. STATISCHES DEHNEN

Wie das Training mit der Faszienrolle verbessern auch statische Dehnübungen die Beweglichkeit. Allerdings kann zu langes und zu häufiges statisches Dehnen die Fähigkeit der Muskeln, sich zu kontrahieren – also anzuspannen –, beeinträchtigen. Übungen mit der Faszienrolle hingegen verbessern die Elastizität der Muskeln und erhalten ihre volle Dehn- und Kontraktionsfähigkeit.

SCHMERZEN LINDERN

Überlastete Muskeln können zu schmerzhaften Dysbalancen im Körper und druckempfindlichen Triggerpunkten führen. Weichteilmassagen mit der Faszienrolle verbessern die Durchblutung und lindern Schmerzen.

VERBESSERTE KÖRPERHALTUNG UND -AUSRICHTUNG

Unsere Lebensgewohnheiten formen unsere Muskeln. Oft sind diese chronisch verkürzt oder verlängert. Die Arbeit mit der Faszienrolle stellt die Muskelbalance wieder her und richtet die Wirbel neu aus, sodass sich die Körperhaltung verbessert.

GRÜNDE FÜR DAS TRAINING MIT DER FASZIENROLLE

1 Es ist preisgünstig: Sie brauchen kaum Ausrüstung und müssen weder den Mitgliedsbeitrag für ein Fitnessstudio noch einen Personal Trainer bezahlen.

2 Sie können überall trainieren: Die Rollen sind leicht und brauchen wenig Platz. Sie können sie zu Hause, im Fitnessstudio oder sogar im Freien nutzen.

3 Sie sind unabhängig: Für Übungen mit der Faszienrolle benötigen Sie weder einen Trainer noch einen Trainingspartner – nur ein wenig Platz.

4 Es ist nicht nur für Sportler: Die Rolle ist für Menschen aller Fitnesslevel und Lebensstile geeignet – von der Büroangestellten bis zum Vollzeit-Elternteil.

5 Es ist vielseitig: Die Faszienrolle ist nicht nur ein Massage-Hilfsmittel, sondern auch ein anspruchsvolles Trainingsgerät für Ihr Fitnessprogramm.

6 Es fördert die Regeneration: Verspannungen und Schmerzen wegzurollen ermöglicht Ihnen, sich nach einem harten Tag zu entspannen.

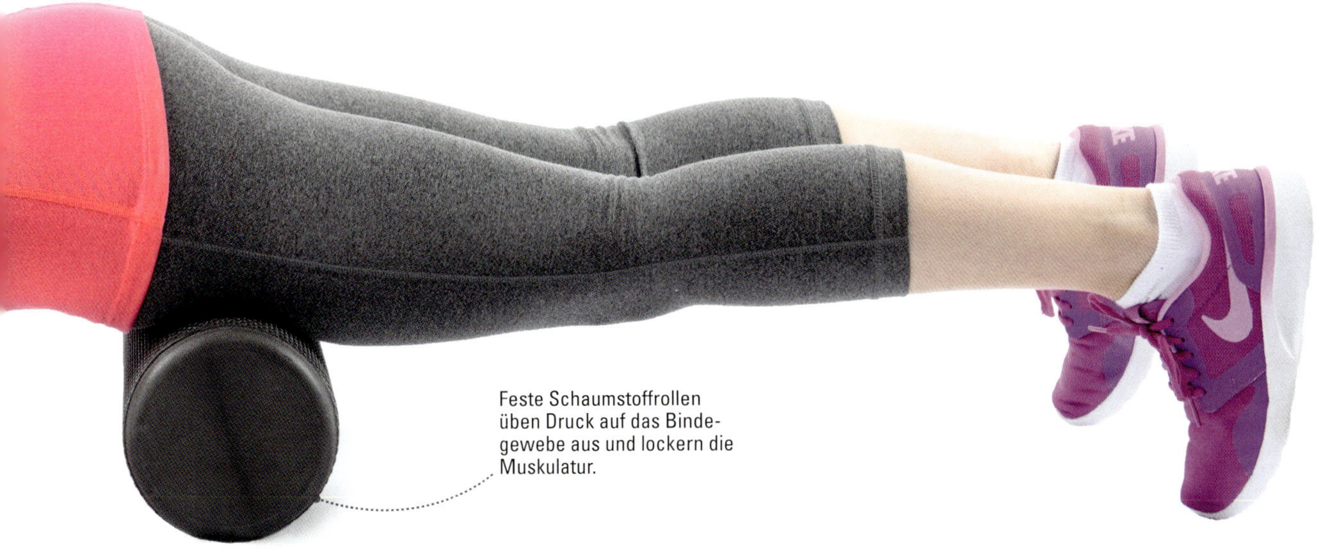

Feste Schaumstoffrollen üben Druck auf das Bindegewebe aus und lockern die Muskulatur.

UNTERSTÜTZT DIE ERHOLUNG

Die Schädigung von Muskelfasern durch Verletzung oder intensives Training führt zu Muskelverhärtungen. Mithilfe der Faszienrolle lassen sich Gewebeverklebungen lösen, die Verhärtungen verringern und die Heilungsprozesse beschleunigen.

VERBESSERTES KÖRPERBEWUSSTSEIN

Unsere Muskeln brauchen Reize – benutzen wir sie nicht, werden sie träge und schwach. Work-outs und Massagen mit der Faszienrolle schärfen unser Körperbewusstsein und verbessern unser Gefühl dafür, wie wir uns durch den Raum bewegen.

MUSKELAUFBAU

Ein muskulöser Körper funktioniert besser und hat weniger Schmerzen. Übungen mit der Faszienrolle unterstützen den Aufbau der Muskulatur in der Körpermitte. Auch die Muskeln an Armen und Beinen profitieren von Massageübungen mit der Rolle.

MASSAGE MIT DER ROLLE

Unsere Gewohnheiten und unser Lebensstil formen unsere Muskeln und prägen unsere Bewegungsmuster – oft sind Schmerzen und Funktionsstörungen die Folge. Massagen mit der Faszienrolle lockern Verhärtungen im Bindegewebe und stellen unsere Beweglichkeit wieder her.

WARUM IHR KÖRPER MASSAGEN BRAUCHT

Tätigkeit, Gesundheitszustand und alltägliche Gewohnheiten beeinflussen unser Skelett und unser neuromuskuläres System. Ob wir den ganzen Tag sitzen oder stehen – Knochen und Gewebe passen sich an. Das führt dazu, dass Muskelgruppen aufeinander Zug ausüben, sodass manche zu stark, andere wiederum nicht stark genug belastet werden. Dieses Ungleichgewicht schränkt uns in unserer Beweglichkeit und Bewegungsqualität ein.

MYOFASZIEN UND BEWEGUNG

Davon sind auch unsere *Faszien* betroffen. Faszien sind das dehnbare Netz aus Weichgewebe, das jede Struktur in unserem Körper umgibt und mit anderen Strukturen verbindet. Muskeln werden von sogenannten *Myofaszien* zusammengehalten. Ohne ausreichende Bewegung werden Myofaszien hart; doch mechanischer Druck macht sie geschmeidiger. Ein gesundes Myofasziensystem hält die Muskeln an der richtigen Stelle und ermöglicht ihnen effiziente, mühelos gleitende Bewegungen.

Unter Belastung werden Myofaszien dicker. Daher können sie Dysbalancen in der Körperhaltung und den Muskeln noch verstärken. Ein Brustmuskel beispielsweise, der nie seine volle Länge erreicht, entwickelt myofasziale Verklebungen oder Verkrampfungen, die seine Verkürzung zum Dauerzustand machen. Die verhärteten Myofaszien engen die Muskelfasern ein, der Muskel verspannt und wird schlechter durchblutet, und seine Beweglichkeit ist eingeschränkt.

REGENERATION DURCH ROLLEN

Massagen mit einer Faszienrolle oder ähnlichen Hilfsmitteln lockern die Myofaszien, sodass die inneren Strukturen – die angespannten Muskelfasern – besser durchblutet und mit Sauerstoff versorgt werden. Diese Technik nennt man Self-Myofascial Release (SMR), also Entspannung durch myofasziale Selbstmassage. Mit der Massage des Bindegewebes werden Verklebungen und Verkrampfungen gelöst und das Gewebe kehrt in seinen ursprünglichen, flexiblen Zustand zurück.

Mit regelmäßig angewandter SMR können Sie die Geschmeidigkeit Ihrer Faszien wiederherstellen, die Blutzirkulation verbessern, Schmerzen lindern und Ihre Beweglichkeit verbessern.

WAS SIND TRIGGERPUNKTE?

Triggerpunkte (auch Verklebungen oder Verhärtungen genannt) sind kleine schmerzhafte Stellen in unseren Muskeln. Sie entstehen, wenn sich der Teil der Muskelfaser, der sich unter Beanspruchung zusammenzieht – das *Sarkomer* – im verkürzten Zustand, also bei eingeschränkter Blutzufuhr, überanstrengt und blockiert. Hunderte solcher Kontraktionen an derselben Muskelstelle bilden einen Triggerpunkt. Die Massage mit einem Hartgummi- oder Tennisball löst die Blockaden – die Durchblutung verbessert sich und der Schmerz wird gelindert.

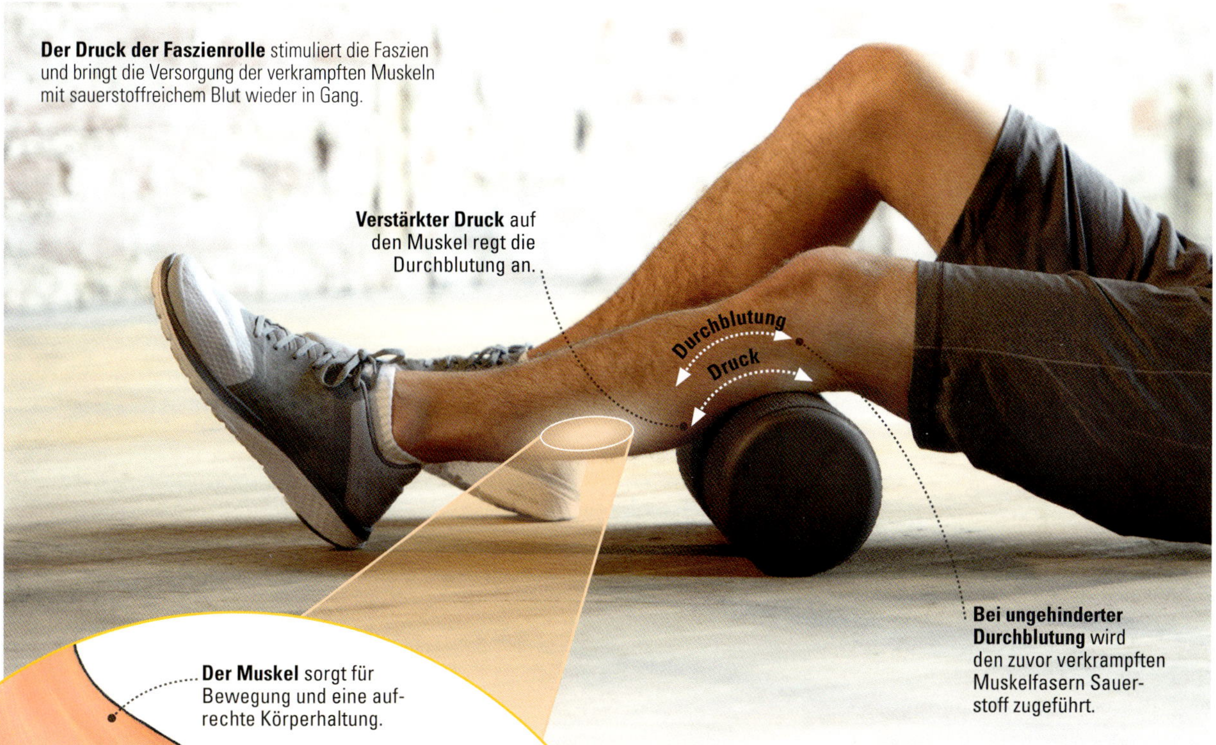
Der Druck der Faszienrolle stimuliert die Faszien und bringt die Versorgung der verkrampften Muskeln mit sauerstoffreichem Blut wieder in Gang.
Verstärkter Druck auf den Muskel regt die Durchblutung an.
Durchblutung
Druck
Bei ungehinderter Durchblutung wird den zuvor verkrampften Muskelfasern Sauerstoff zugeführt.

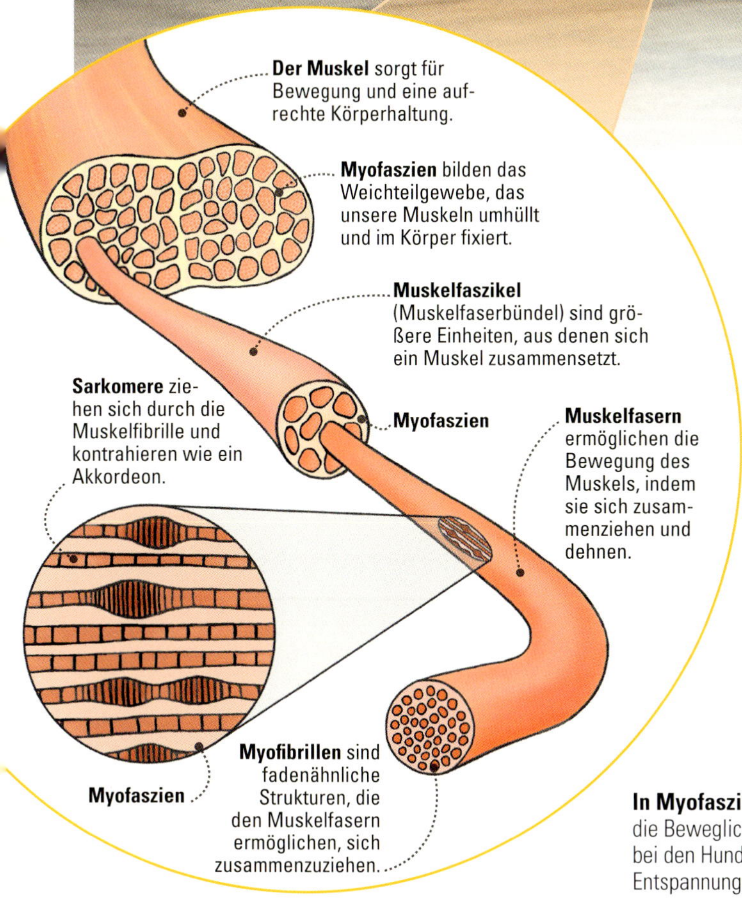

SO GEHT ES

Legen Sie die Rolle einfach unter den betreffenden Muskel, üben Sie mit Ihrem Körpergewicht Druck aus und beginnen Sie mit einer langsamen Rollbewegung. Für die gezielte Massage kleinerer Stellen eignen sich Massagesticks oder Sportbälle. Diese Rollwerkzeuge üben mechanischen Druck auf die Myofaszien aus, sodass die Muskelfasern richtig gedehnt werden und die Durchblutung angekurbelt wird. Die Selbstmassage macht Ihre Muskeln geschmeidig und gesund.

In Myofaszien können Verklebungen entstehen, die die Beweglichkeit der Muskeln einschränken – angefangen bei den Hunderten von Myofibrillen und Sarkomeren, die für Entspannung und Kontraktion der Muskeln sorgen.

VORTEILE DER FASZIENROLLE

Eine Faszienrolle kann Sie auch beim Krafttraining unterstützen. Gleichgewicht und Körperhaltung verbessern sich durch die Übungen mit der Rolle und daher werden Ihre Bewegungen effizienter.

KRÄFTIGEN DER KÖRPERMITTE

Wenn ein Work-out auf stabilem Untergrund Ihnen auf Dauer zu einfach wird, können Sie es mit der Faszienrolle schwieriger gestalten. Die Instabilität beim Training mit der Faszienrolle erfordert einen verstärkten Einsatz der Gelenke und der Core-Muskulatur in der Körpermitte, um das Gleichgewicht in einer Position zu halten. Sie sollten eine Übungsfolge auf stabilem Untergrund sicher beherrschen, bevor Sie versuchen, sie mit der Rolle zu meistern. Halten Sie Ihren Lendenbereich statisch und Ihre Wirbelsäule neutral, damit die Übungen nicht nur effizient, sondern auch sicher sind.

GUTE KÖRPERWAHRNEHMUNG

Ob Sie sich nur wenig bewegen oder sportlich aktiv sind: Massagen mit der Faszienrolle verbessern die Körperwahrnehmung im Verhältnis zum Raum, die sogenannte *Propriozeption*. Sie schärfen die Selbstwahrnehmung, während das Training der Core-Muskulatur in der Körpermitte gleichzeitig Ihre Gelenke und Muskeln in ein harmonisches Zusammenspiel bringt. In Kombination fördern beide Übungsarten die Reizübertragung der Muskeln zum Gehirn, was nicht nur die räumliche Wahrnehmung verbessert, sondern auch das Gleichgewicht in den Bewegungsabläufen und die Reaktionszeiten.

YOGA-REQUISITE

Sie können die Faszienrolle auch als Hilfsmittel bei vielen Yoga-Haltungen einsetzen, etwa wenn Sie die Gelenke in einer schwierigen Position entlasten möchten. Sie können die Rolle auch als zusätzliche Stütze auf dem Boden abstellen.

Kindhaltung
Legen Sie sich die Rolle in der Kindhaltung zwischen Oberschenkelrückseiten und Waden, um Ihre Kniegelenke zu schonen.

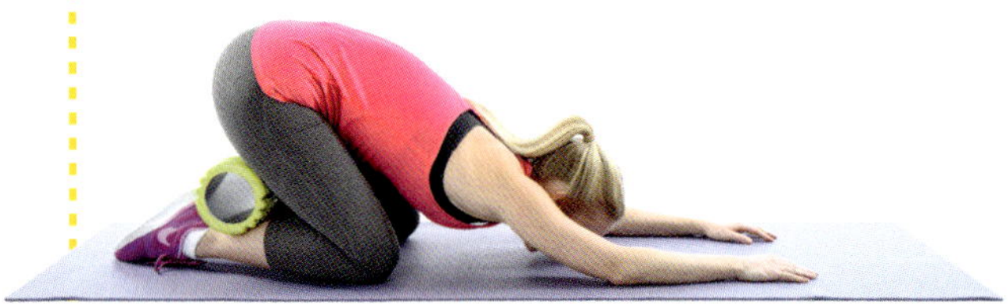

Gedrehter Krieger
Mit der Faszienrolle können Sie die Haltung des gedrehten Kriegers – eine hervorragende Ergänzung zu anderen Rotationsübungen – ein wenig einfacher machen.

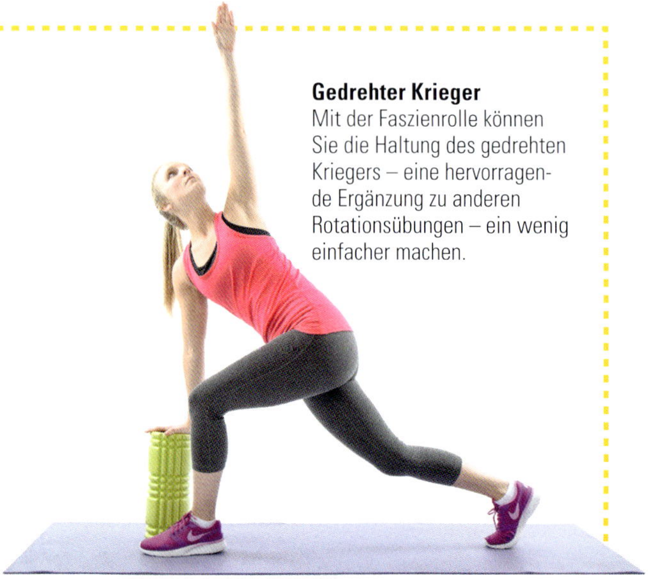

VERBESSERTE KÖRPERHALTUNG UND AUSRICHTUNG

Stundenlang sitzen, über das Smartphone gebeugt sein, immer die gleichen Armhaltungen und Handbewegungen an Maus und Tastatur – all das ist Gift für eine gesunde Körperhaltung. Regelmäßiges Training mit der Faszienrolle schafft einen Ausgleich: Es stellt die natürliche Elastizität des Weichteilgewebes wieder her, sodass sich einseitig belastete Muskelgruppen wieder effizient bewegen. Geschmeidige, ausgewogen trainierte Muskeln verbessern die Haltung und Knochen und Gelenke werden schmerzfrei und natürlich ausgerichtet.

Sie können mit der Rolle auch schwächere Muskeln beim Training unterstützen und sich damit in einer korrekten Haltung verankern, indem Sie die Rolle bei bestimmten Übungen direkt neben den aktiven Muskel legen. Bewegt sich die Rolle stark, können Sie einschätzen, ob stärkere Muskeln schwächere kompensieren. Mit dieser Methode lernt Ihr Körper, besser zu arbeiten, wodurch sich die Wirbelsäule korrekt ausrichtet und die Haltung stabilisiert.

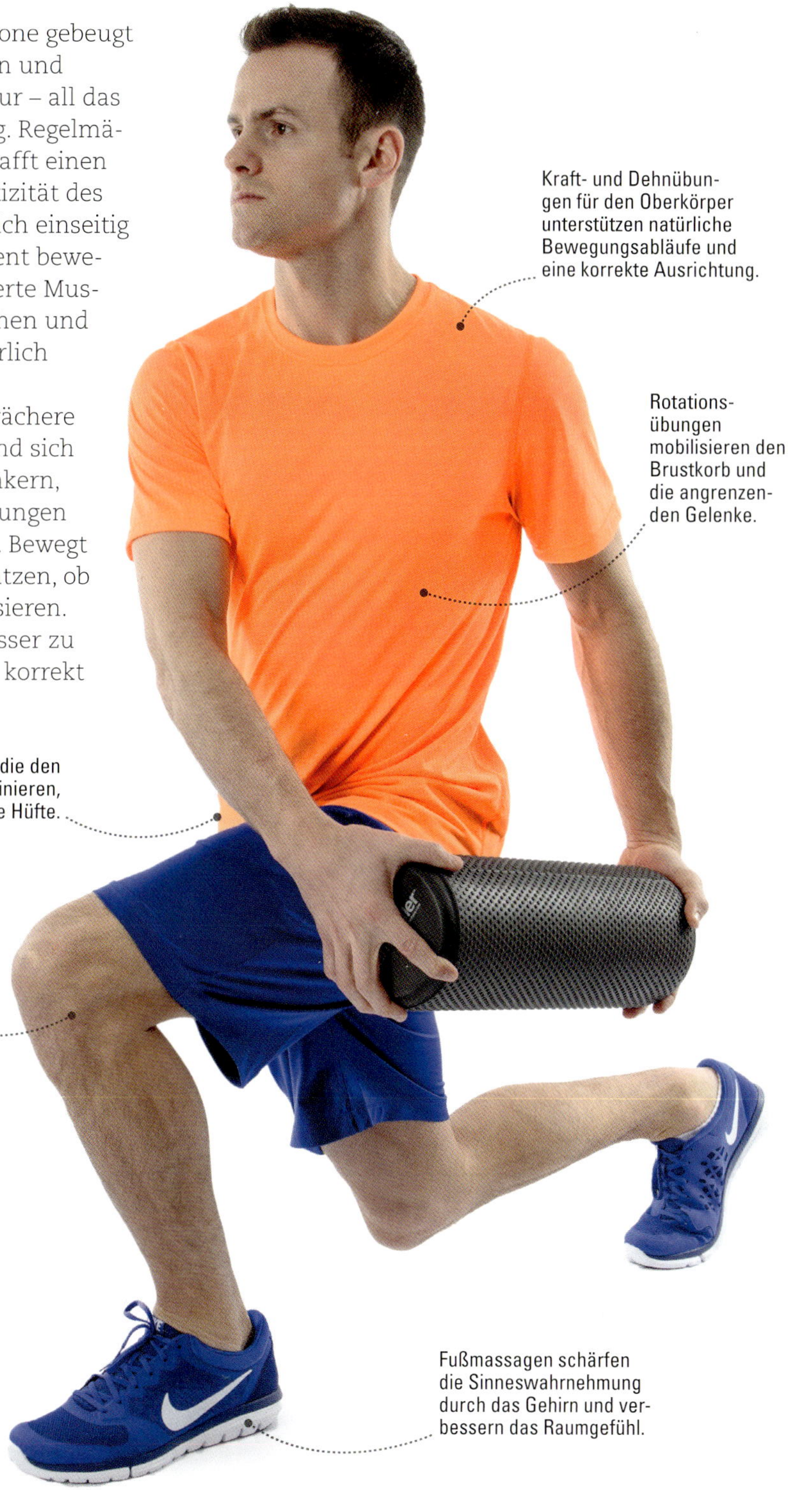
Kraft- und Dehnübungen für den Oberkörper unterstützen natürliche Bewegungsabläufe und eine korrekte Ausrichtung.
Rotationsübungen mobilisieren den Brustkorb und die angrenzenden Gelenke.
Positionen, die den Unterkörper trainieren, stabilisieren die Hüfte.
Gut trainierte angrenzende Muskeln verhindern eine falsche und übermäßige Belastung des Kniegelenks.
Fußmassagen schärfen die Sinneswahrnehmung durch das Gehirn und verbessern das Raumgefühl.

EFFEKTIV TRAINIEREN

Damit Sie optimal vom Traininig mit der Faszienrolle profitieren, sollten Sie einige Grundsätze im Hinblick auf die Atmung und die Körperhaltung berücksichtigen. Gehen Sie achtsam mit Ihrem Körper um.

KÖRPERREAKTIONEN BEOBACHTEN

Hören Sie aufmerksam auf die Signale Ihres Körpers, wenn Sie eine Faszienrolle oder andere Hilfsmittel für die myofasziale Selbstmassage (SMR) verwenden. Die Massage sollte einen »guten« Schmerz erzeugen, das Training weder quälend noch mühelos sein. Bei den meisten Übungen empfehlen wir eine Rolldauer von 20 bis 30 Sekunden; führen Sie die Massage jedoch nur so lange aus, wie sie sich angenehm anfühlt. Nach einer SMR-Einheit sollten sich Ihre Muskeln entspannt, geschmeidig und verjüngt anfühlen.

SCHMERZSKALA

Bei der Selbstmassage sollten Sie Schmerzen im Bereich 1 bis 3 spüren. Passen Sie den Druck an, sodass er nur ein leicht unangenehmes Gefühl erzeugt.

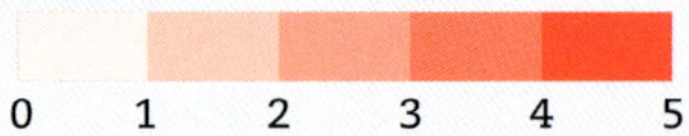

SMR-Tipps

- Atmen Sie ruhig weiter.
- Trainieren Sie langsam.
- Entspannen Sie Ihre Muskeln so gut wie möglich.
- Hören Sie auf, wenn es zu schmerzhaft wird.

DIE AUSGANGSHALTUNGEN EINNEHMEN

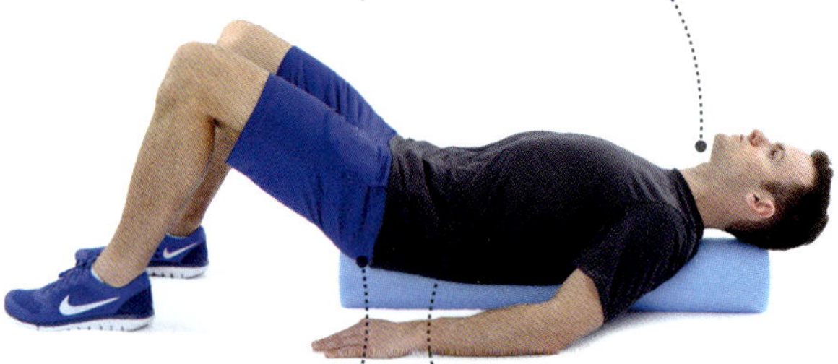
Der Kopf ist in neutraler Haltung und bildet mit der Wirbelsäule eine Linie.
Setzen Sie sich auf das Ende der Rolle und legen Sie sich langsam nach hinten ab.
Minimieren Sie den Abstand zwischen Ihrem unteren Rücken und der Rolle.

Rückenlage
Legen Sie sich bei Übungen für die Ausrichtung auf die Rolle. Unterer und oberer Rücken sollten durchgehend in Kontakt mit der Rolle sein.

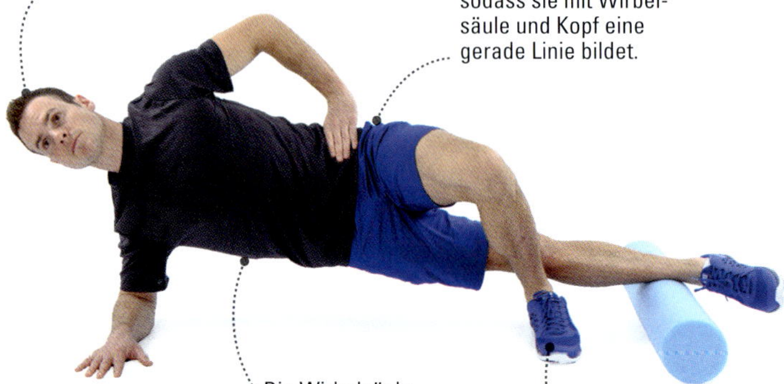
Kopf und Wirbelsäule bilden eine Linie.
Heben Sie die Hüfte, sodass sie mit Wirbelsäule und Kopf eine gerade Linie bildet.
Die Wirbelsäule behält ihre natürliche Krümmung bei.
Verankern Sie Ihren Fuß fest im Boden.

Seitenlage
Für das Training der seitlichen Muskulatur variieren Sie diese Position. Bein und Unterarm stützen und steuern die Bewegung.

ÜBEN SIE BEWUSSTES ATMEN

Einen entspannten Zustand erreichen Sie nur durch richtiges Atmen und nur entspannte Muskeln sind empfänglich für die myofasziale Selbstmassage. Tiefe und bewusste Atmung verbessert Ihre Fähigkeit, Empfindungen und Kontraktionen bestimmter Muskeln wahrzunehmen.

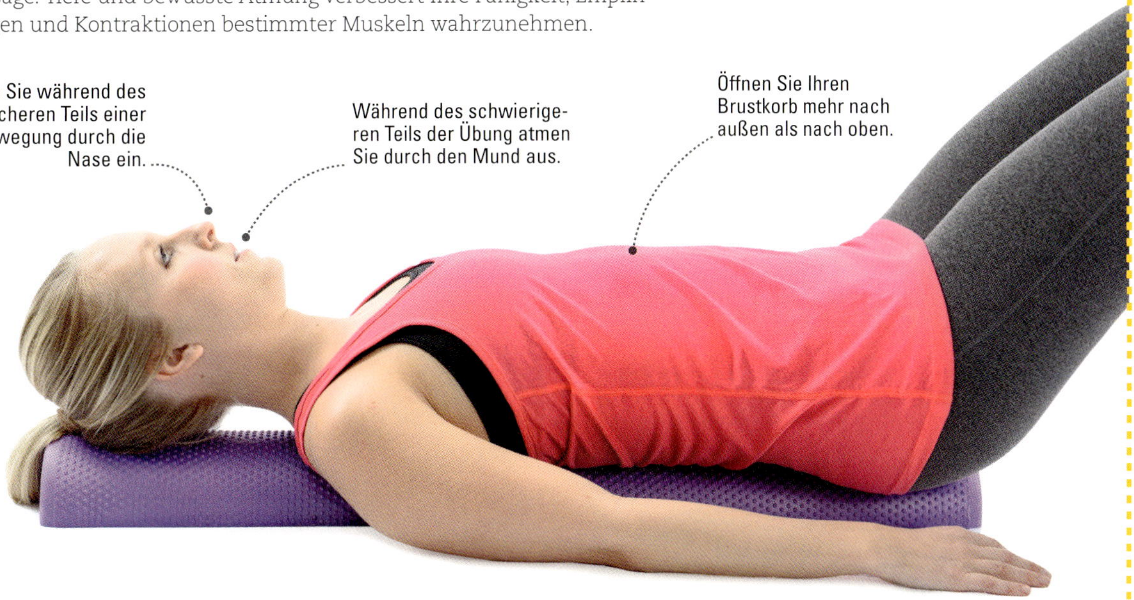
Atmen Sie während des einfacheren Teils einer Bewegung durch die Nase ein.
Während des schwierigeren Teils der Übung atmen Sie durch den Mund aus.
Öffnen Sie Ihren Brustkorb mehr nach außen als nach oben.

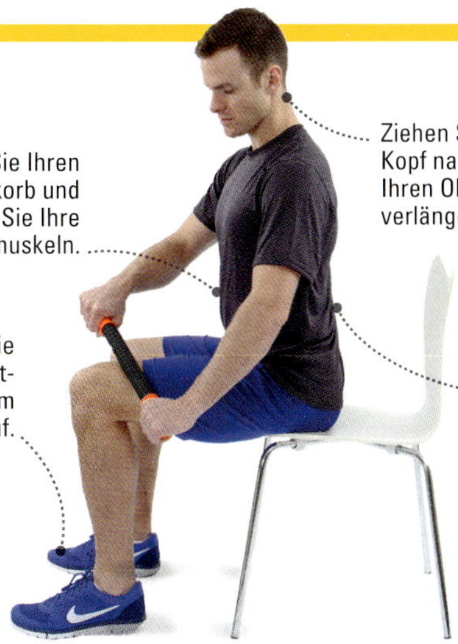

Sitzende Haltung
Bei Übungen auf einem Stuhl sitzen Sie auf der vorderen Stuhlkante. Setzen Sie sich auf das Steißbein und machen Sie Ihren Rumpf lang.

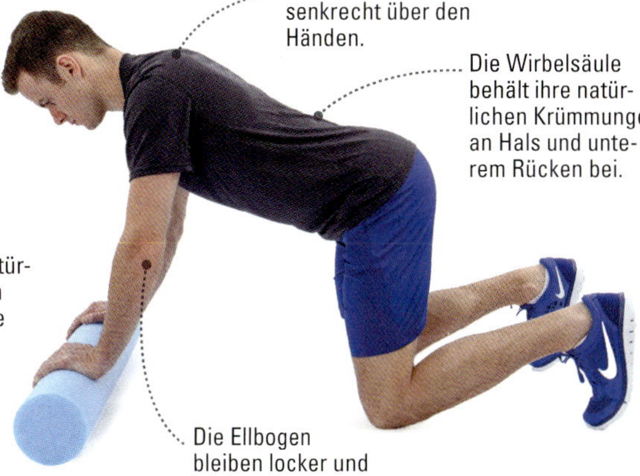
Die Schultern sind senkrecht über den Händen.
Die Wirbelsäule behält ihre natürlichen Krümmungen an Hals und unterem Rücken bei.
Die Ellbogen bleiben locker und leicht gebeugt.

Vierfüßlerstand oder Bretthaltung
Bei vielen Core-Übungen nehmen Sie diese Position ein, um die Bauchmuskeln zu aktivieren. Damit die Übungen effizient sind, sollten Sie den Druck über die aufgestützten Arme ableiten.

DAS BRAUCHEN SIE

Für die Übungen in diesem Buch benötigen Sie keine teure Ausrüstung. Wählen Sie Ihr Trainingszubehör Ihrem Körperbewusstsein, Ihrer Schmerzwahrnehmung und Ihren Zielen entsprechend aus.

FASZIENROLLEN

Schaumstoffrollen gibt es mit unterschiedlichen Oberflächen und in verschiedenen Formen, Größen und Farben. Oberfläche und Härtegrad bestimmen die Intensität der Massage. Für bestimmte Übungen benötigen Sie spezielle Größen und Formen. Beginnen Sie am besten mit einer einfachen runden Rolle, die Ihren Bedürfnissen und Trainingszielen weitgehend entspricht.

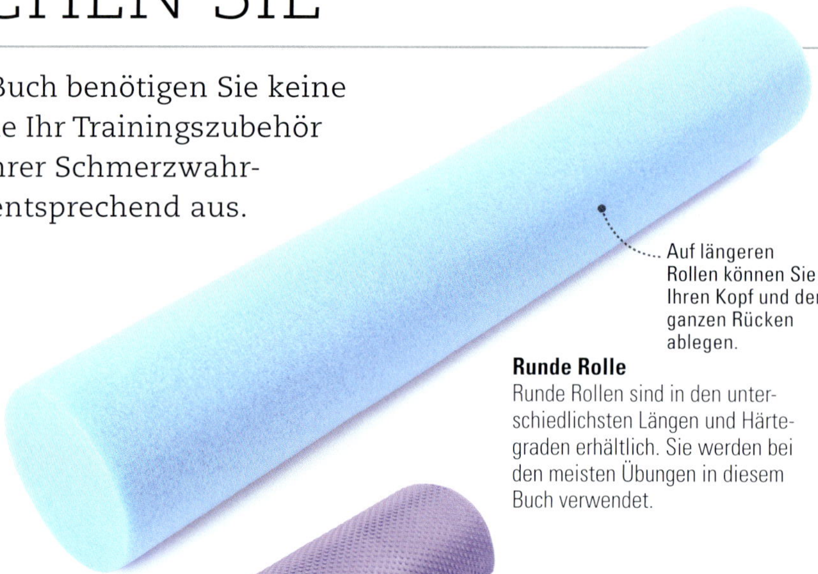

Auf längeren Rollen können Sie Ihren Kopf und den ganzen Rücken ablegen.

Runde Rolle
Runde Rollen sind in den unterschiedlichsten Längen und Härtegraden erhältlich. Sie werden bei den meisten Übungen in diesem Buch verwendet.

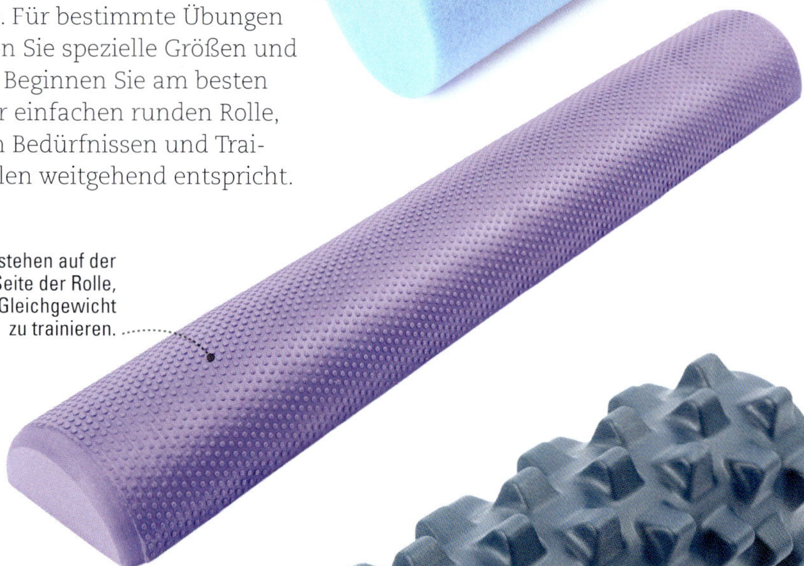

Sie stehen auf der flachen Seite der Rolle, um Ihr Gleichgewicht zu trainieren.

Halbrunde Rolle
Die halbrunde Rolle ist stabiler als die runde Rolle. In vielen Übungen stellen Sie sich darauf.

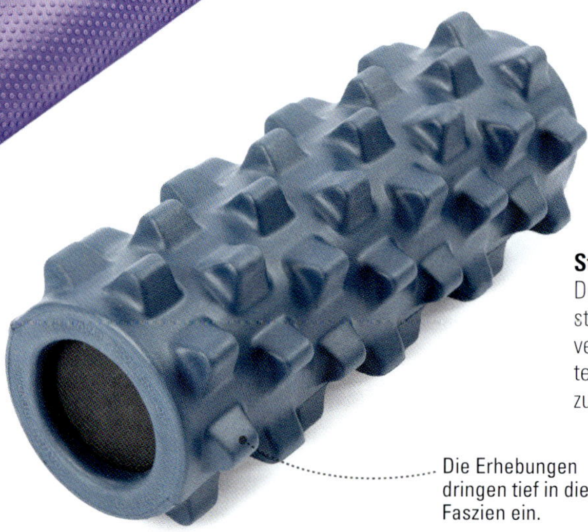

Die Erhebungen dringen tief in die Faszien ein.

Strukturierte Oberflächen
Durch die genoppte Oberflächenstruktur übt diese Rolle punktuell verstärkten Druck auf Ihr Weichteilgewebe aus und sorgt für einen zusätzlichen Massageeffekt.

TIPP
Wählen Sie die Rolle, mit der Sie den stärksten mechanischen Druck auf Ihr Gewebe ausüben können, ohne Ihre Schmerzgrenze zu überschreiten. Beginnen Sie mit einer weichen, 92 cm langen Rolle.

DIE WAHL DER RICHTIGEN ROLLE

Es gibt nicht die eine Universalrolle für alle und jeden. Ihre Rolle sollte angenehm sein und Ihnen ein effektives Training ermöglichen, ohne zu große Schmerzen zu verursachen. Wenn möglich, testen Sie die Rolle vor dem Kauf und beachten Sie folgende Faktoren:

1 Form
Mit runden Rollen lockern Sie große Muskelgruppen, trainieren Core-Muskeln und Gleichgewicht. Halbrunde Rollen dienen als Stütze bei modifizierten Übungen ohne rollende Bewegung.

2 Länge und Durchmesser
Faszienrollen sind in der Regel 46 oder 92 cm lang und haben einen Durchmesser von 15 cm. Längere Rollen sind sperriger, aber stabil und ideal für Rückenübungen. Kürzere Rollen lassen sich schwerer kontrollieren, aber besser transportieren und sind gut für Beinübungen geeignet. Ältere Menschen und Reha-Patienten verwenden dünnere Rollen.

3 Material und Härtegrad
Der Härtegrad der Rolle sollte sich an Ihrer Schmerztoleranz und dem gewünschten Entspannungsgrad orientieren. Standardrollen aus Hartschaum haben einen moderaten, Rollen mit Kunststoffkern einen intensiveren Massageeffekt.

4 Oberfläche
Wählen Sie eine dem Grad Ihrer Verspannung entsprechende Oberflächenstruktur. Eine Rolle mit Rillen oder Noppen erzeugt punktuellen Druck auf dem Gewebe. Mit glatten Rollen verteilt sich der Druck besser, die Massage fällt sanfter aus.

WEITERE HILFSMITTEL

Bei einigen Übungen in diesem Buch verwenden wir Sportbälle und Massagestäbe. Damit lässt sich kontrolliert Druck auf die Triggerpunkte ausüben.

NÜTZLICHES ZUBEHÖR

Yogamatte Übungen auf dem Boden lassen sich auf einer rutschfesten Matte komfortabler und sicherer absolvieren.

Stuhl Manche Übungen und Übungsvarianten sind einfacher, wenn Sie dabei auf einem Stuhl sitzen oder sich an einer Stuhllehne festhalten.

Kissen Bei Übungen im Liegen und Rotationsübungen am Boden kann ein Kissen bei einem verspannten Nacken oder Rücken angenehm sein.

Sportbälle
Harte Sportbälle setzt man für die Lockerung von Triggerpunkten ein. Sie massieren verspannte Muskeln punktgenau. In diesem Buch verwenden wir dazu Massagebälle.

Massageball

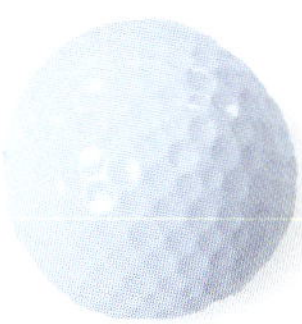
Golfball

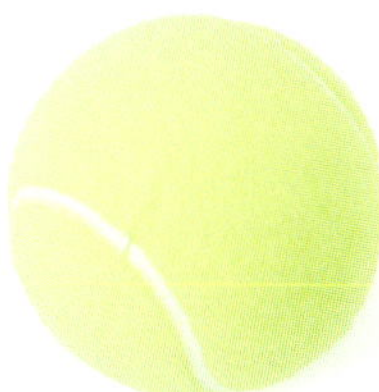
Tennisball

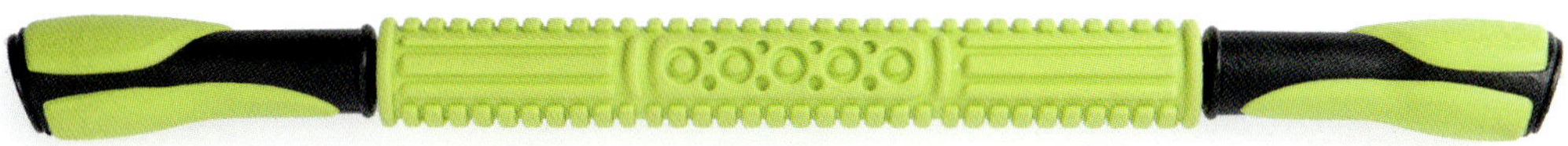

Massagestick
Mit diesem Hilfsmittel können Sie gezielter Druck ausüben als mit einer Schaumstoffrolle. Da Sie den Stick mit den Händen halten, lassen sich damit Übungen leicht variieren oder vereinfachen.

BEVOR SIE BEGINNEN

Bevor Sie mit dem Training beginnen, überlegen Sie, welche Übungen Ihren Bedürfnissen und Zielen am besten entsprechen. Suchen Sie sich einen geeigneten Platz und bringen Sie Ihre Muskeln ins Rollen!

BEDÜRFNISSE ANALYSIEREN

Schädliche Bewegungsmuster behindern die natürliche Ausrichtung unseres Körpers und verursachen Verspannungen und Schmerzen. Beobachten Sie sich im Alltag und wählen Sie davon ausgehend die Übungen aus, die Ihnen am meisten nützen.

EIN PROGRAMM AUSWÄHLEN

In den letzten drei Kapiteln dieses Buches finden Sie 26 Trainingsprogramme mit jeweils 5 bis 10 Übungen. Sie sind so zusammengestellt, dass sie den negativen Folgen bestimmter Gewohnheiten, Tätigkeiten und sportlicher Aktivitäten entgegenwirken.

SCHÄDLICHE BEWEGUNGSMUSTER	ABHILFE
Schreibtischtätigkeit beansprucht einige Bein-, Hüft- und Rückenmuskeln einseitig und unterfordert andere. Das Muskelsystem gerät aus der Balance.	**Massieren Sie Hüftbeuger**, hintere Oberschenkelmuskulatur und Brustmuskeln. Lockern Sie, wenn nötig, Triggerpunkte in oberem Rücken und Schultern.
Länger als eine Stunde Auto fahren überanstrengt Nacken- und Schultermuskeln und verkürzt die Brustmuskulatur. Beine und Hüfte sind unterfordert.	**Lockern Sie die Brustmuskeln** und stärken Sie den oberen Rücken, um die Haltung zu verbessern. Massieren Sie Hüftbeuger und Quadrizeps.
Der ständige Blick auf Smartphone oder Tablet verkürzt die Muskeln an Halsvorderseite und Brust und überdehnt die Muskeln am Nacken und oberen Rücken.	**Massieren Sie Brust, Schultern und Arme** und behandeln Sie durch die einseitige Belastung von Händen und Unterarmen entstandene Triggerpunkte.
Den Arm häufig nach oben zu strecken überdehnt Nacken- und Schultermuskulatur und belastet den unteren Rücken, was die Ausrichtung beeinträchtigt.	**Lockern Sie Schultern und oberen Rücken** und machen Sie Übungen, die Ihre Wirbelsäule strecken und regenerieren und die Ausrichtung der Wirbel verbessern.
Langes Stehen oder Gehen schrankt die Beweglichkeit von Hüften und Beinen ein macht sie steif und ruft Entzündungen der Faszien an den Fußsohlen hervor.	**Massieren Sie die Füße** und den gesamten Unterkörper, um steife Gelenke zu mobilisieren. Kräftigen Sie Core und Unterkörper.
Schwere Schultertaschen verursachen Haltungsasymmetrien in Schultern und Hüften und schaden dem natürlichen Gang.	**Lockern Sie Schultern und Core**, insbesondere auf der belasteten Seite. Machen Sie Rotationsübungen, um die Asymmetrie auszugleichen.

HÄUFIGE FRAGEN

Wie oft soll ich mit der Rolle trainieren?
Die besten Resultate erzielen Sie, wenn Sie mindestens dreimal pro Woche trainieren. Es gibt keinerlei Hinweise darauf, dass häufige SMR-Massage schadet.

Wie lange soll ich jede Übung machen?
In der Regel genügen 20 bis 30 Sekunden. Massieren Sie sich so lang, wie es Ihnen guttut.

Ich habe Schmerzen, wenn ich die Faszienrolle benutze. Was mache ich falsch?
Es ist normal, dass sich die Faszienmassage unangenehm anfühlt. Überschreiten Sie auf keinen Fall Ihre Schmerzgrenze. Wenn Sie nicht mehr normal atmen können, verringern Sie den Druck auf die Rolle.

Kann ich mir selbst Übungen zusammenstellen?
Ja. Bestimmen Sie Ihr vorrangiges Ziel und wählen Sie 5 bis 10 geeignete Übungen. Den Übungen schließen Sie das gezielte Ausrollen der Körperpartien an.

Welche Resultate kann ich erzielen?
Richtiges und regelmäßiges Training lindert Schmerzen, verbessert die Haltung und mobilisiert blockierte Gelenke. Eine Wirkung ist schon nach der ersten Trainingseinheit spürbar – bleiben Sie also dran!

Wann soll ich die Faszienrolle benutzen?
Benutzen Sie sie, so oft Sie wollen, insbesondere vor oder nach dem Sport. Wenn Sie am Abend trainieren, schlafen Sie besser, nach einer morgendlichen Einheit starten Sie leistungsfähiger in den Tag.

Wer profitiert vom Training mit der Faszienrolle?
Das Training mit der Faszienrolle ist für Spitzensportler ebenso wohltuend wie für Büroangestellte.

Was habe ich von der Faszienrolle, wenn ich keine Beschwerden habe?
Indem Sie Ihre Muskeln regelmäßig ausrollen, halten Sie sie gesund und geschmeidig.

LETZTE TIPPS, BEVOR SIE LOSLEGEN

- Sie benötigen so viel Platz, dass Sie Arme und Beine ausstrecken können, sowie einen rutschfesten Untergrund.
- Binden Sie lange Haare zusammen und tragen Sie möglichst keine weite oder dicke Kleidung.
- Ziehen Sie die Schuhe aus, bevor Sie sich auf die Rolle stellen oder Ihre Füße massieren.

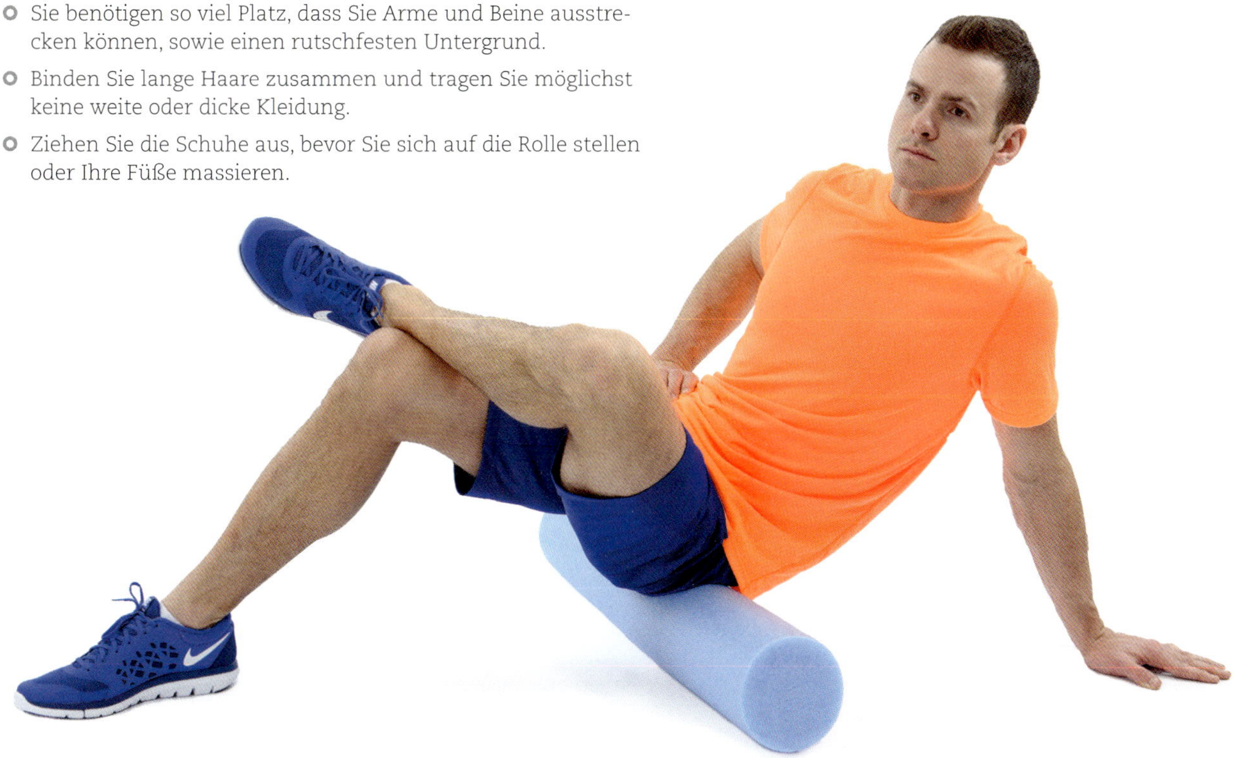

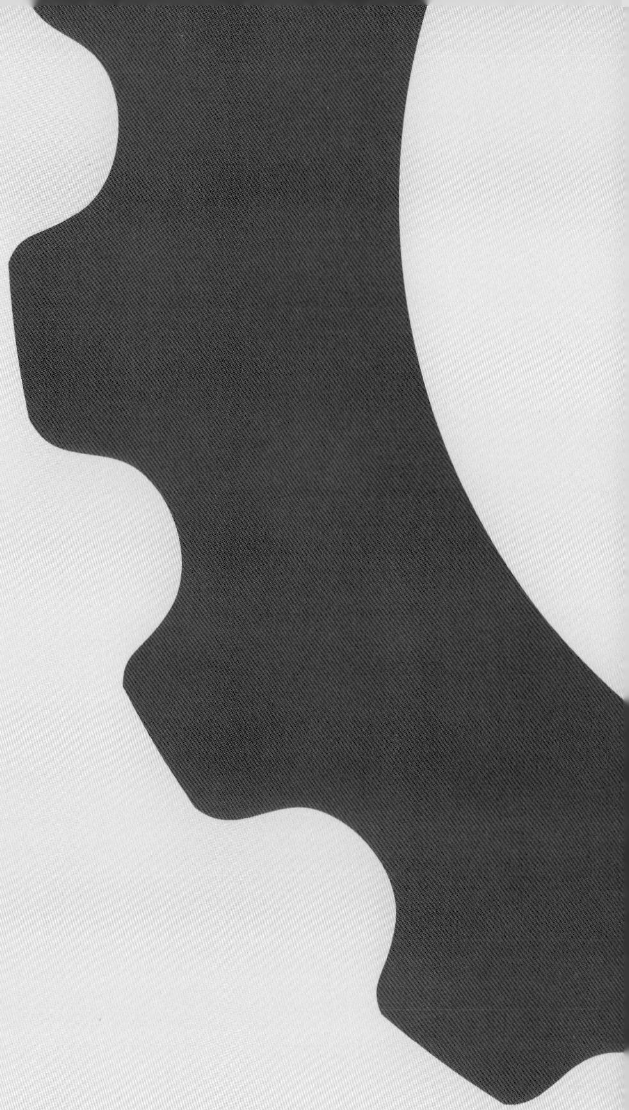

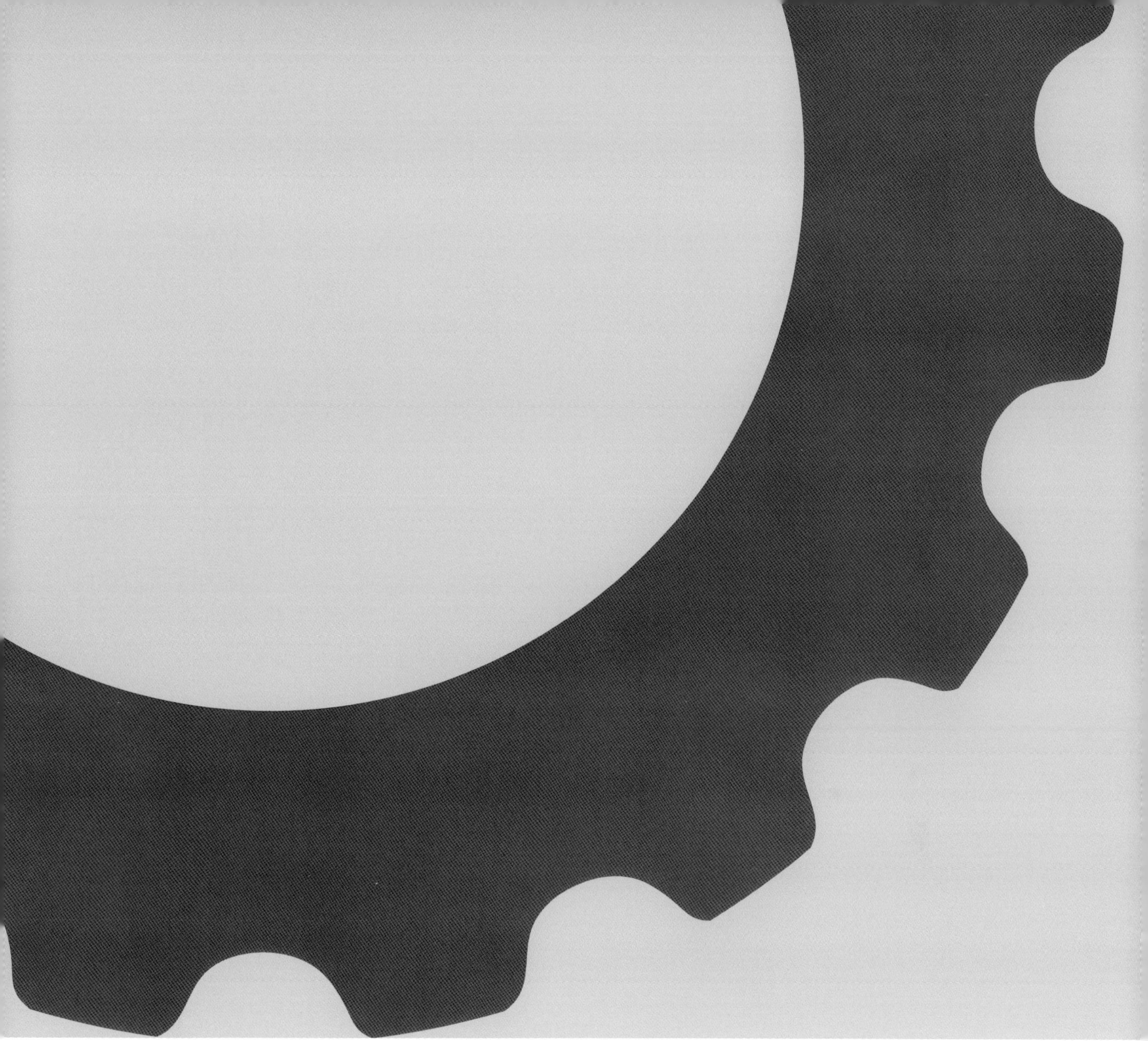

CORE-TRAINING

BRETTHALTUNG MIT STEIGERUNGEN

Da Crunches und Sit-ups einen gerundeten Rücken verstärken, ist die Bretthaltung ideal, um die aufrechte Körperhaltung zu unterstützen. Diese Übung wird in drei Schwierigkeitsgraden vorgestellt – wenn Sie eine Stufe gemeistert haben, wenden Sie sich der nächsten Steigerung zu.

ZIELMUSKULATUR

Diese Übung trainiert die schräge und die gerade Bauchmuskulatur sowie die Schulterblattstabilisatoren. Ihr Körper wird stabiler und effizienter.

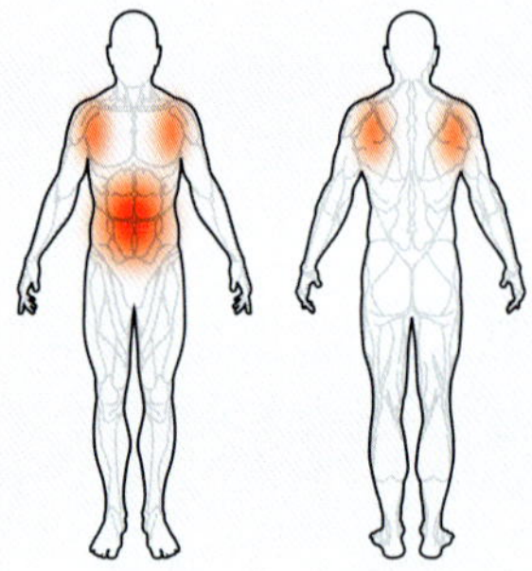

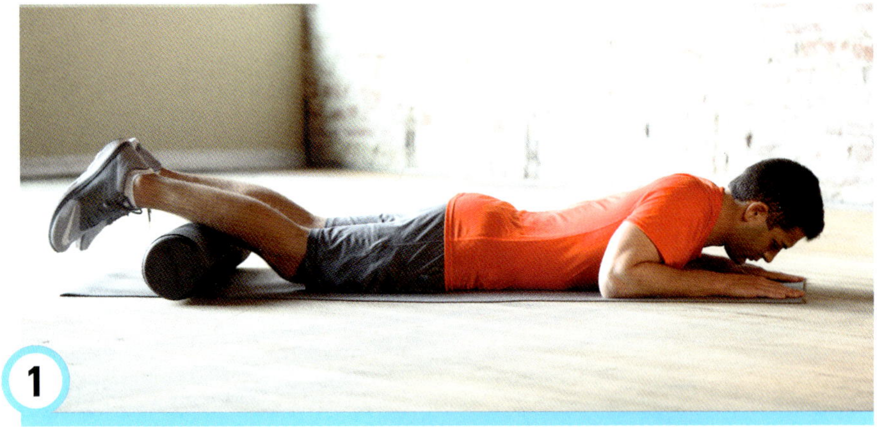

Legen Sie sich auf den Bauch und legen Sie die Faszienrolle unter die Schienbeine. Die Unterarme und Handflächen liegen flach auf dem Boden.

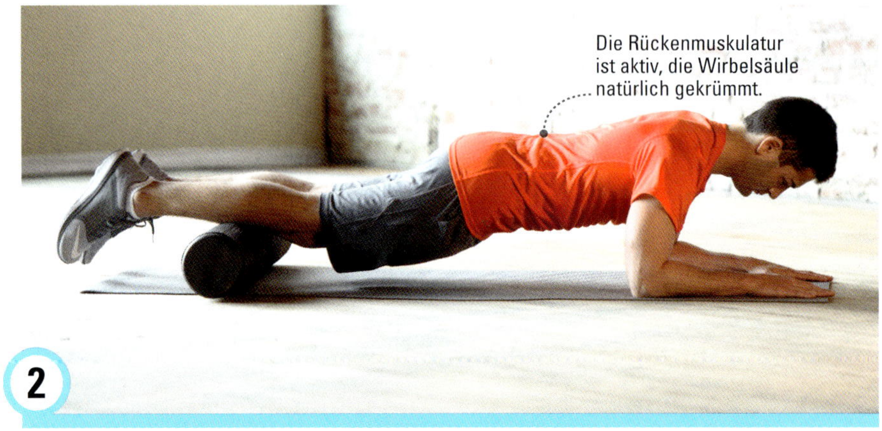

Heben Sie Ihren Körper an, indem Sie sich über die Unterarme hochdrücken, und aktivieren Sie die Bauchmuskeln. Halten Sie die Position 1 Minute lang.

WIE ES WIRKT

Der Unterarmstütz kräftigt den Core – den Bereich zwischen Brustkorb und Hüften. Durch Kräftigung der Bauchmuskulatur wird die Wirbelsäule stabilisiert.

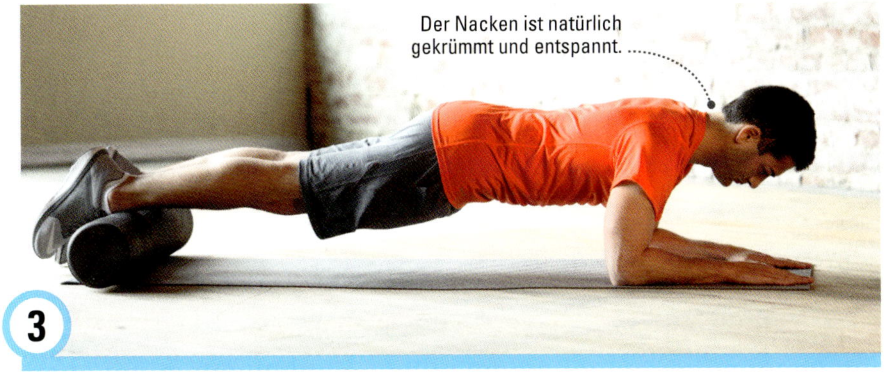
Der Nacken ist natürlich gekrümmt und entspannt.
3

Steigern Sie die Übung, indem Sie die Rolle näher zu den Füßen schieben. Halten Sie die Position 1 Minute lang.

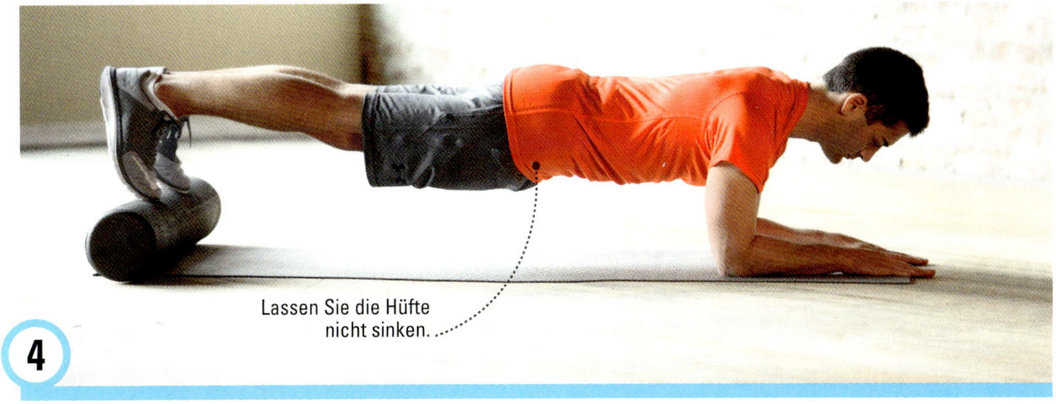
Lassen Sie die Hüfte nicht sinken.
4

Stellen Sie Ihre Zehenspitzen auf die Rolle. Halten Sie diese Bretthaltung 1 Minute lang.

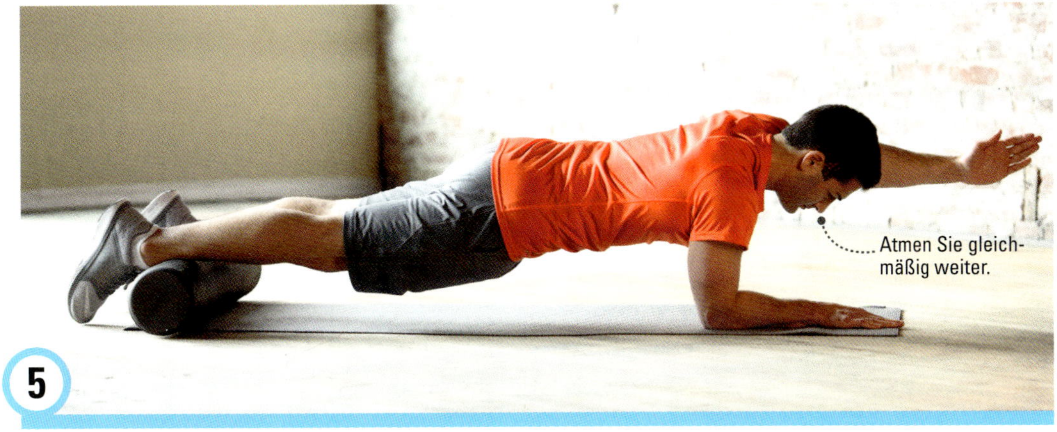
Atmen Sie gleichmäßig weiter.
5

Legen Sie sich die Rolle unter die Schienbeine und strecken Sie einen Arm nach vorn. Wechseln Sie die Arme nach 1 Minute.

OBERKÖRPER-ROLLOUT

Mit dem Oberkörper-Rollout kommen Sie in aufrechter Haltung durch den Tag. Diese Übung fordert die Bauchmuskulatur wesentlich stärker als der traditionelle Sit-up – daher befähigt sie den Körper erheblich effektiver, sich korrekt auszurichten.

ZIELMUSKULATUR

Diese Übung trainiert die Core-Muskulatur, den *Latissimus dorsi* und den *Teres major*. Diese Muskeln beeinflussen die Schulterhaltung und die Ausrichtung der Wirbelsäule.

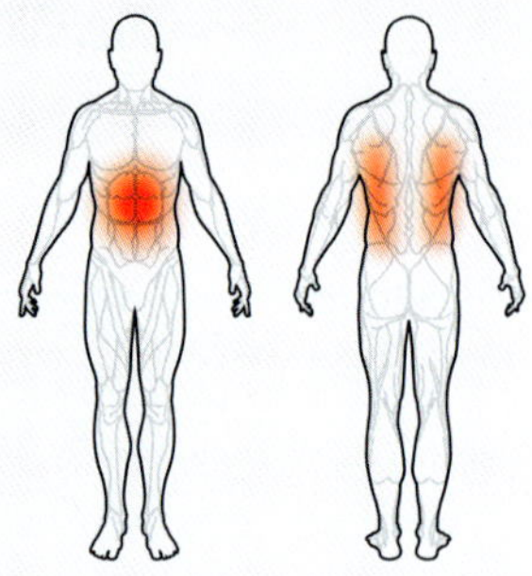

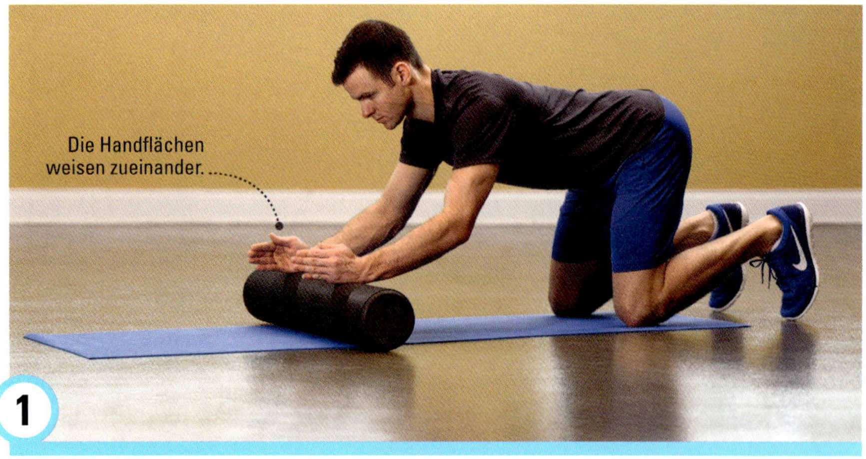

Gehen Sie auf die Knie und legen Sie die Faszienrolle vor sich. Positionieren Sie die Handkanten in schulterweitem Abstand auf der Rolle.

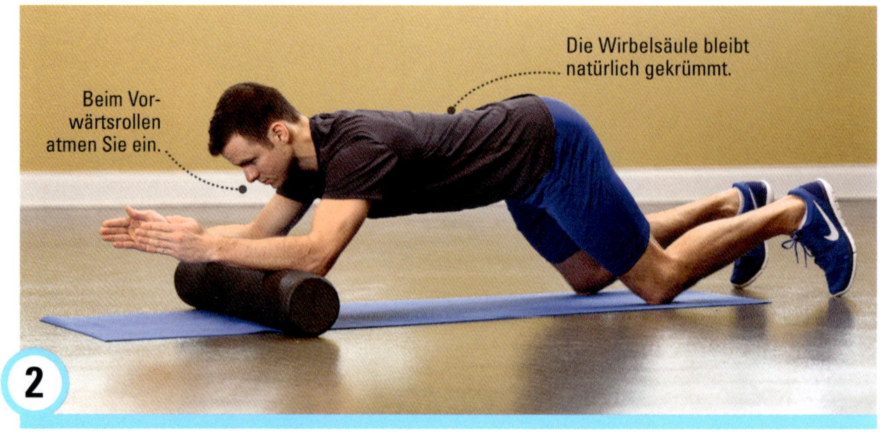

Rollen Sie sich aus den Hüften nach vorn. Die Rolle wandert dabei in Richtung Ellbogen.

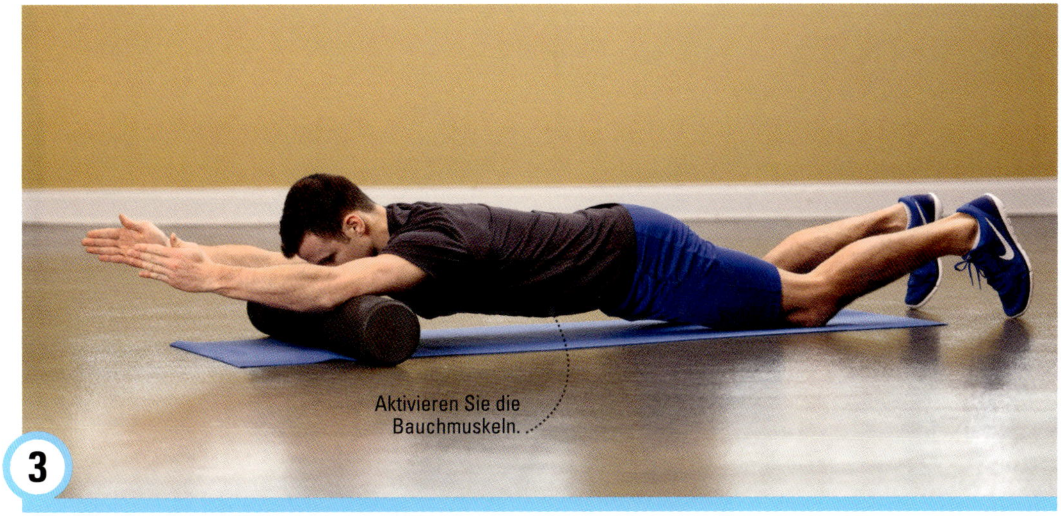
Aktivieren Sie die
Bauchmuskeln.
3

Rollen Sie mit dem Oberkörper weiter nach vorn, bis Ihre Arme und Hüften vollständig gestreckt sind.

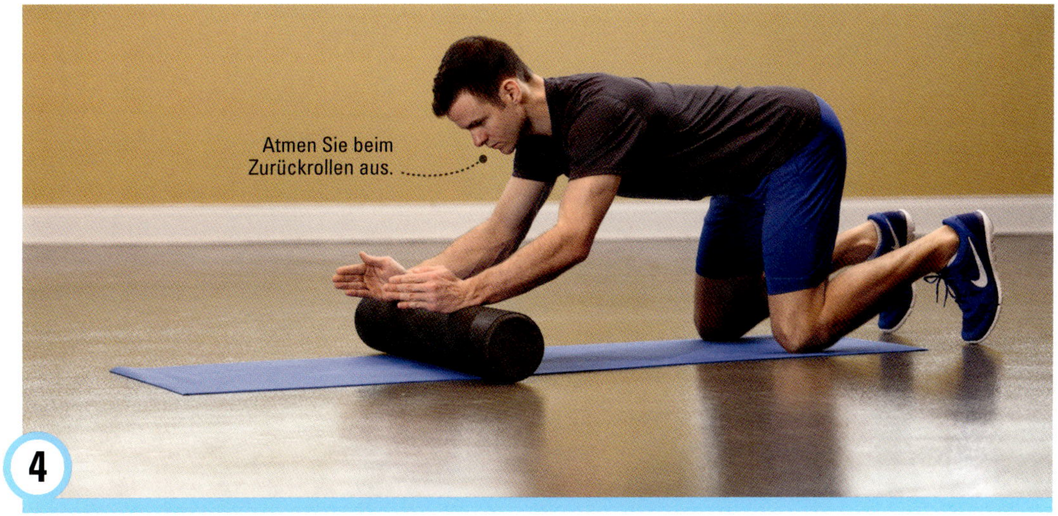
Atmen Sie beim
Zurückrollen aus.
4

Rollen Sie langsam in die Ausgangsposition zurück und wiederholen Sie die Übung 15 Mal.

ACHTUNG

Wechseln Sie bei Schmerzen zu einfacheren Core-Übungen wie der Bretthaltung mit Steigerungen, um keine Verletzungen an Schultern und Rücken zu riskieren.

WANDER-LIEGESTÜTZ

Diese anspruchsvolle Übung für Core- und Schultermuskulatur verbessert die Rumpfstabilität u. a. im aufrechten Stand und im Sitzen. Kräftigere Core-Muskeln verbessern die Körperhaltung und das Gleichgewicht beim Training und im Alltag.

ZIELMUSKULATUR

Diese Übung zielt auf die schräge Bauchmuskulatur und die Bauchmuskeln im Core und verbessert ihr Zusammenspiel mit den Hüften in der Bewegung. Auch die vordere Schultermuskulatur wird gestärkt.

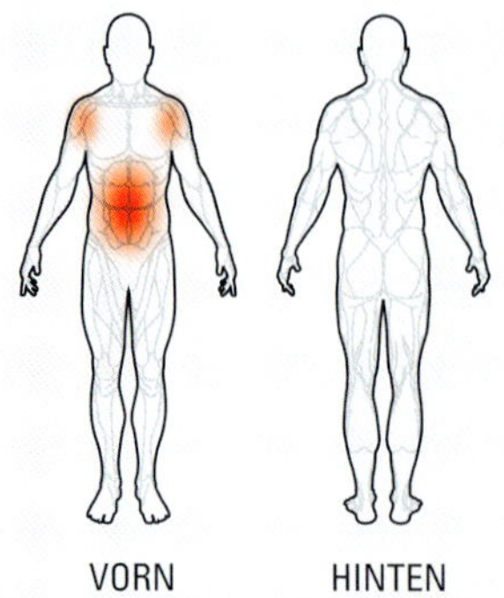

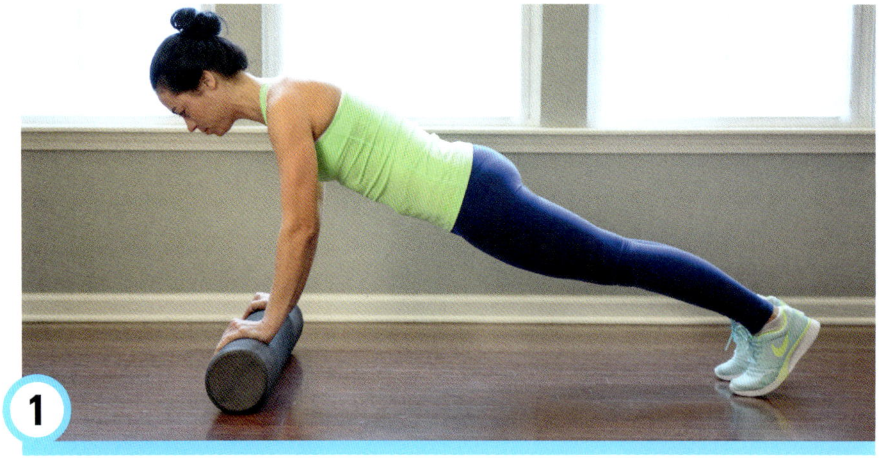

Setzen Sie Ihre Hände in schulterbreitem Abstand auf die Faszienrolle und bringen Sie Ihren Körper in Liegestützposition. Schultern und Arme bilden eine senkrechte Linie.

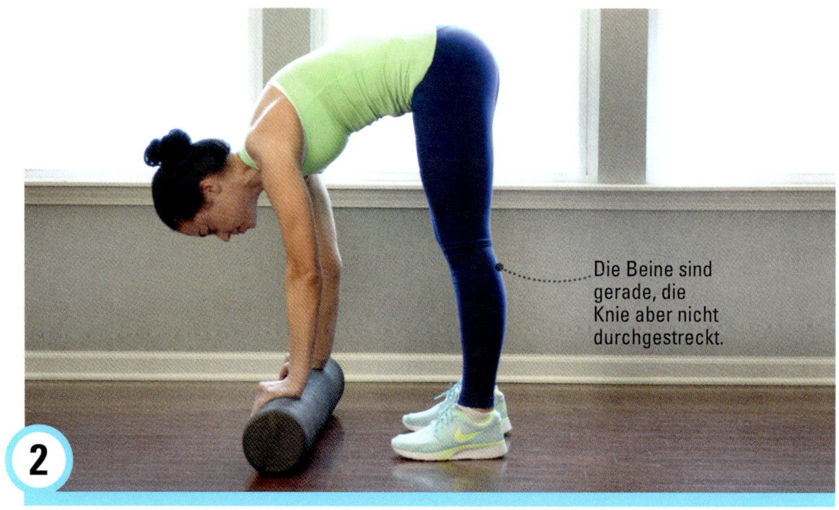

Gehen Sie mit geraden Beinen in Richtung Hände, bis sich die Hüften über den Füßen befinden.

TIPP
Um die Stabilität in den Schultergelenken zu verbessern, strecken Sie den Mittelfinger nach oben und drehen die Arme leicht nach innen, während Sie vorwärtsgehen.

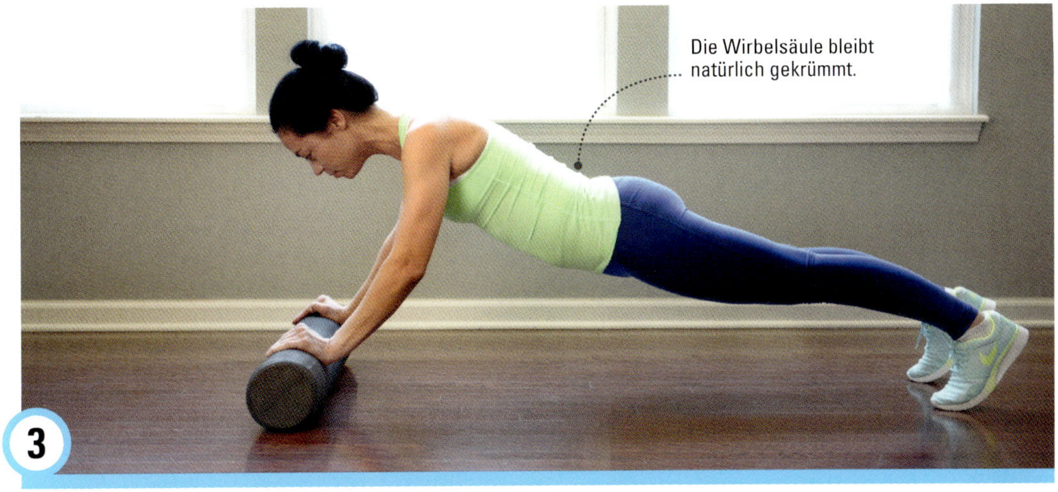
Die Wirbelsäule bleibt natürlich gekrümmt.
3

Gehen Sie möglichst weit nach hinten. Arme und Beine bleiben gestreckt, die Core-Muskulatur ist aktiv.

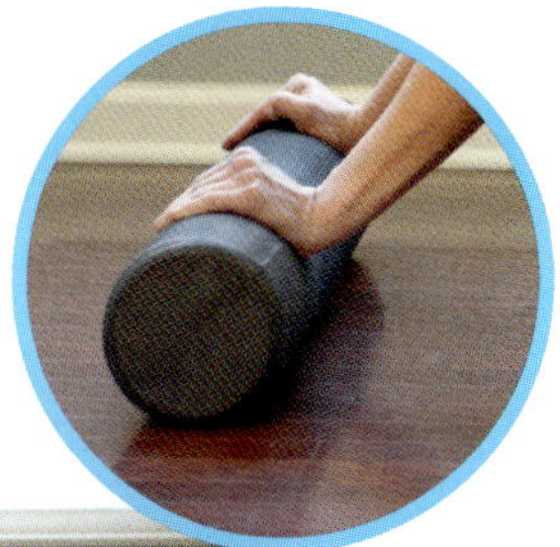

Erhalten Sie den Druck der Hände auf die Rolle aufrecht, um die Core-Muskulatur zu aktivieren.

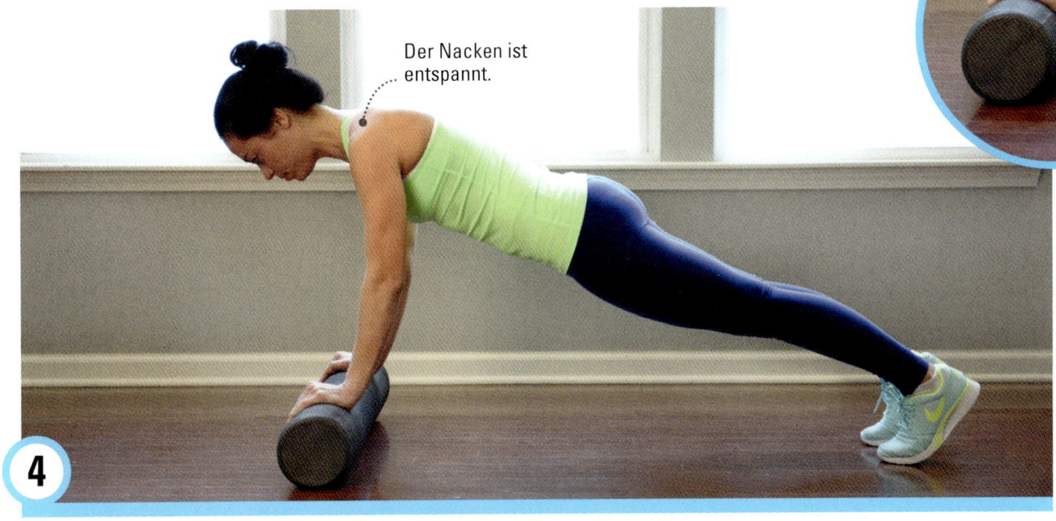
Der Nacken ist entspannt.
4

Gehen Sie etwas nach vorn, um in die Ausgangsposition zurückzukehren. Wiederholen Sie die Übung 10 Mal.

ARM- UND BEINHEBEN

Diese Diagonalübung im Vierfüßlerstand trainiert Ihren Gleichgewichtssinn und Ihre Fähigkeit, Gewicht auf eine Hüfte und eine Schulter zu verteilen. Das verbessert Ihre Wirbelsäulen- und Hüftkontrolle, von der Sie bei Aktivitäten wie dem Gehen, bei denen die Beine einzeln belastet werden, profitieren.

ZIELMUSKULATUR

Diese Übung spricht die geraden und die schrägen Bauchmuskeln sowie die Gesäß- und die Deltamuskeln an. Becken und Rumpf gewinnen an Stabilität und Ihre Bewegungen werden effizienter.

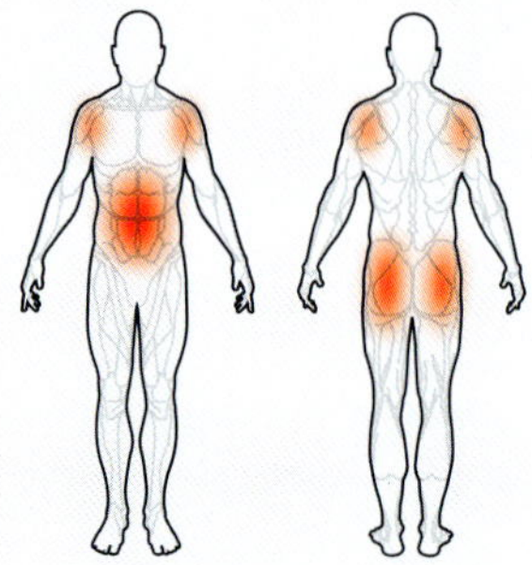

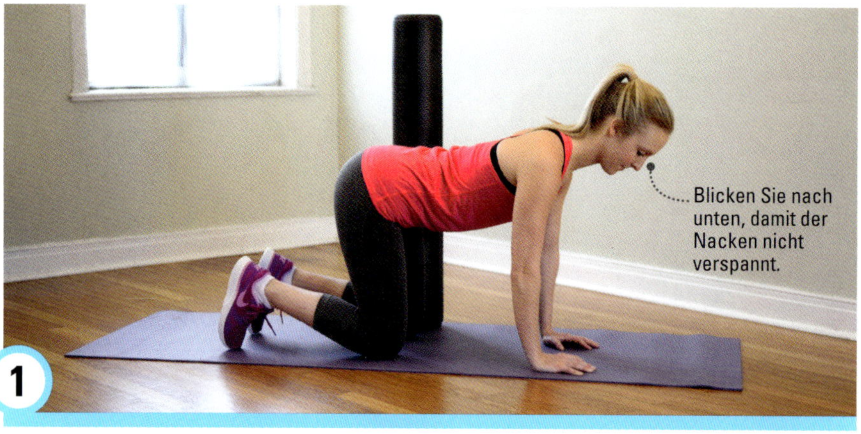

Gehen Sie in den Vierfüßlerstand und stellen Sie die Schaumstoffrolle links neben Ihre Hüfte. Die Schultern sind über den Händen, die Knie unter den Hüften.

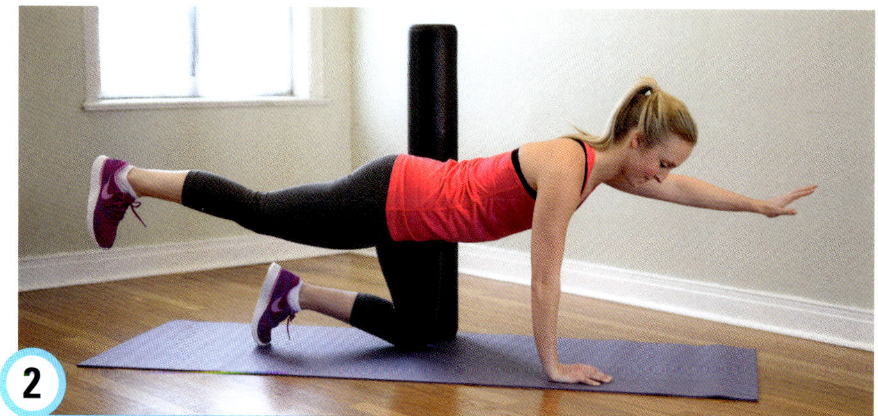

Strecken Sie den linken Arm gerade nach vorn und das rechte Bein gerade nach hinten, ohne die Rolle in Bewegung zu versetzen.

TIPP

Um die Handgelenke zu schonen und Ihren Rumpf zu stabilisieren, steuern Sie die Gewichtsverteilung über Handfläche und Knie.

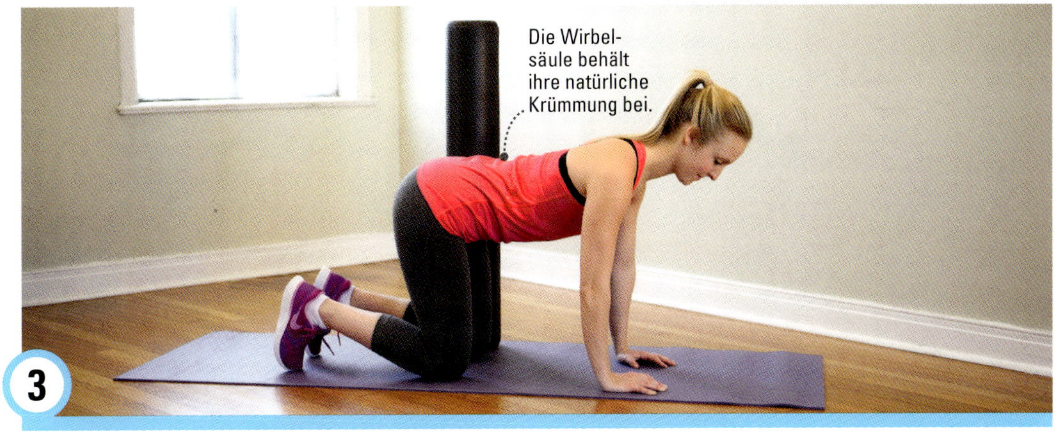
Die Wirbel-
säule behält
ihre natürliche
Krümmung bei.
3

Kommen Sie zurück in die Ausgangsposition, ohne die Rolle zu bewegen. Wiederholen Sie die Übung 10 bis 15 Mal mit dem linken Arm und dem rechten Bein.

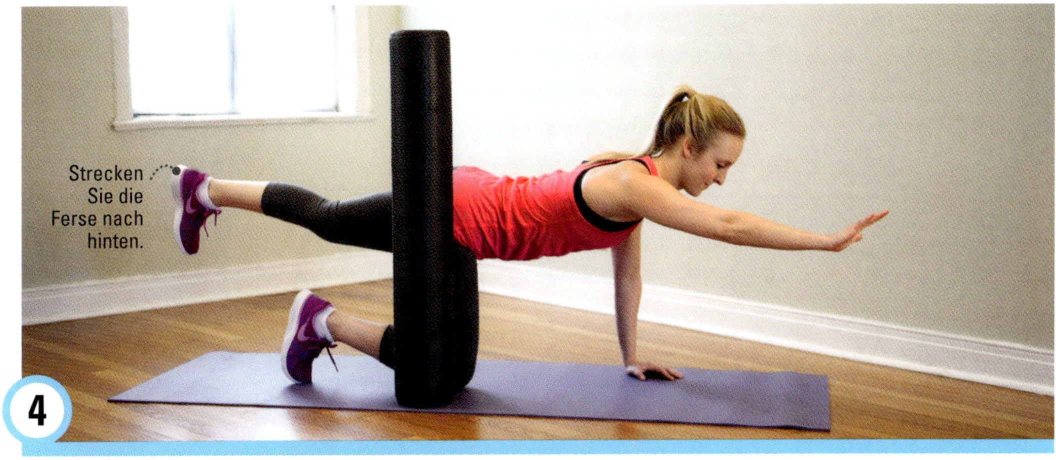
Strecken
Sie die
Ferse nach
hinten.
4

Stellen Sie die Rolle neben Ihre rechte Hüfte und wiederholen Sie die Übung mit dem rechten Arm und dem linken Bein.

VARIANTEN

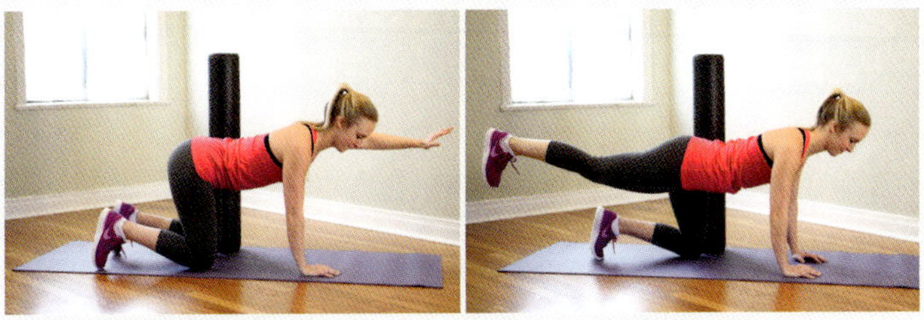

Einfacher wird die Übung, wenn Sie erst nur einen Arm und anschließend nur ein Bein strecken.

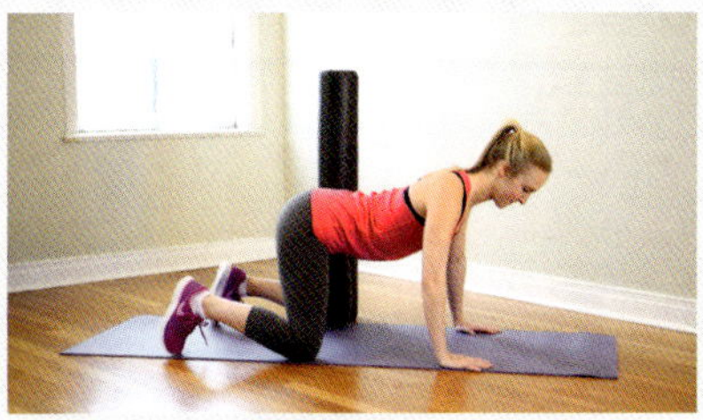

Schwieriger wird die Übung, wenn Sie Knie und Hände weiter öffnen.

HÜFTDREHUNG

ZIELMUSKULATUR

Diese Übung spricht die schrägen Bauchmuskeln an der Außenseite und die Hüftadduktoren an den Oberschenkelinnenseiten an. Diese unterstützen Brustkorb und Hüften.

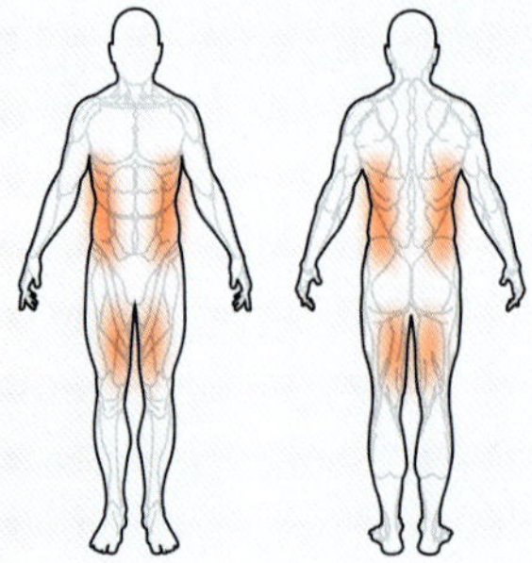

Diese Core-Übung eignet sich besonders bei eingeschränkter Mobilität der Wirbelsäule oder als Ergänzung zu Sportarten mit häufigen Drehbewegungen. Die Rolle aktiviert die Hüftadduktoren und trainiert die Core-Muskulatur, sodass beide bei Drehungen effektiver zusammenarbeiten.

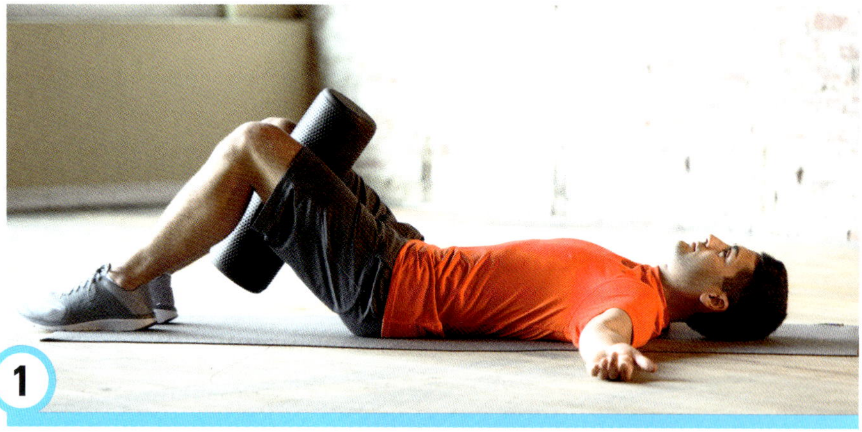

1

Strecken Sie in Rückenlage die Arme seitlich vom Körper ab. Die Handflächen weisen nach oben. Stellen Sie Ihre Füße auf und nehmen Sie die Schaumstoffrolle zwischen Ihre Knie.

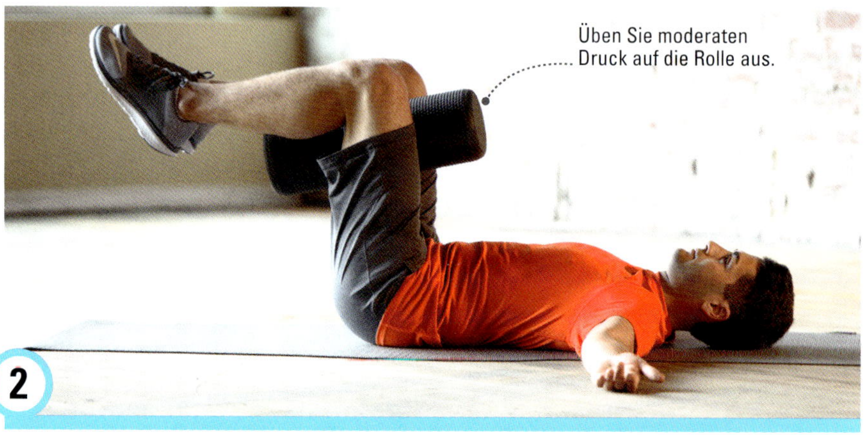

Üben Sie moderaten Druck auf die Rolle aus.

2

Heben Sie Ihre Beine und bringen Sie die Knie über Ihre Hüften. Beugen Sie die Knie im 90-Grad-Winkel.

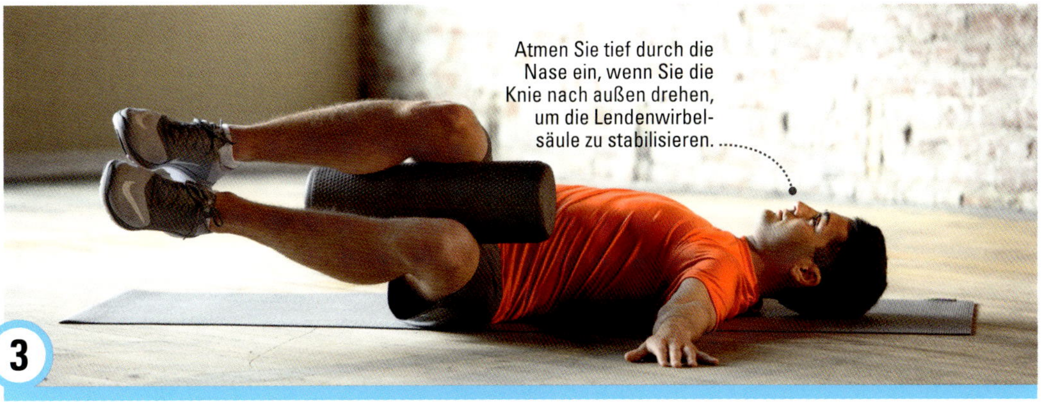
Atmen Sie tief durch die Nase ein, wenn Sie die Knie nach außen drehen, um die Lendenwirbelsäule zu stabilisieren.
3

Drehen Sie Hüften und Oberschenkel nach links und gleichzeitig die linke Handfläche nach unten. Wenn die rechte Schulter sich vom Boden zu heben beginnt, drehen Sie sich zurück in die Ausgangsposition. Wiederholen Sie die Übung 10 Mal zur linken Seite.

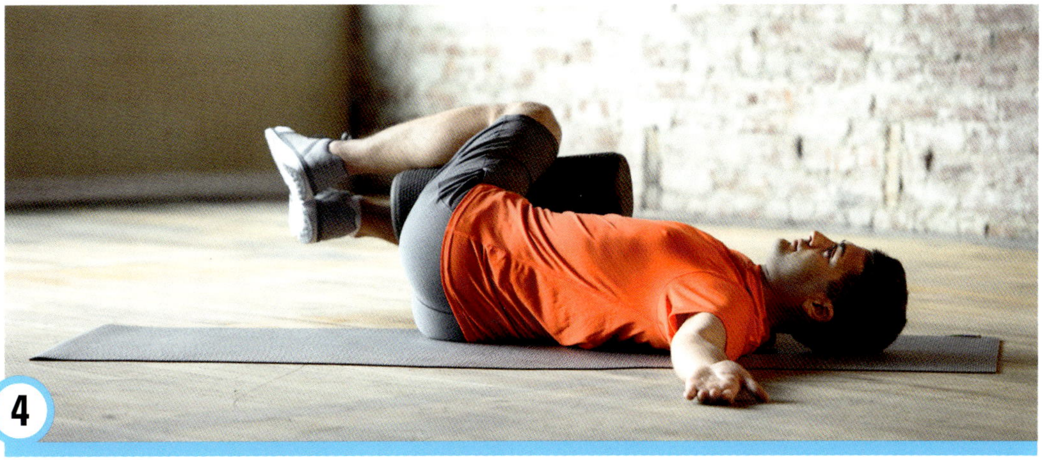
4

Wiederholen Sie anschließend die Übung 10 Mal zur rechten Seite.

VARIANTE

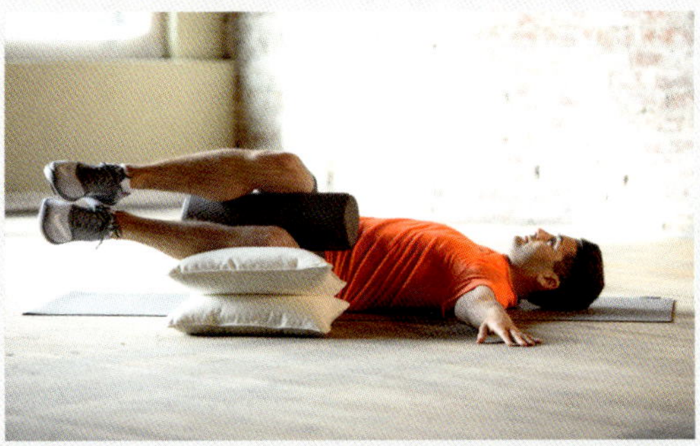

Die Übung wird einfacher, wenn Sie Kissen zu beiden Seiten Ihres Körpers stapeln, die die Rotation früher beenden.

TIPP

Legen Sie sich ein Kissen unter den Kopf, damit Ihr Nacken nicht verspannt. Minimale Anspannung der peripheren Muskulatur macht die Übung sicherer und effizienter.

ROTATION IM SITZEN

Nach langem Sitzen wird Ihnen diese mobilisierende Übung guttun. Eine bewegliche Brustwirbelsäule schützt den unteren Rücken vor übermäßiger Bewegung. Die Rolle aktiviert die Muskeln an den Oberschenkelinnenseiten und stabilisiert diesen oft schmerzenden Bereich.

ZIELMUSKULATUR

Diese Übung zielt auf die Muskeln der Brustwirbelsäule, vom Hals bis zum unteren Rücken, sowie auf die Bauchmuskeln. Diese Muskeln sind für das Beugen und Drehen des Rumpfes zuständig.

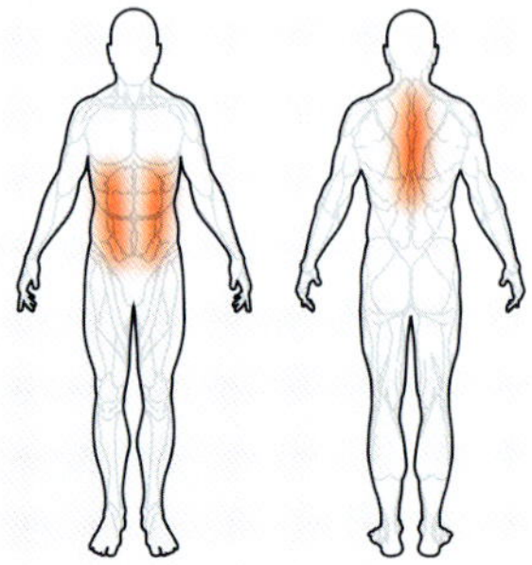

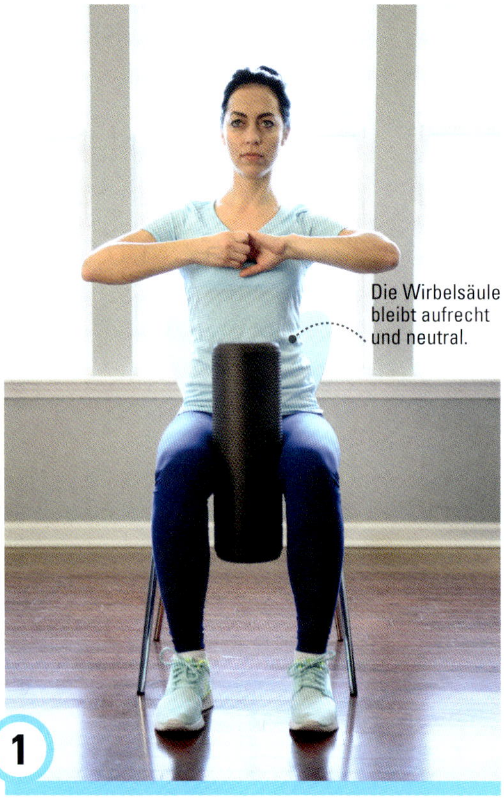

Setzen Sie sich auf die vordere Stuhlkante und klemmen Sie sich die Schaumstoffrolle zwischen die Knie. Die Hände greifen ineinander und liegen auf dem Brustbein. Hüften, Knie und Sprunggelenke bilden 90-Grad-Winkel.

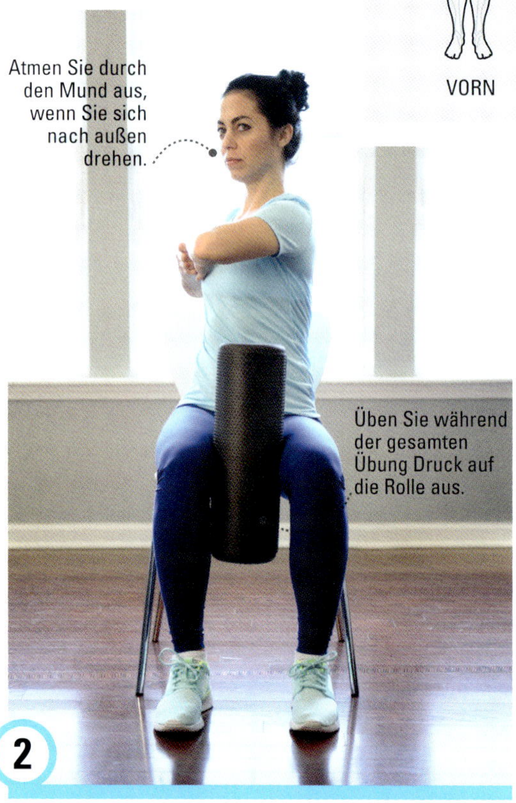

Drehen Sie Arme und Oberkörper nach rechts, bis Sie das Ende Ihres Bewegungsbereichs erreichen. Die Hüfte bleibt stabil.

TIPP
Um Haltungsasymmetrien entgegenzuwirken, trainieren Sie die beeinträchtigte Seite mehr. Beispielsweise Golfer oder Maler sind häufig einseitig verspannt.

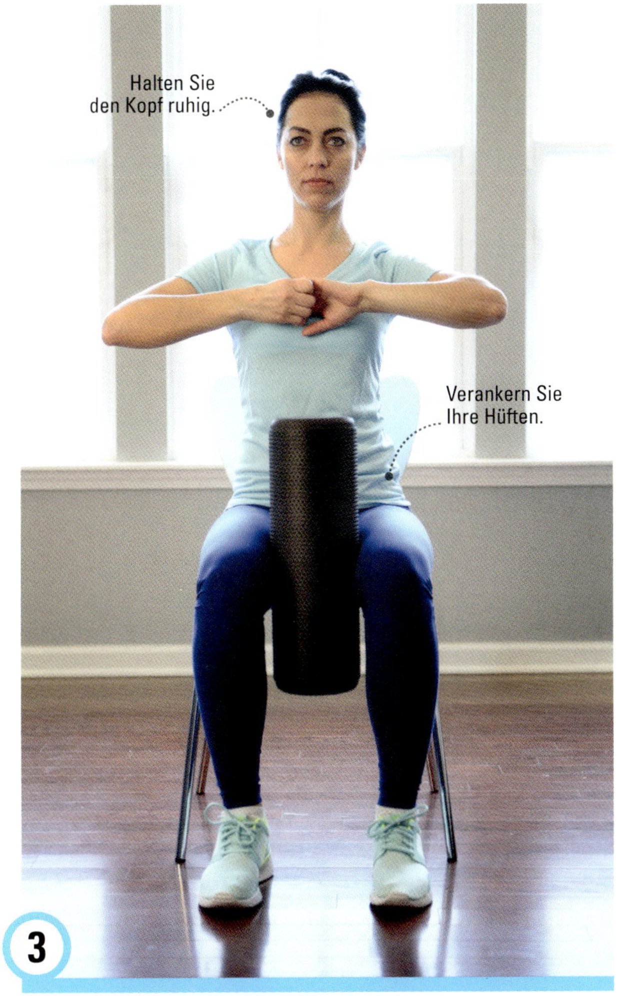
Halten Sie den Kopf ruhig.
Verankern Sie Ihre Hüften.
3

Drehen Sie sich zurück in die Ausgangsposition. Drehen Sie sich 20 Mal nach rechts.

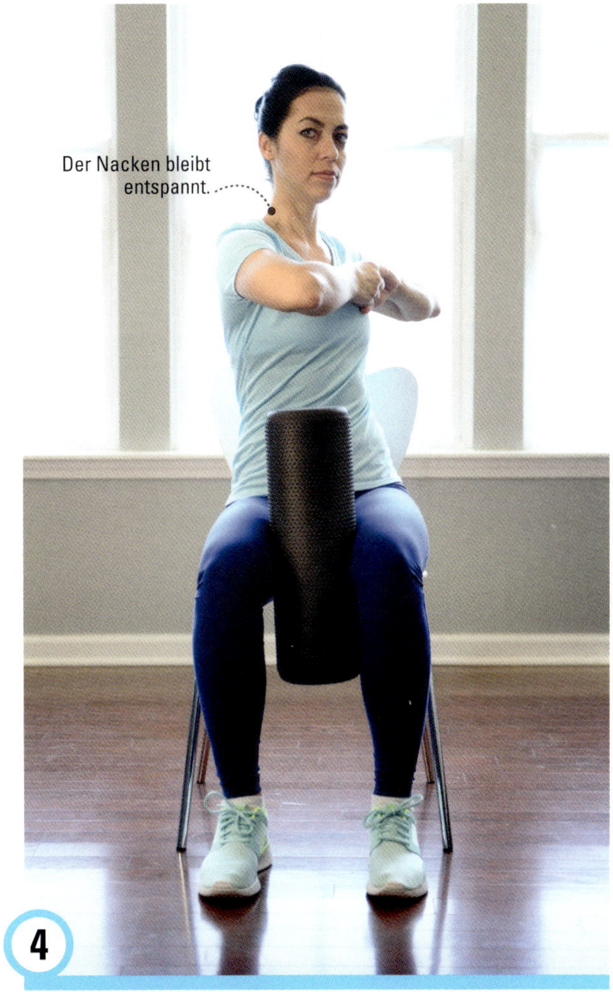
Der Nacken bleibt entspannt.
4

Drehen Sie sich anschließend 20 Mal nach links.

ROTATION IM KNIEN

Ähnlich wie beim Gehen oder Laufen kombiniert die Rotation im einbeinigen Kniestand die Hüftöffnung nach vorn dynamisch mit der Rumpfdrehung. Mithilfe der Rolle können Sie feststellen, ob eine steife Hüfte Ihre Rotationsfähigkeit einschränkt.

ZIELMUSKULATUR

Diese Übung trainiert die Core- und die Gesäßmuskulatur sowie die Hüftadduktoren. Diese Muskeln unterstützen die seitliche Drehung des Oberkörpers beim Gehen.

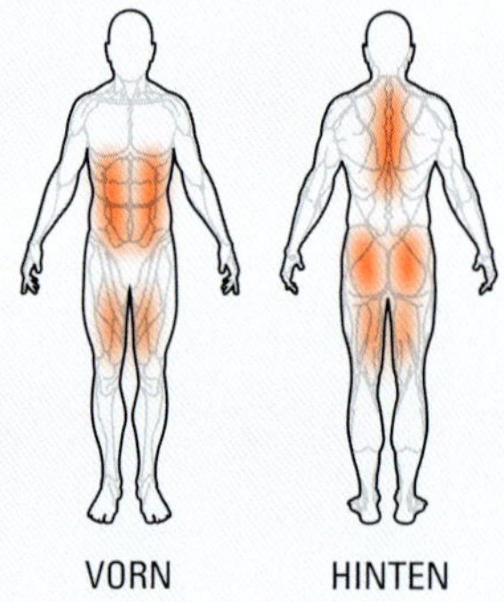

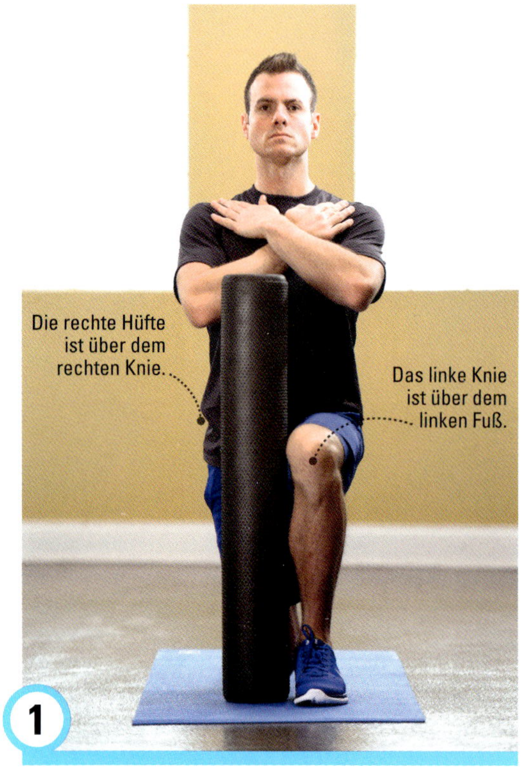

Knien Sie sich auf Ihr rechtes Knie und stellen Sie den linken Fuß vor dem Körper auf. Platzieren Sie die Faszienrolle an die Innenseite Ihres linken Knies und verschränken Sie die Arme über Ihre Brust. Atmen Sie ein, um die Bewegung vorzubereiten.

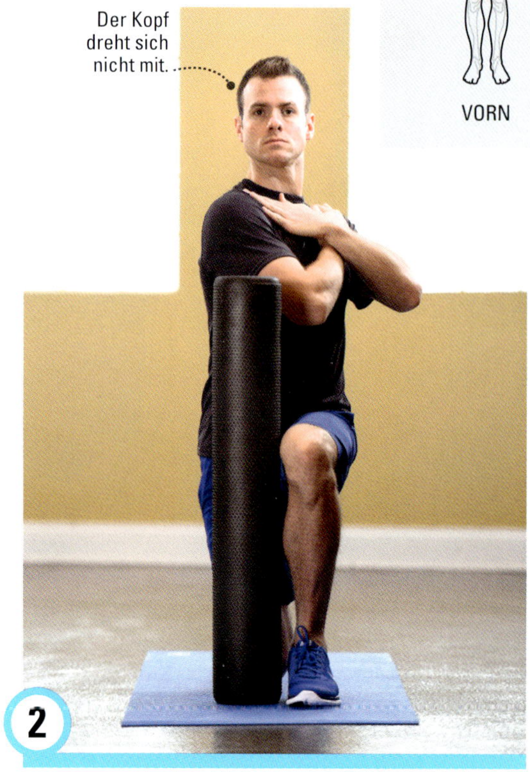

Spannen Sie Ihre rechte Gesäßhälfte an, atmen Sie aus und drehen Sie den Oberkörper nach links. Am Ende der Bewegung drehen Sie sich zurück in die Ausgangsposition. Wiederholen Sie die Übung 10 Mal nach links.

TIPP

Um Ihre Rotationsfähigkeit zu verbessern, sollten Sie auch den großen Rückenmuskel und die Gesäßmuskeln mit Übungen lockern – diese Muskelgruppen beeinflussen sich gegenseitig.

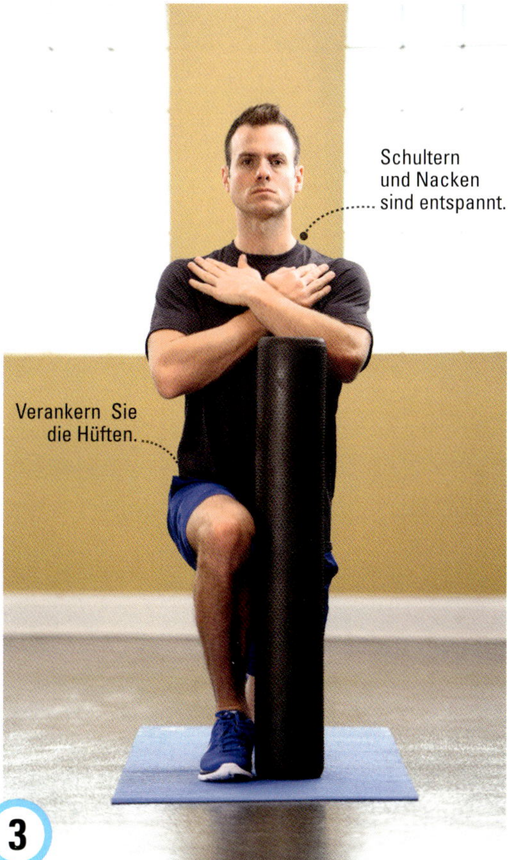
Schultern
und Nacken
sind entspannt.
Verankern Sie
die Hüften.
3

Knien Sie sich auf das linke Knie, stellen Sie die Rolle an die Innenseite des rechten Knies und verschränken Sie die Arme.

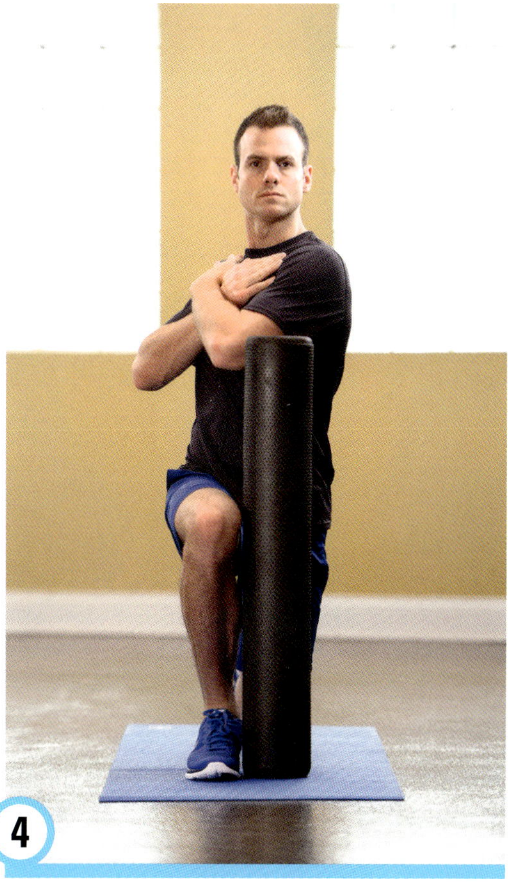
4

Drehen Sie sich 10 Mal nach rechts.

VARIANTE

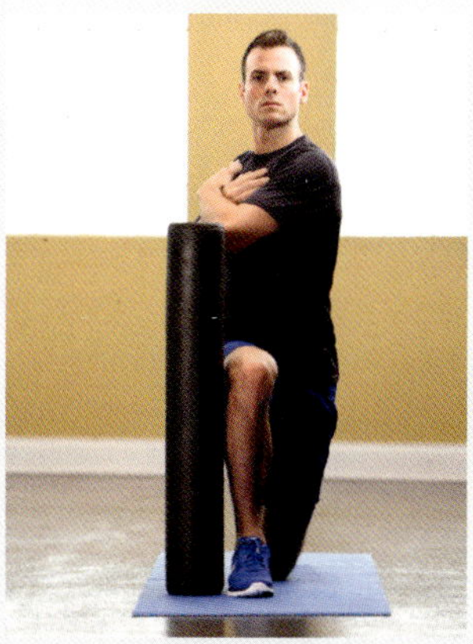

Sie sprechen die Muskeln anders an, wenn Sie die Faszienrolle an die Außenseite des aufgestellten Beines stellen.

ROTATION IN SEITENLAGE

Die Rotation in Seitenlage verbessert die Drehfähigkeit des oberen und mittleren Rückens – der Brustwirbelsäule – im Verhältnis zu den Oberschenkelinnenseiten. Die Übung ist eine gute Vorbereitung, wenn Sie die Rotation im Knien noch zu schwer finden.

ZIELMUSKULATUR

Diese Übung trainiert die Adduktoren an der Oberschenkelinnenseite und die Core-Muskulatur. Diese Muskeln kontrollieren die Hebelkraft bei der Rumpfrotation.

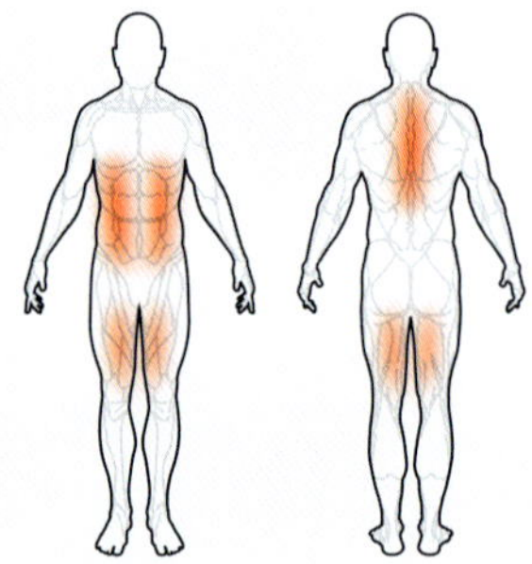

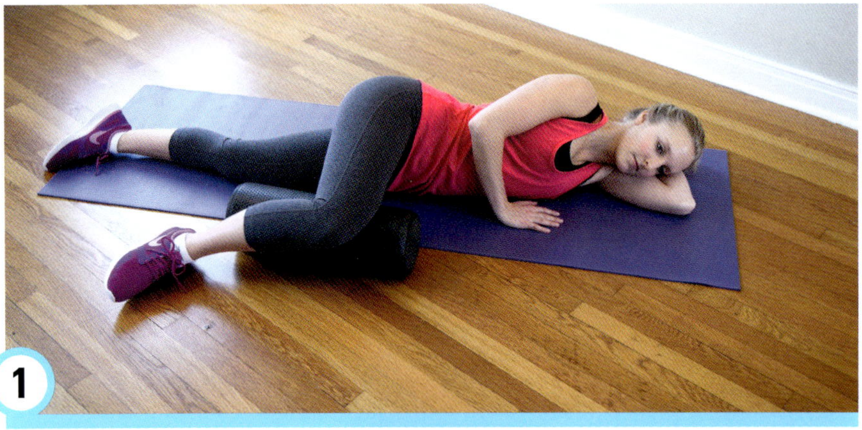

1

Legen Sie sich auf die linke Seite, strecken Sie Ihr linkes Bein und beugen Sie das rechte Knie und die Hüfte um 90 Grad. Legen Sie die Faszienrolle unter Ihr rechtes Knie.

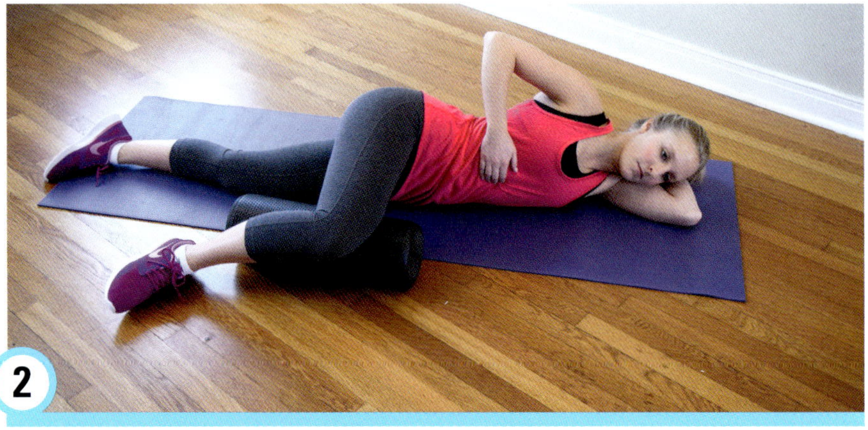

2

Umfassen Sie den Brustkorb unter dem Brustbein mit der rechten Hand und atmen Sie ein.

ACHTUNG

Gehen Sie nicht über die Grenzen Ihres Bewegungsumfangs hinaus, um Zerrungen zu vermeiden. Der Grad Ihrer Beweglichkeit gibt vor, wie weit Sie sich drehen sollten.

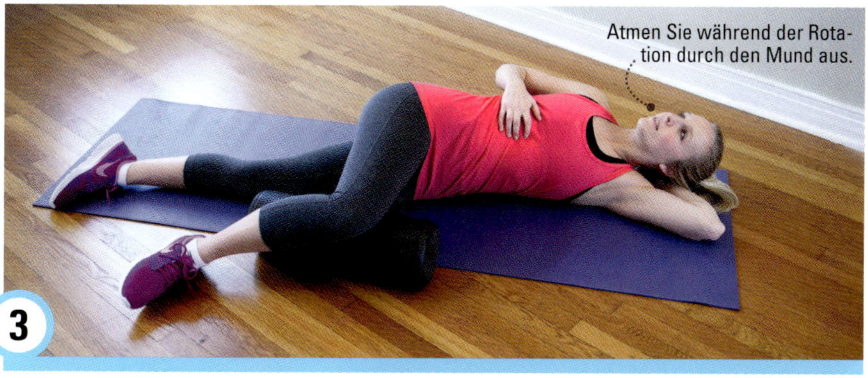

3

Ziehen Sie Ihren Rumpf mit der rechten Hand so weit wie möglich Richtung Boden, ohne dass sich das rechte Knie von der Rolle hebt.

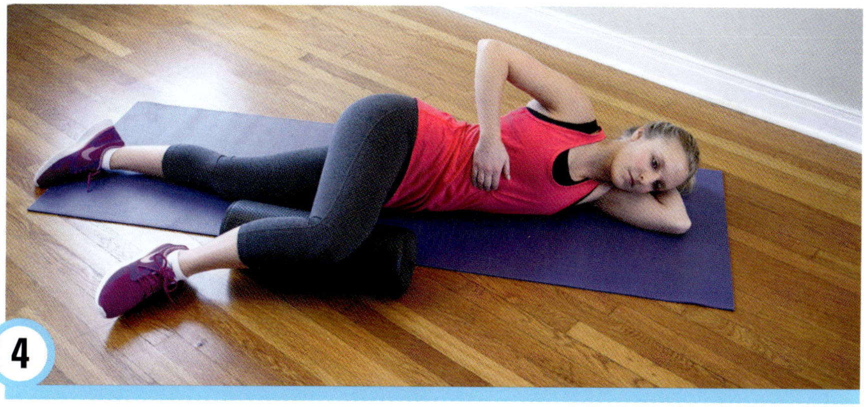

4

Kehren Sie langsam in die Ausgangslage zurück und wiederholen Sie die Drehung zur rechten Seite 10 Mal.

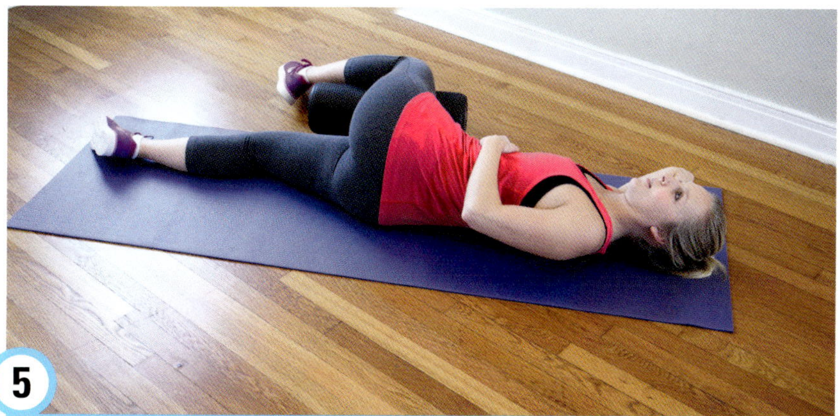

5

Drehen Sie sich auf die andere Seite, legen Sie die Rolle unter Ihr linkes Knie und absolvieren Sie die Übung 10 Mal zur linken Seite.

VARIANTE

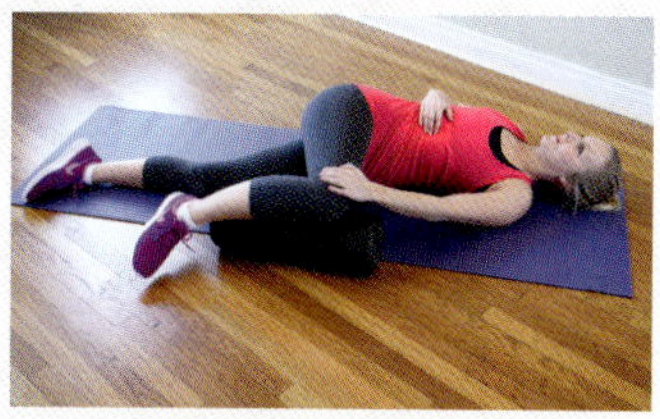

Möchten Sie die Rotation intensivieren, drücken Sie das obere Knie mit dem freien Arm auf die Rolle.

BEINHEBEN

Als gute Ergänzung für jede Übungseinheit empfindet das Beinheben die Bewegung beim Gehen und Laufen nach. Die Übung kombiniert die Stärkung der Rumpfmuskulatur mit der Verbesserung der Stabilität und Mobilität in der Hüfte.

ZIELMUSKULATUR

Diese Übung koordiniert die beim Gehen aktiven Muskeln: die Hüftbeuger, die schräge Bauchmuskulatur und die Muskeln im vorderen Bauchbereich.

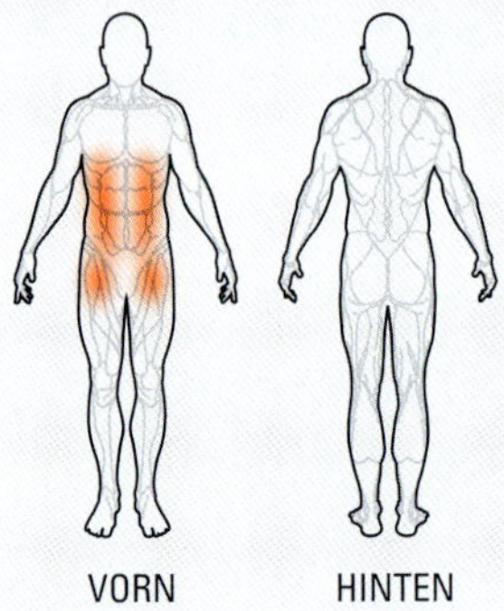

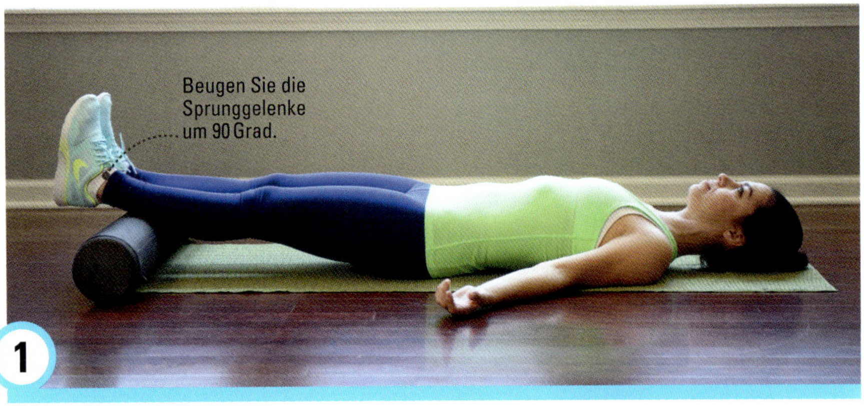

Legen Sie sich auf den Rücken, die Arme liegen entspannt neben dem Körper. Strecken Sie Ihre Beine und legen Sie Ihre Sprunggelenke auf der Faszienrolle ab.

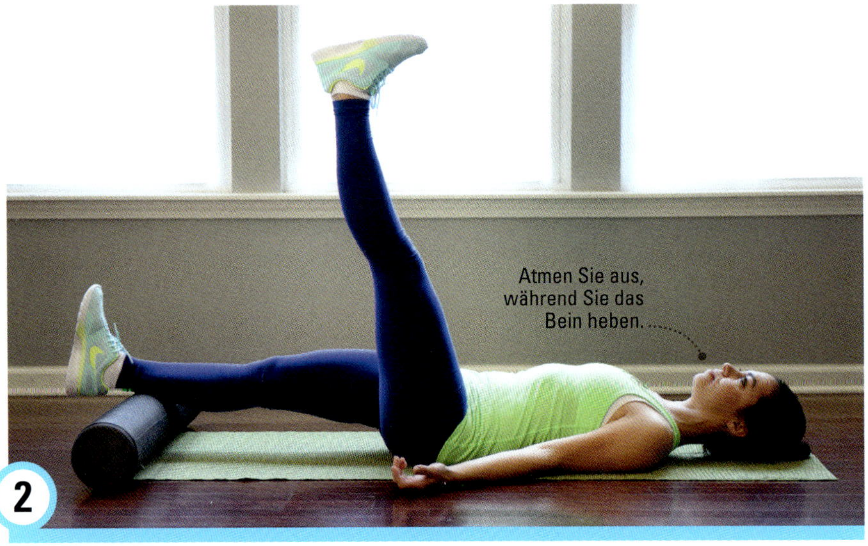

Heben Sie das linke Bein gestreckt so weit an, wie es Ihnen ohne Schmerzen und Beugen des Knies möglich ist. Das rechte Bein bleibt auf der Rolle.

TIPP

Aktivieren Sie die Core-Muskeln, um den unteren Rücken zu entlasten. Damit verbessern Sie auch die Beweglichkeit des angehobenen Beins.

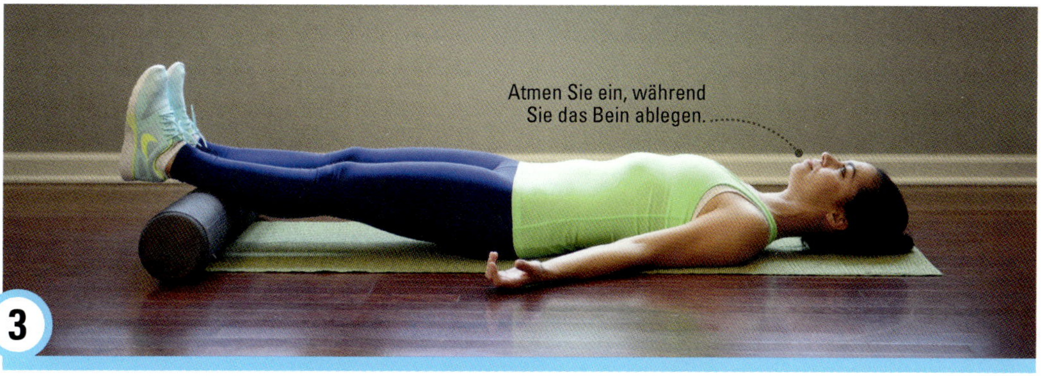

Senken Sie Ihr Bein in die Ausgangsposition und wiederholen Sie die Übung mit dem linken Bein 10 Mal.

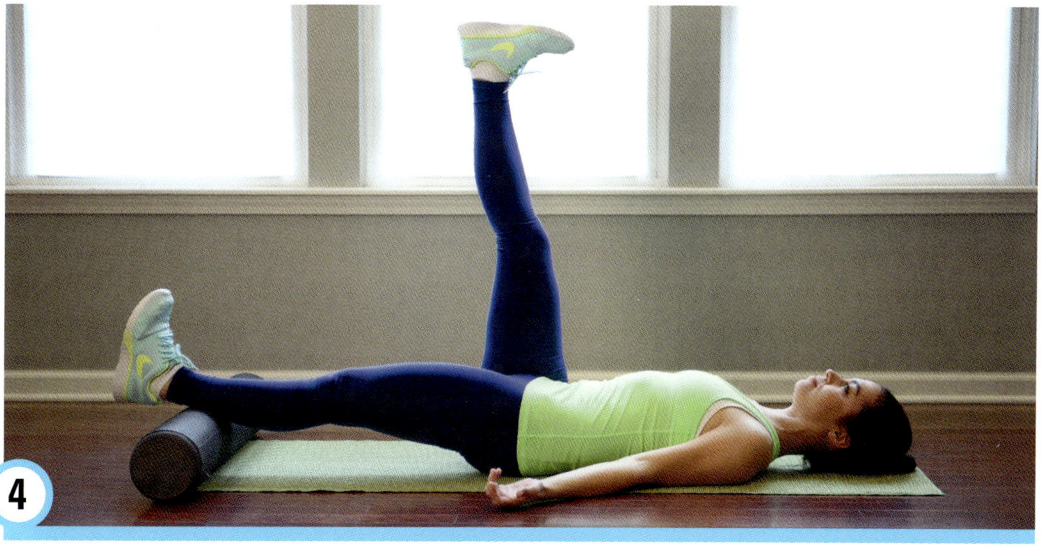

Wiederholen Sie die Übung 10 Mal mit dem rechten Bein.

WIE ES WIRKT

Diese Übung lindert Schmerzen in Hüften und unterem Rücken. Kräftige Beinmuskeln sorgen für gesunde Bewegungsabläufe.

VARIANTE

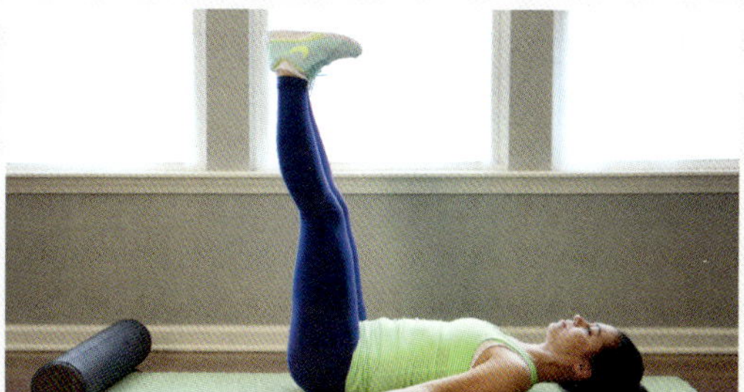

Schwieriger wird die Übung, wenn Sie beide Beine anheben – mit angezogenen Fußspitzen – und die Beine im Wechsel kurz auf der Rolle ablegen.

UNTERKÖRPER-TRAINING

TIEFE KNIEBEUGE

Kniebeugen mit Anheben der Faszienrolle trainieren den gesamten Körper und wirken sich positiv auf die Haltung aus. Die Koordination der Muskeln vom oberen Rücken bis zu den Sprunggelenken verbessert sich und das Armheben entwickelt Beweglichkeit in den Schultern.

ZIELMUSKULATUR

Diese Übung zielt auf die Muskeln im Unterkörper, die Core-Muskeln und die Schultern. Die Ganzkörperbewegung kräftigt den gesamten Muskelapparat.

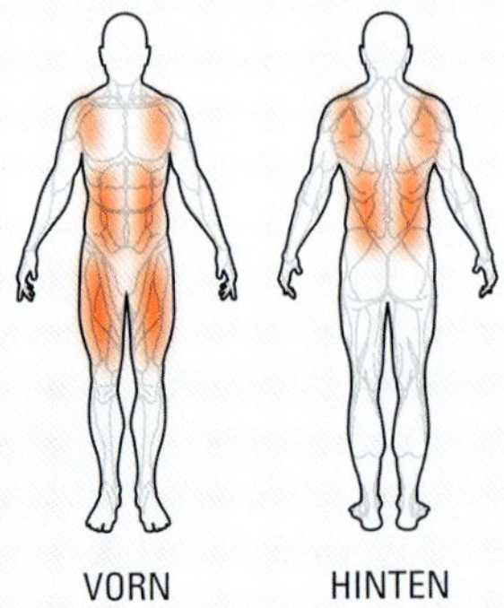

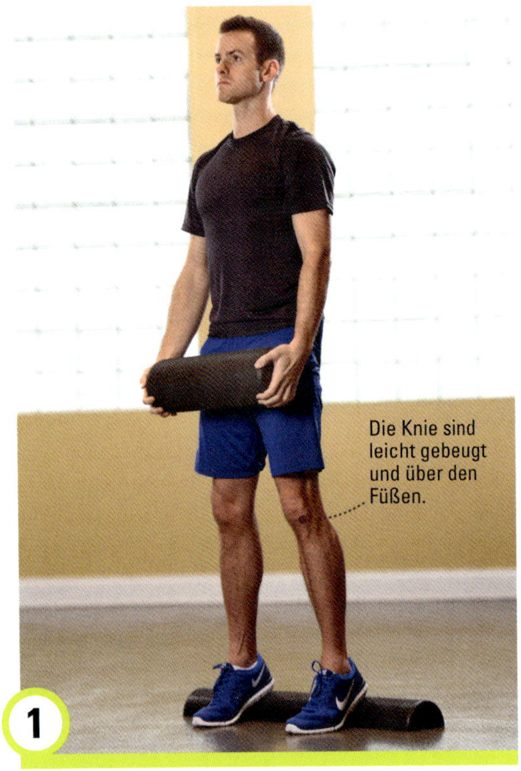

Stellen Sie sich mit den Fersen auf die Wölbung einer halbrunden Rolle. Die Füße sind etwas mehr als schulterbreit geöffnet. Halten Sie eine runde Faszienrolle mit beiden Händen an den Enden.

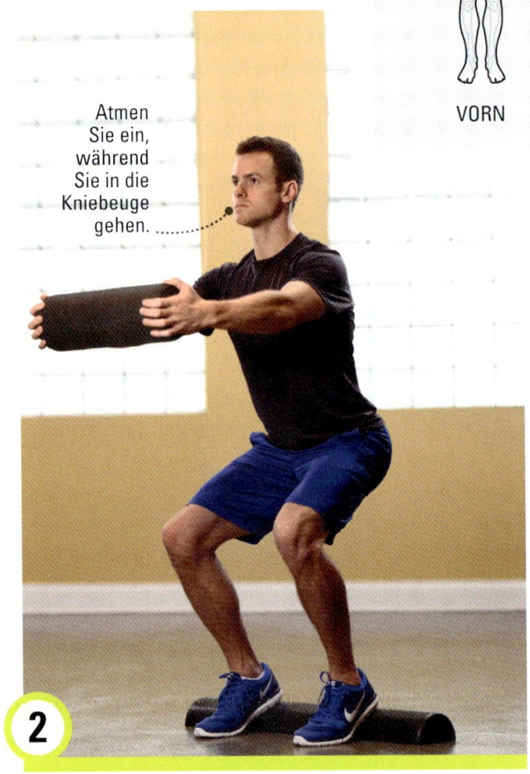

Schieben Sie langsam das Becken nach hinten und beugen Sie die Knie. Heben Sie gleichzeitig die Arme an.

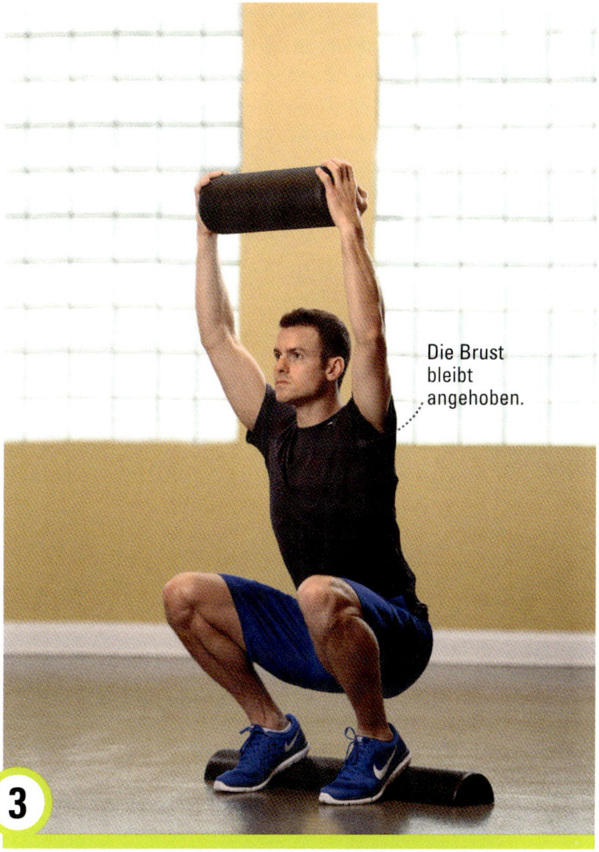
Die Brust
bleibt
angehoben.

3

Gehen Sie möglichst tief in die Kniebeuge und heben Sie die Arme Richtung Decke. Die Handgelenke sind entweder auf Kopfhöhe oder dahinter.

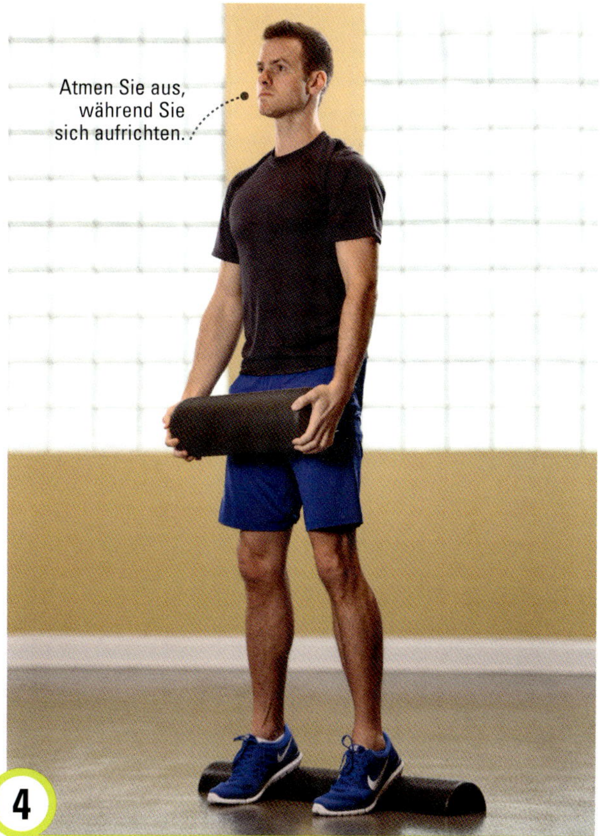
Atmen Sie aus,
während Sie
sich aufrichten.

4

Kehren Sie langsam in die Ausgangsposition zurück und wiederholen Sie die Übung 15 Mal.

VARIANTEN

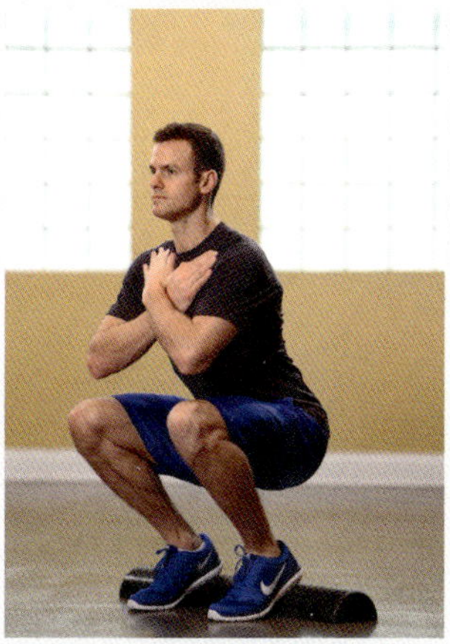

Wenn es Ihnen Mühe bereitet, die Arme über den Kopf zu heben, kreuzen Sie sie vor der Brust.

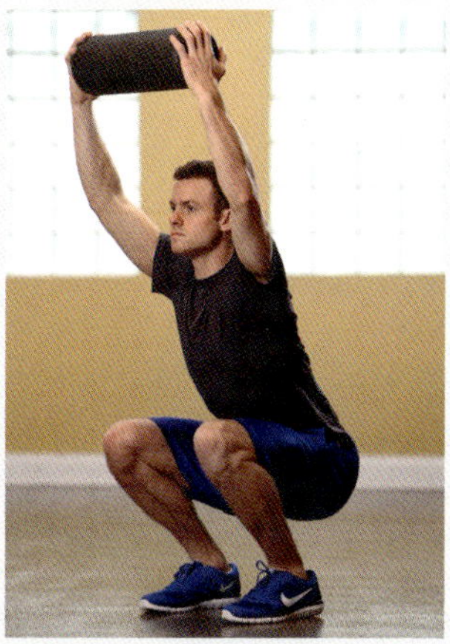

Zur Steigerung der Schwierigkeit lassen Sie die halbrunde Rolle weg und stellen Sie Ihre Füße flach auf den Boden.

ROTATION IM AUSFALLSCHRITT

Diese anspruchsvolle dynamische Übung verbessert die Symmetrie von Core-Muskeln und Unterkörper. Sie stärkt die beteiligten Muskelgruppen und verbessert deren komplexes Zusammenspiel. Davon profitieren auch Sportler verschiedenster Disziplinen.

ZIELMUSKULATUR

Diese Übung trainiert die Gesäßmuskeln, Oberschenkelvorder- und -rückseite und die Bauchmuskulatur. Ein gutes Zusammenspiel dieser Muskeln ist für effiziente Bewegungen unverzichtbar.

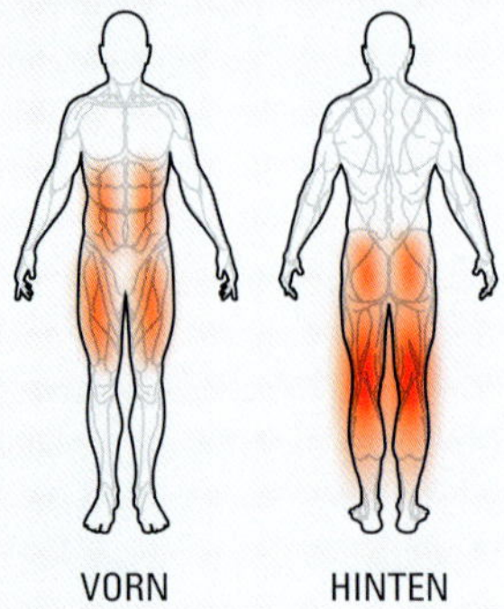

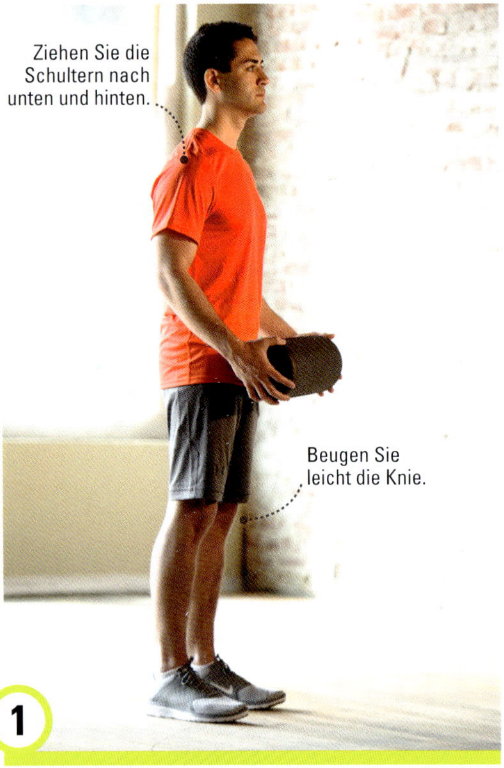

Stehen Sie aufrecht, zentrieren Sie Ihr Gewicht über den Füßen und halten Sie die Faszienrolle an beiden Enden.

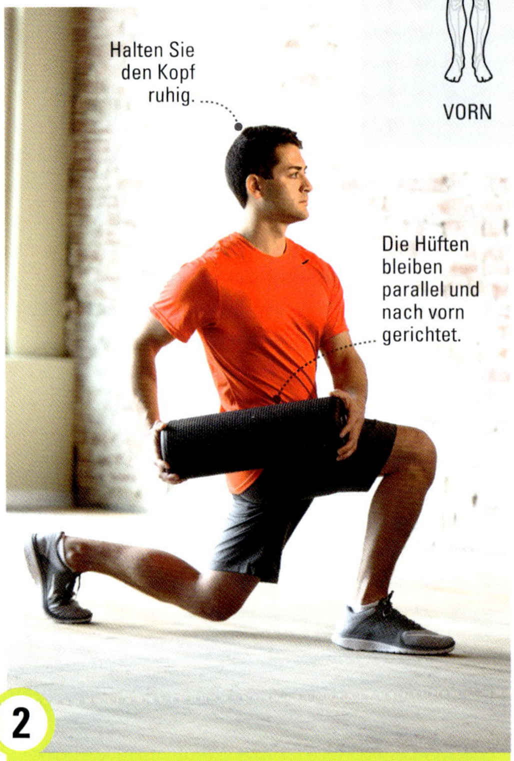

Setzen Sie den rechten Fuß in einem Ausfallschritt nach vorn. Während Sie die Knie beugen, drehen Sie den Oberkörper nach rechts und führen Sie die Rolle über das rechte Bein.

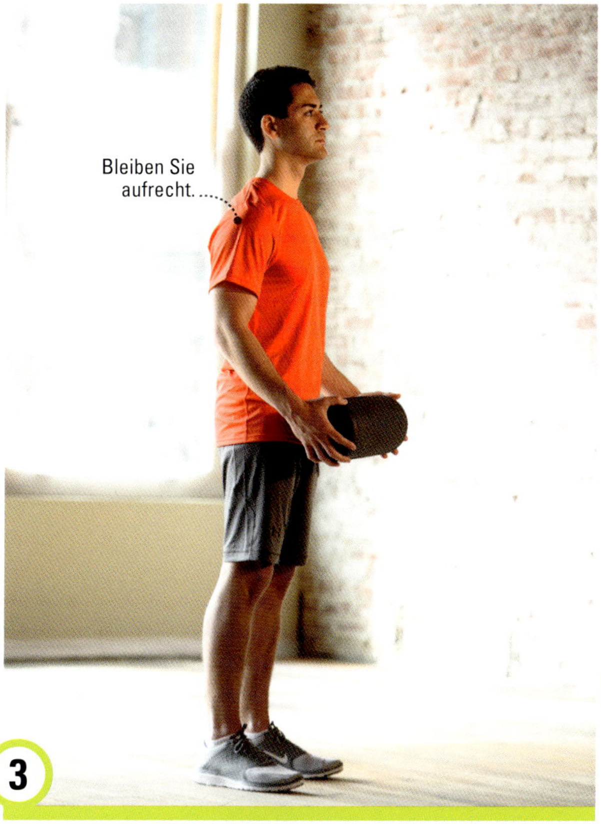

3

Drücken Sie sich über den linken Fuß ab, aktivieren Sie die Gesäßmuskeln, drehen Sie sich nach vorn und kehren Sie wieder in die Ausgangsposition zurück.

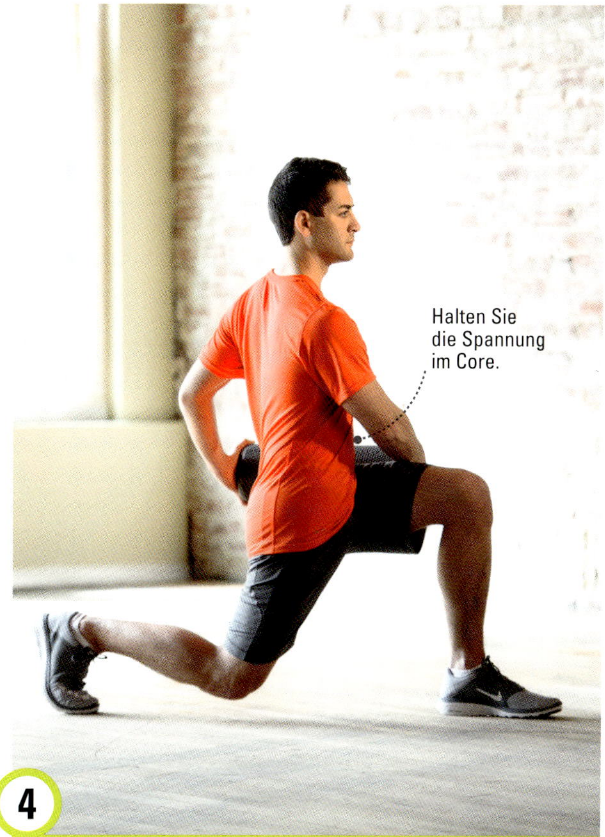

4

Wiederholen Sie die Übung zur linken Seite. Absolvieren Sie im Seitenwechsel insgesamt 20 Wiederholungen.

WIE ES WIRKT

Diese Übung verbessert Ihre muskuläre Symmetrie. Golfspieler bekommen eine bessere Balance, Menschen in sitzenden Berufen eine verbesserte Körperhaltung.

VARIANTE

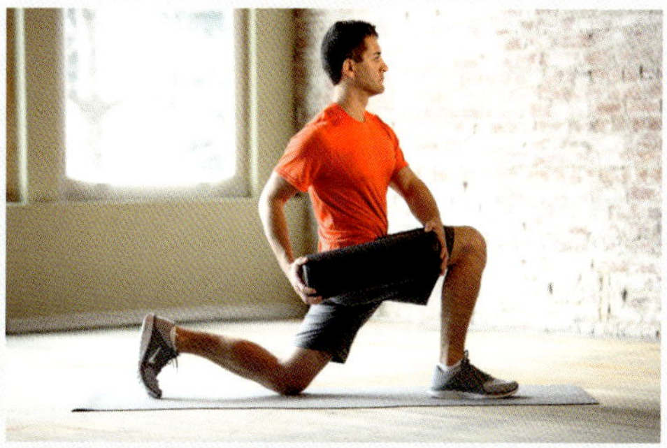

Einfacher wird die Übung, wenn Sie sich auf das untere Knie aufstützen und den Rumpf 10 Mal zu einer Seite drehen. Wechseln Sie anschließend die Seiten und wiederholen Sie die Übung.

HALBE KNIEBEUGE

Diese halbe Kniebeuge ist das perfekte Training, um den ganzen Körper zu kräftigen und zu strecken. Die Rolle verringert den Abstand zwischen den Beinen, wodurch die Muskeln an den Oberschenkelinnenseiten *(Adduktoren)* zusätzlich gefordert werden.

ZIELMUSKULATUR

Diese Übung zielt auf die Deltamuskeln in der Schulter, die Bauch-, Gesäß- und vordere Oberschenkelmuskulatur und den *Musculus gastrocnemius* in der Wade, die für Bewegungseffizienz und die Haltung wichtig sind.

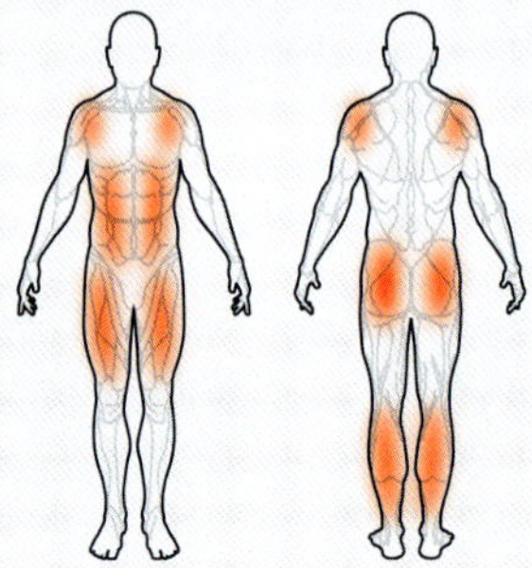

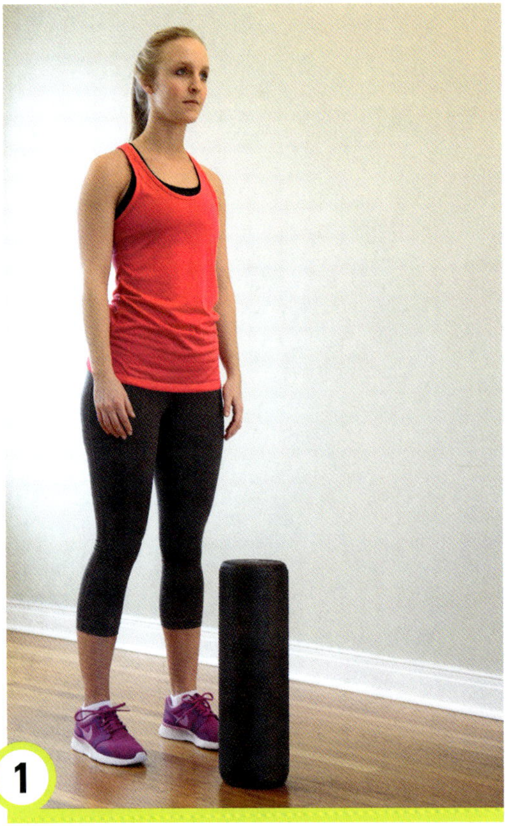

1

Stellen Sie sich aufrecht hin. Die Füße stehen schulterbreit, die Zehen zeigen nach vorn.

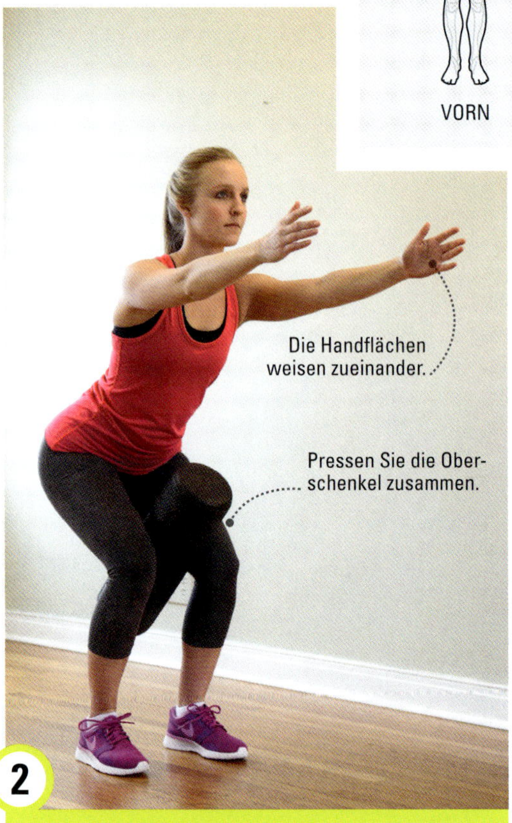

2

Halten Sie die Faszienrolle zwischen den Oberschenkeln. Schieben Sie langsam das Becken nach hinten, beugen Sie die Knie und heben Sie die Arme gerade nach vorn an.

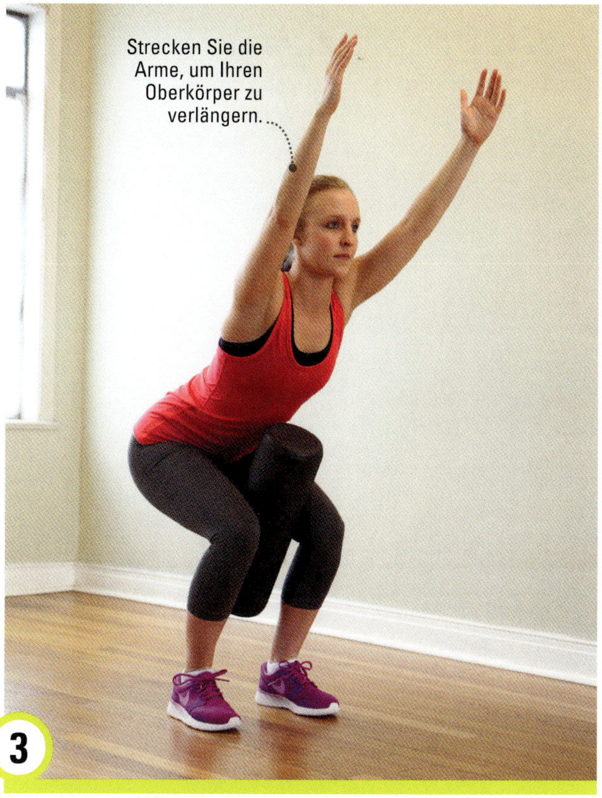
Strecken Sie die Arme, um Ihren Oberkörper zu verlängern.
3

Gehen Sie so weit in die Kniebeuge, wie es Ihnen noch angenehm ist, und heben Sie die Arme, bis sie mit dem Rücken auf einer Linie sind.

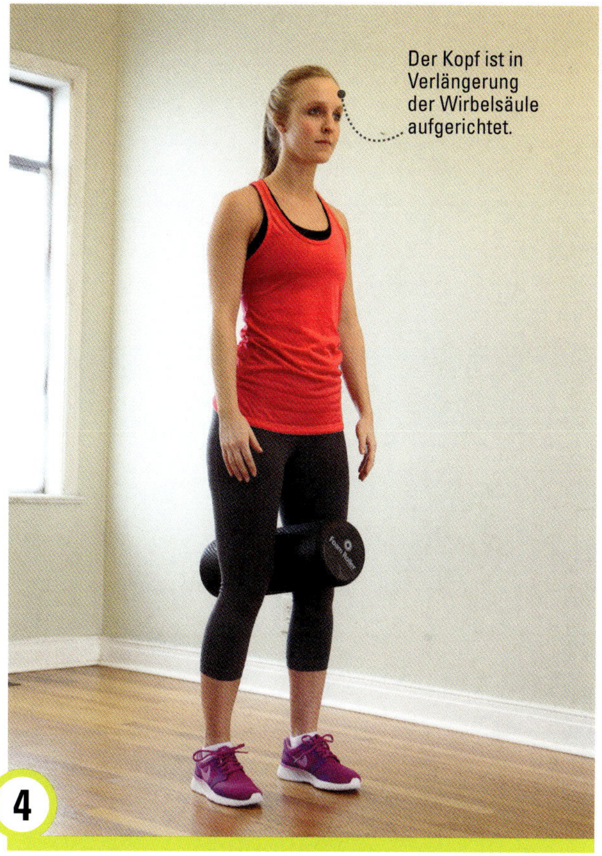
Der Kopf ist in Verlängerung der Wirbelsäule aufgerichtet.
4

Kehren Sie in die Ausgangsposition zurück, indem Sie die Arme senken, die Gesäßmuskeln anspannen und die Hüfte strecken. Wiederholen Sie die Übung 10 bis 15 Mal.

WIE ES WIRKT

Diese halbe Kniebeuge stabilisiert die Knie, indem sie die Muskeln an der Oberschenkelaußen- und -innenseite stärkt. Sie verteilen das Gewicht an den Hüften.

VARIANTE

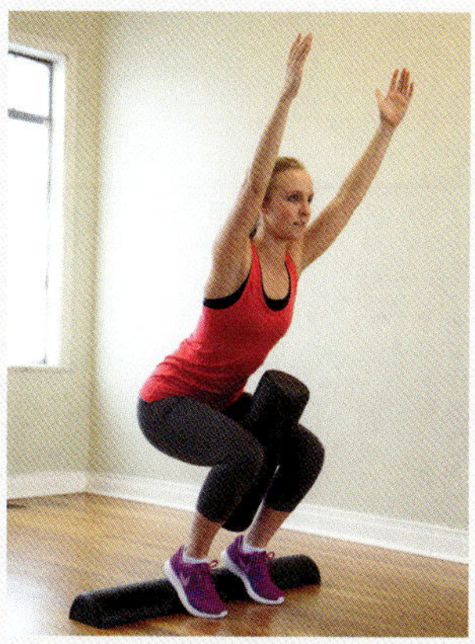

Um die Übung zu vereinfachen, legen Sie sich eine halbrunde Rolle unter die Fersen. Auf diese Weise können Sie das Becken tiefer absenken.

HÜFTBEUGER LOCKERN

Die Hüften sind oft steif und schmerzen aufgrund häufigen Sitzens – im Auto, am Schreibtisch und auf dem Sofa. Strecken Sie mit dieser Übung Ihre Hüftbeuger und stellen Sie die Beweglichkeit einer der am häufigsten verspannten Muskelgruppen wieder her.

ZIELMUSKULATUR

Diese Übung trainiert die wichtigsten Hüftbeuger, *Musculus psoas major* und *Musculus iliacus*. Sie verlaufen vom Becken zu den Oberschenkeln und sind für die Hüftbewegung veranwortlich.

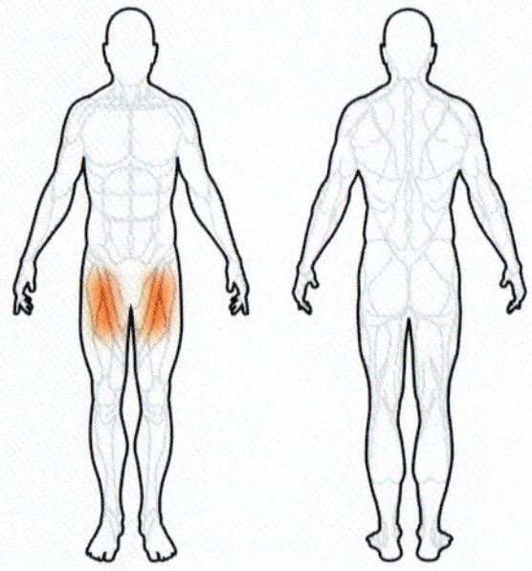

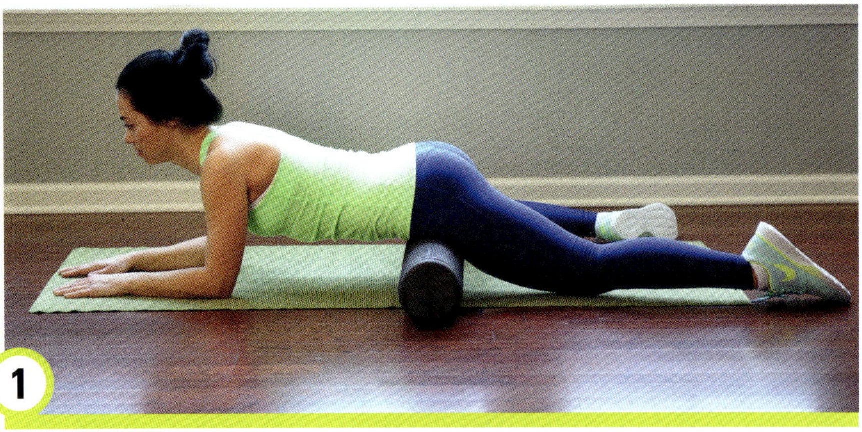

1

Legen Sie sich auf den Bauch und platzieren Sie die Faszienrolle unter Ihrer linken Hüfte. Das rechte Bein ist seitlich gebeugt und ruht auf dem Boden. Stützen Sie sich auf die Unterarme.

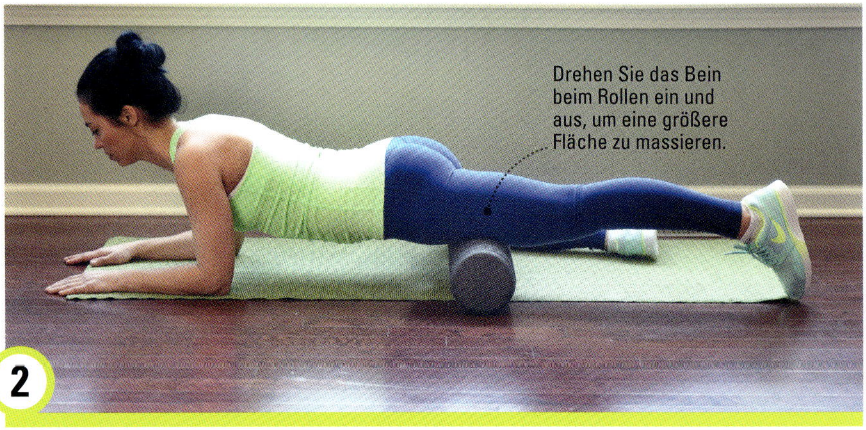
Drehen Sie das Bein beim Rollen ein und aus, um eine größere Fläche zu massieren.

2

Rollen Sie nun langsam vor und zurück, von der Taille bis zur Mitte des Oberschenkels, etwa 20 bis 30 Sekunden lang. Das rechte Bein und die Arme schieben und ziehen. Wechseln Sie anschließend die Seiten und wiederholen Sie die Übung.

WIE ES WIRKT

Indem man Verspannungen in den Hüftbeugern verringert, lindert man chronische Schmerzen im unteren Rücken.

HÜFTBEUGER GEZIELT LOCKERN

Sind die Hüftbeuger verkürzt, weil Sie viel sitzen, werden die Muskeln schlecht durchblutet. Das kann punktuell zu faszialen Verhärtungen führen. Sportarten wie Joggen und Klettern verstärken den Effekt noch. Diese gezielte Massage mit einem Ball wirkt dem entgegen.

ZIELMUSKULATUR

Diese Übung zielt ebenfalls auf die wichtigsten Hüftbeuger *Musculus psoas major* und *Musculus iliacus*, die sich vom Becken aus in die Oberschenkel erstrecken. Sie sind am Gehen und Stehen beteiligt.

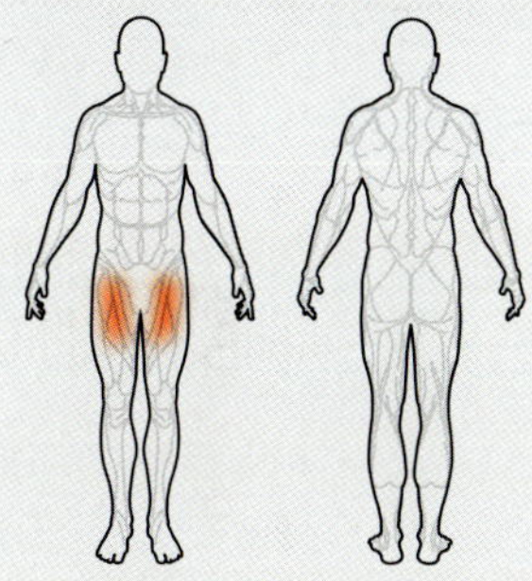

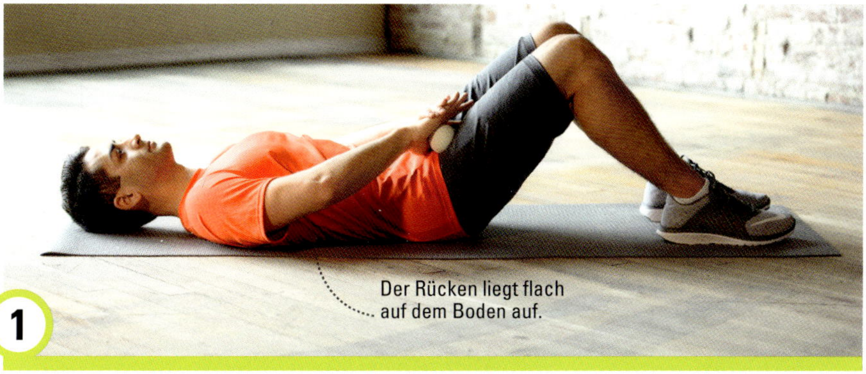

Legen Sie sich auf den Rücken und stellen Sie die Beine auf. Setzen Sie einen Massageball auf Ihren rechten Hüftbeuger auf, in der Mitte zwischen dem Nabel und dem rechten Hüftknochen.

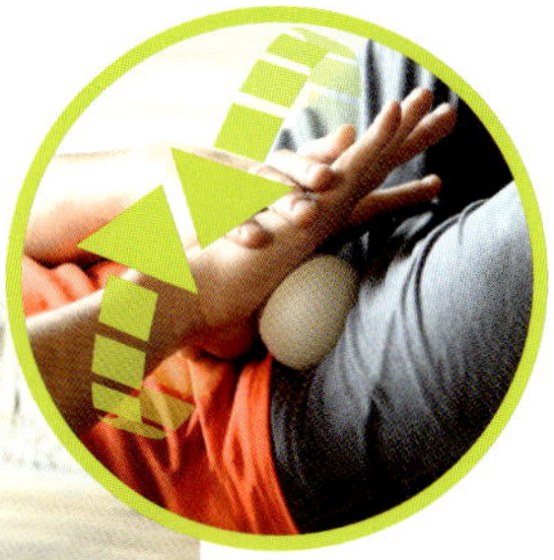

Verstärken Sie den Druck durch Ihre andere Hand und rollen Sie den Ball in kreisenden Bewegungen, um den Hüftbeuger zu massieren.

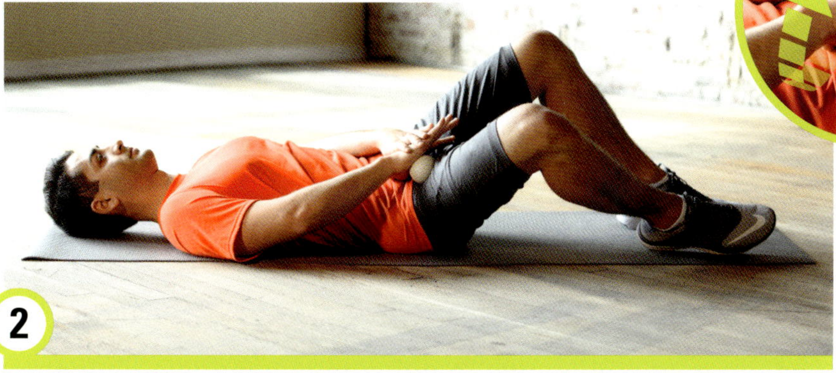

Senken Sie das rechte Knie zur Seite und rollen Sie den Ball 20 bis 30 Sekunden über den Hüftbeuger. Senken Sie anschließend das linke Knie und massieren Sie die Muskulatur auf dieser Seite.

TIPP

Wenn Ihre Hüften sehr unbeweglich sind, stützen Sie Ihre Knie am besten mit einem Stapel Kissen ab.

HÜFTROTATOREN GEZIELT LOCKERN

Der M. *piriformis* ist ein Hüftrotator, der unter den Gesäßmuskeln liegt. Entzündet er sich aufgrund langen Sitzens oder Stehens, drückt er auf den Ischiasnerv. Verhärtungen dieses Muskels können auch Lähmungserscheinungen hervorrufen. Massagen beugen diesen Problemen vor.

ZIELMUSKULATUR

Diese Übung spricht den kleinen *Musculus piriformis* unter den Gesäßmuskeln an. Er ist an der Außenrotation und am Abspreizen des Beins in unterschiedlichen Hüftpositionen beteiligt.

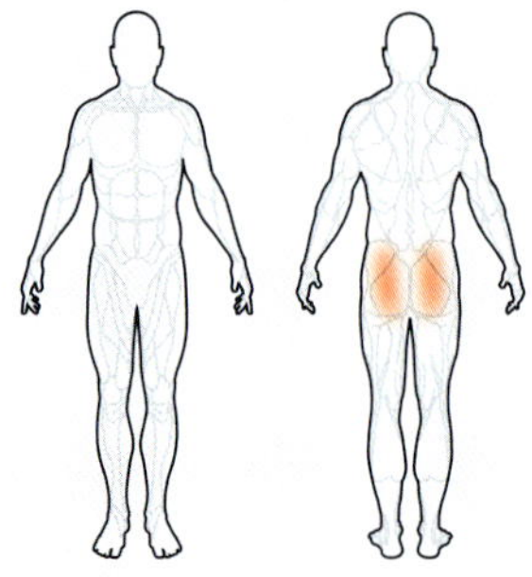

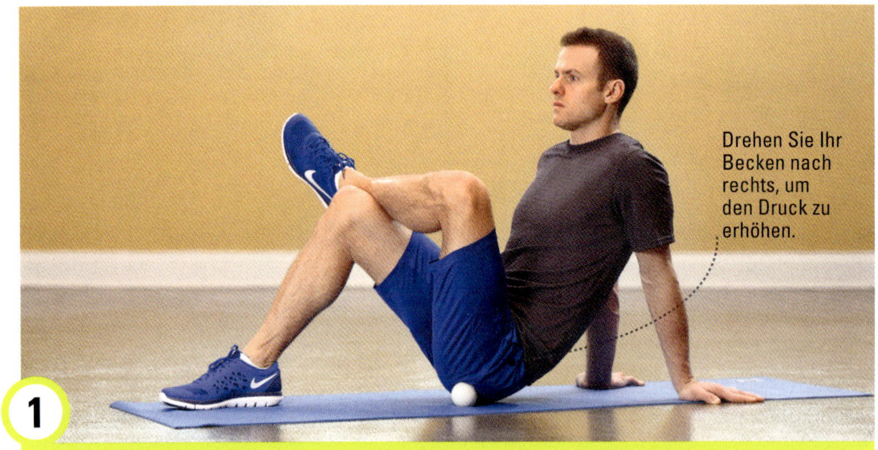

Setzen Sie sich auf den Boden und legen Sie einen Massageball unter die linken Gesäßmuskeln. Legen Sie das linke Sprunggelenk über das rechte Knie.

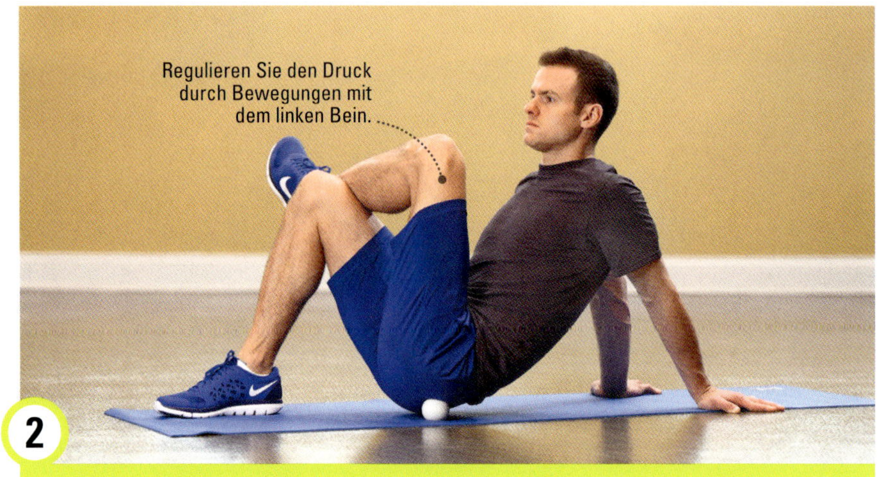

Rollen Sie den Ball in den Bereich oberhalb Ihrer Gesäßmuskeln, indem Sie sich mit den Armen nach vorn schieben.

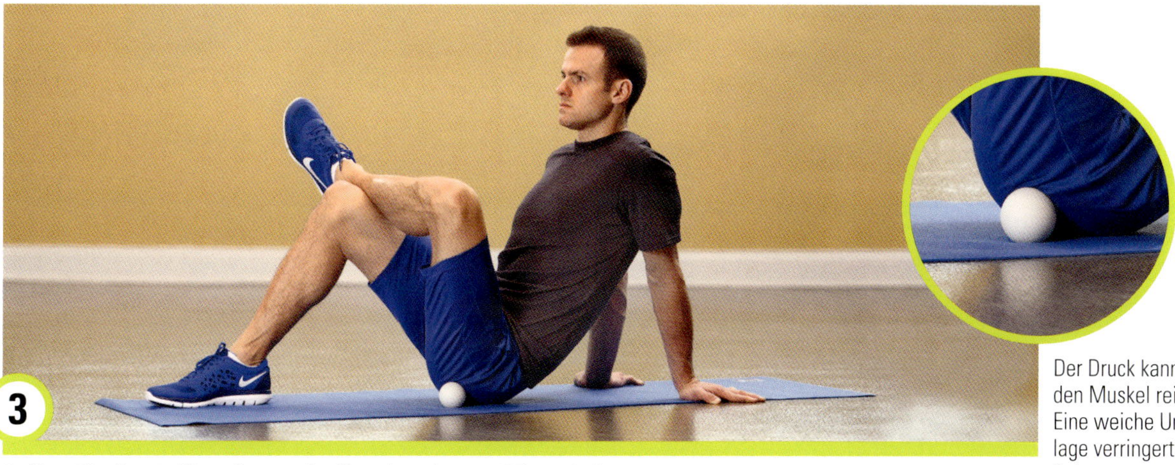

3

Der Druck kann den Muskel reizen. Eine weiche Unterlage verringert den Schmerz.

Rollen Sie den Ball nach vorn in die Mitte der Gesäßmuskeln. Massieren Sie den linken Piriformis-Muskel auf diese Weise 20 bis 30 Sekunden.

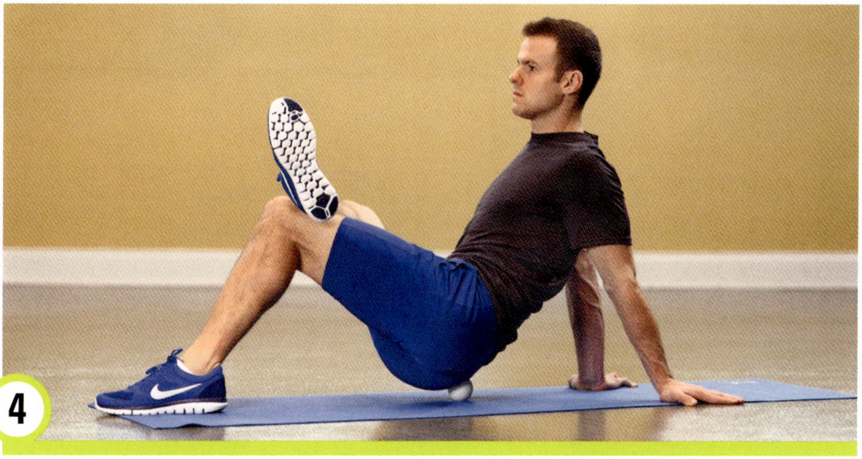

4

Wechseln Sie zur rechten Gesäßseite und wiederholen Sie die Übung.

TIPP

Um den Druck auf den Ischiasnerv zu verringern, nachdem Sie die Triggerpunkte gelöst haben, sollten Sie den Piriformis stärken, z. B. mit der Übung auf S. 56.

VARIANTE

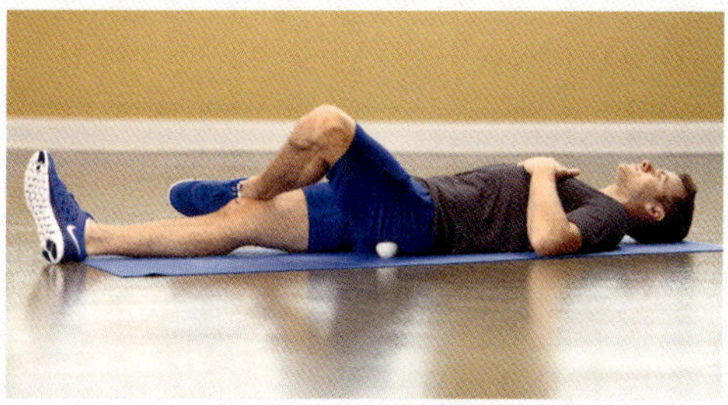

Um den Druck bei der Massage zu verringern, legen Sie den Oberkörper ab und massieren das Gesäß wie oben beschrieben.

HÜFTROTATOR IN SEITENLAGE LOCKERN

Diese Übung kräftigt die tiefe Hüftmuskulatur für sichere Bewegungsabläufe des Unterkörpers. Die Muskeln drehen die Hüften beim Gehen, damit wir nicht hinfallen. Ist diese Muskulatur geschwächt, können Ischiasprobleme und Überlastung der peripheren Muskeln die Folge sein.

ZIELMUSKULATUR

Diese Übung zielt auf den *Musculus piriformis*, einen tiefen Hüftrotator unterhalb der Gesäßmuskeln, der das Hüftgelenk stabilisiert und seitlich dreht.

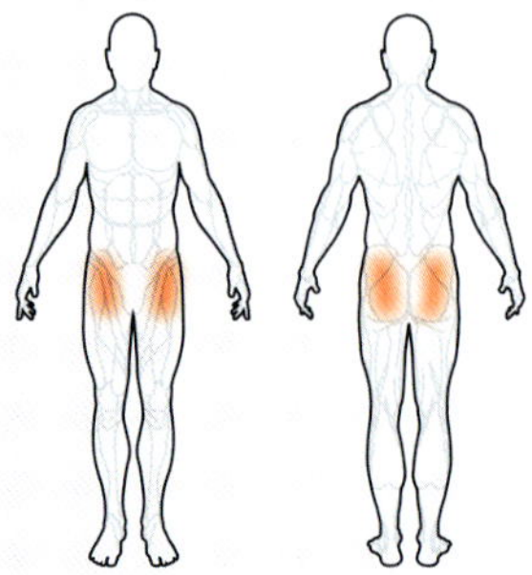

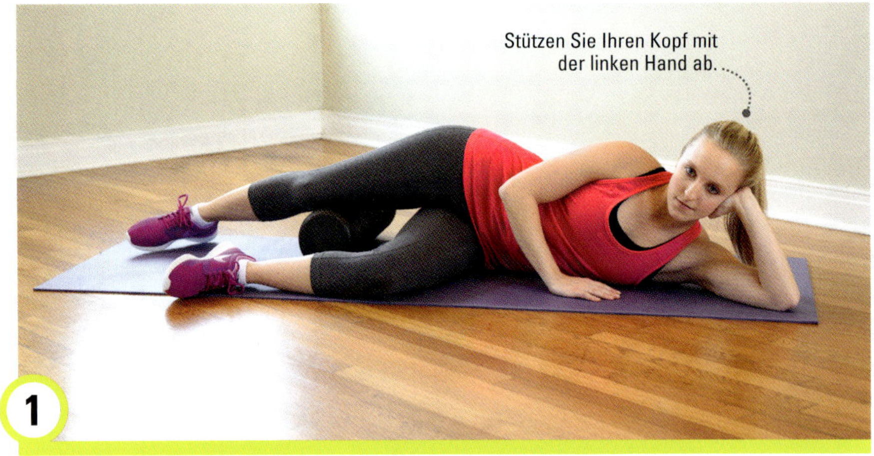

Legen Sie sich auf die linke Seite. Strecken Sie das rechte Bein und legen Sie die Faszienrolle unter das rechte Knie. Beugen Sie das linke Knie und die linke Hüfte um 90 Grad.

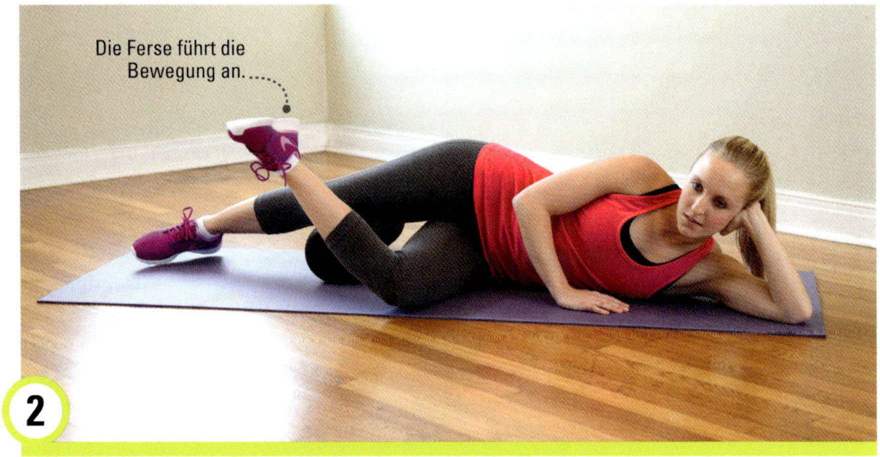

Verankern Sie den linken Oberschenkel und das Knie in Position. Drehen Sie langsam den linken Unterschenkel aus der Hüfte nach oben, bis er seine maximale Rotation erreicht.

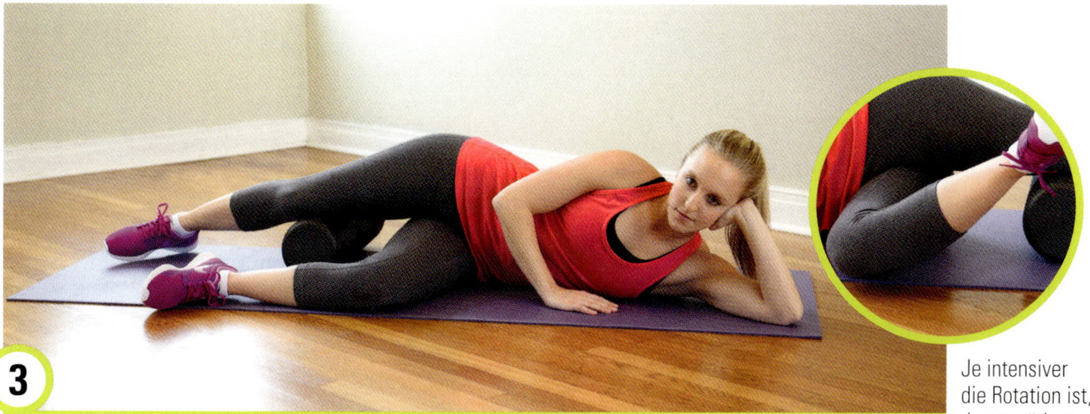

3

Senken Sie das linke Bein langsam in die Ausgangsposition ab. Wiederholen Sie die Übung 10 bis 15 Mal.

Je intensiver die Rotation ist, desto stärker aktivieren Sie Ihre Hüftrotatoren.

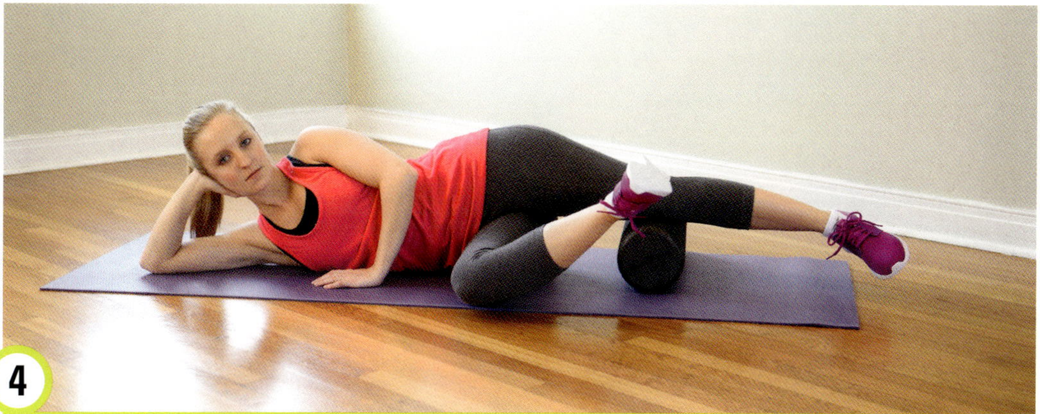

4

Drehen Sie sich auf die rechte Seite und wiederholen Sie die Übung 10 bis 15 Mal mit dem rechten Bein.

VARIANTE

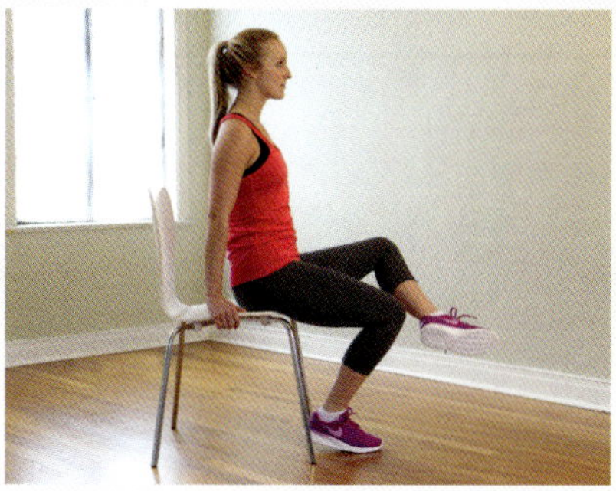

Leichter wird die Übung auf einem Stuhl. Setzen Sie sich auf die vordere Stuhlkante und drehen Sie das Bein in der Luft vor dem Körper. Das erweitert den Bewegungsspielraum.

TIPP

Versuchen Sie bei der Übung, die peripheren Muskeln zu entspannen, um den *M. piriformis* gezielt zu aktivieren und die Kontraktion in der Tiefe zu verstärken.

HÜFTROTATION »AUSTER«

Diese Übung kräftigt die Oberschenkelaußenseite, was die Anfälligkeit für Verletzungen verringert, und beugt Beschwerden wie dem Läuferknie vor. Aktivieren Sie Ihre Muskeln vor dem Sport mit dieser Rotationsübung, um Ihre Kniegelenke optimal zu den Sprunggelenken und den Hüften auszurichten.

ZIELMUSKULATUR

Diese Übung trainiert den mittleren Gesäßmuskel und den Oberschenkelbindenspanner – die Hüftabduktoren, die vom Becken bis in die Oberschenkel reichen. Sie stabilisieren Knie und Becken und bewegen das Bein nach außen.

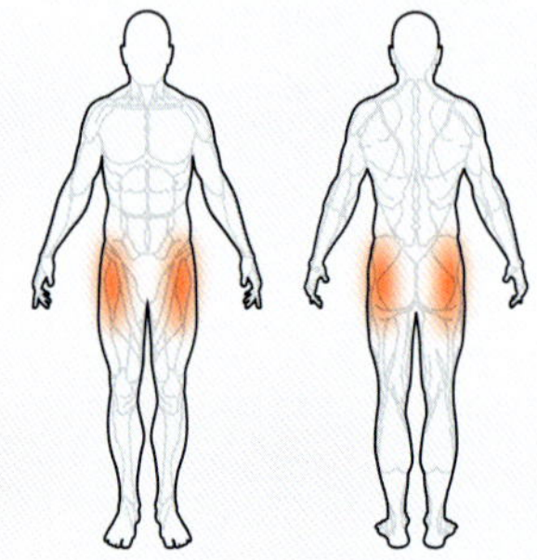

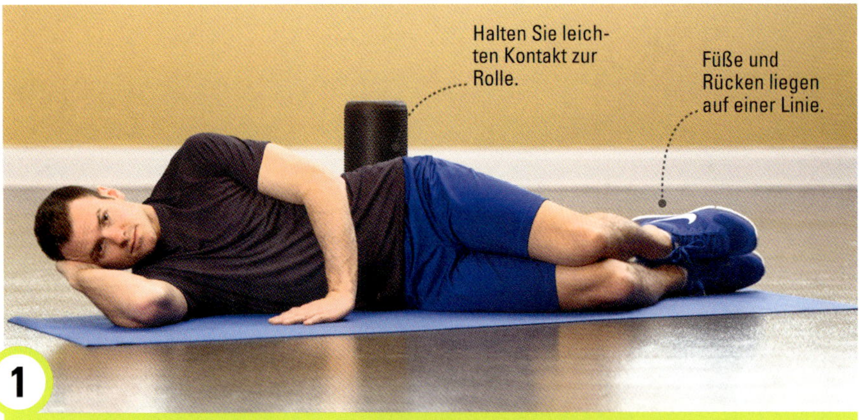

Legen Sie sich auf die rechte Seite, die Beine liegen übereinander. Beugen Sie die Knie um 90 Grad. Stellen Sie die Faszienrolle hinter Ihrem Becken auf.

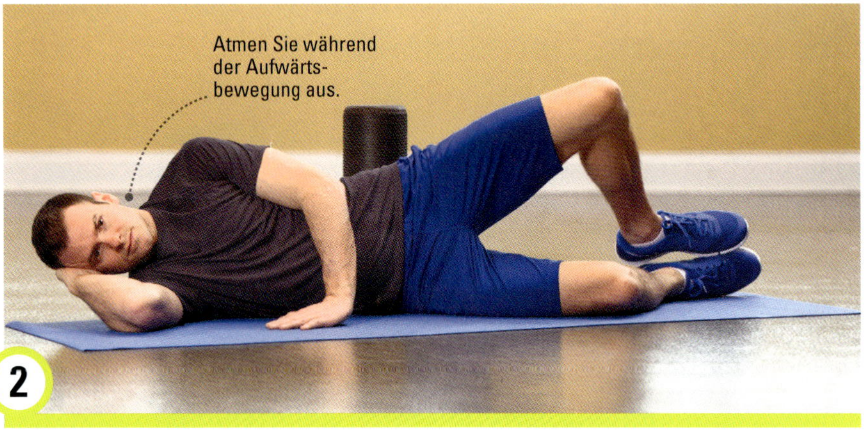

Heben Sie das linke Knie möglichst weit an und halten Sie die Position 1 Sekunde lang. Der Oberkörper wird nicht bewegt.

WIE ES WIRKT

Die Kräftigung der Gesäßmuskeln sorgt für ein stabiles Becken, wenn Sie die Hüften aktivieren. Das beugt Verletzungen und Schmerzen im unteren Rücken vor.

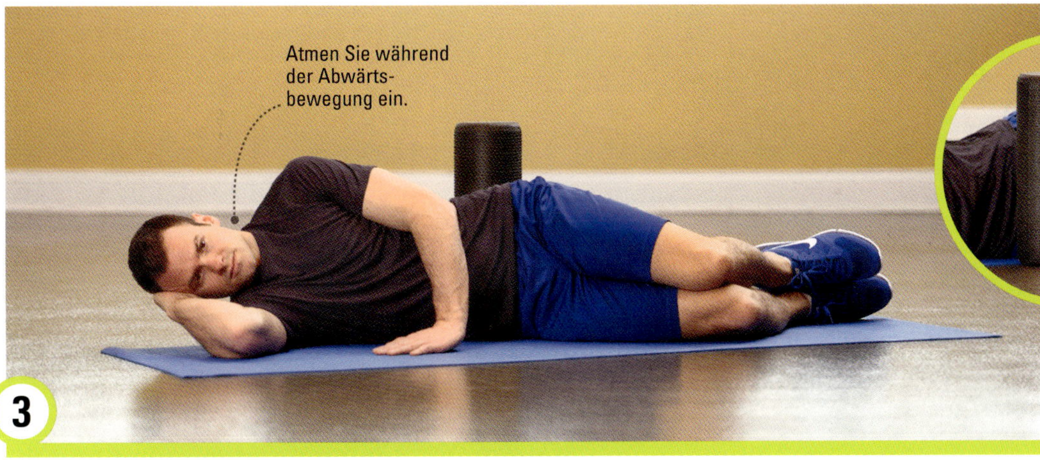

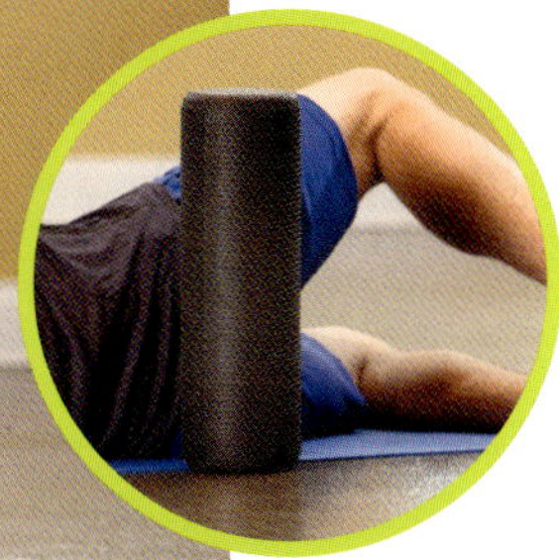

Bewegt sich die Rolle, kompensieren stärkere Muskeln eine schwache Hüftmuskulatur.

Kehren Sie mit dem linken Bein wieder in die Ausgangsposition zurück. Wiederholen Sie die Übung 15 Mal.

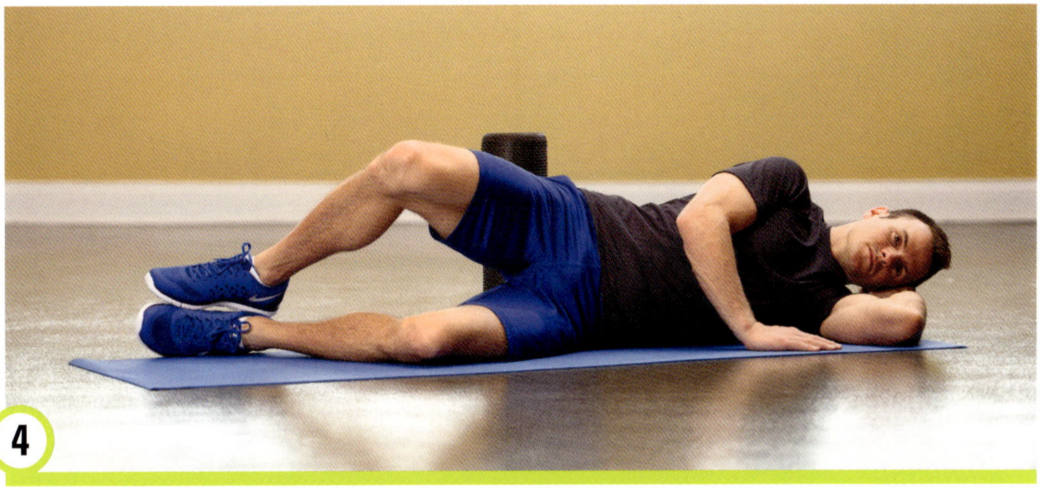

Drehen Sie sich auf die andere Seite und wiederholen Sie die Übung 15 Mal mit dem rechten Bein.

TIPP

Erhöhen Sie den Schwierigkeitsgrad der Übung und bitten Sie einen Trainingspartner, mit den Händen Gegendruck auf das sich bewegende Bein auszuüben.

GESÄSSMUSKELN LOCKERN

Wenn Sie viel sitzen, benutzen Sie die Gesäßmuskeln wahrscheinlich zu wenig. Wenn Sie diese Muskeln mit der Faszienrolle bearbeiten, werden die Hüften wieder flexibel und können den unteren Rücken und die Knie entlasten. Die Übung eignet sich auch gut zum Aufwärmen vor dem Training.

ZIELMUSKULATUR

Diese Übung trainiert die Gesäßmuskeln (*Gluteus maximus, medius* und *minimus*) auf der Rückseite des Beckens. Diese Muskeln wirken mit an der aufrechten Körperhaltung.

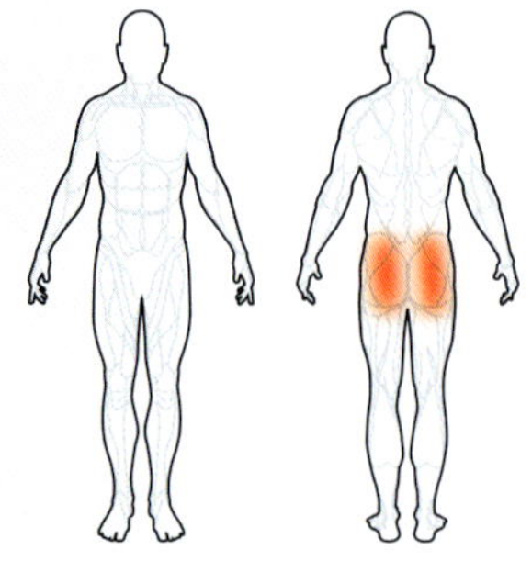

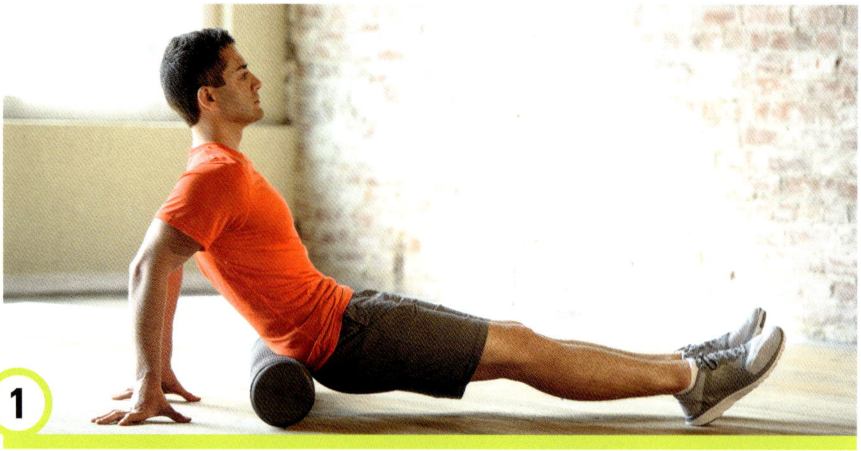

1

Setzen Sie sich auf die Faszienrolle und stellen Sie beide Hände hinter sich auf dem Boden ab, um sich darauf abzustützen. Strecken Sie die Beine.

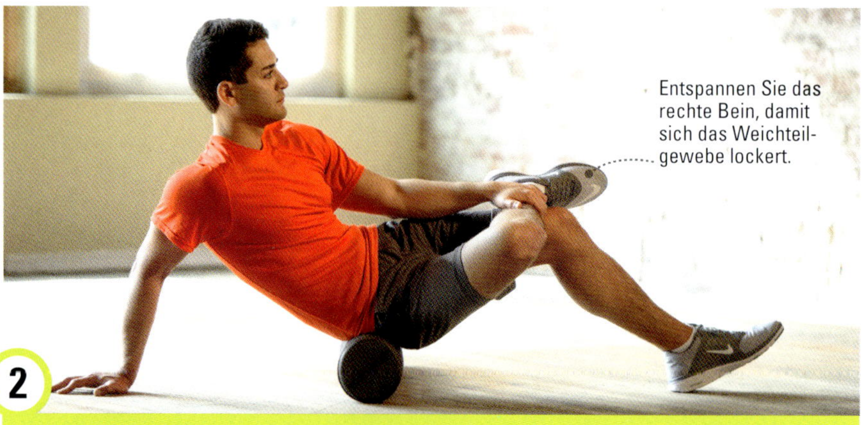
Entspannen Sie das rechte Bein, damit sich das Weichteilgewebe lockert.

2

Legen Sie Ihr rechtes Sprunggelenk auf dem linken Knie ab und verlagern Sie Ihr Gewicht auf die rechte Gesäßhälfte. Beugen Sie das linke Knie, um den Druck zu erhöhen.

WIE ES WIRKT

Diese Übung lindert Ischias-Schmerzen, die durch übermäßigen Druck der über dem Nerv liegenden Gesäßmuskeln verursacht werden.

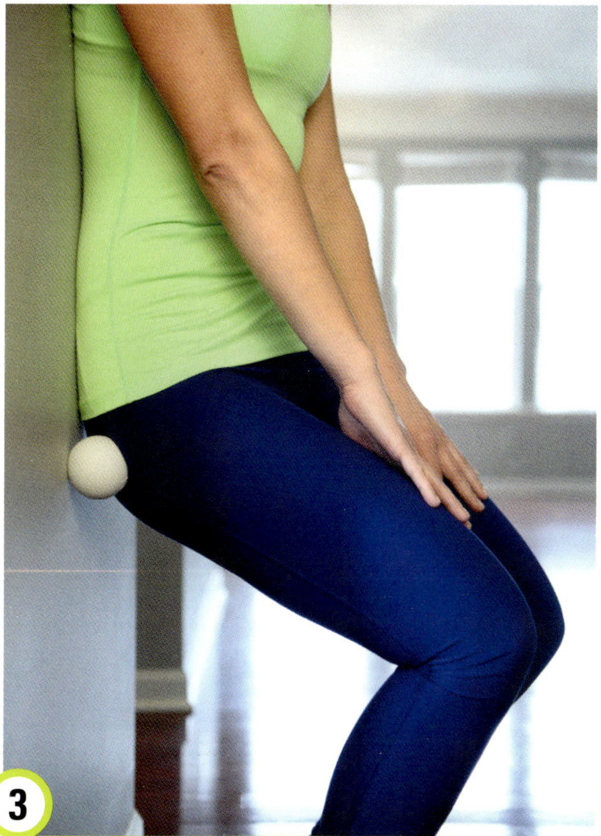

3

Drehen Sie Ihr Becken nach rechts und wenden Sie den Druck außen auf die rechten Gesäßmuskeln an. Rollen Sie den Ball über die Muskeln und massieren Sie besonders schmerzhafte Stellen 20 bis 30 Sekunden lang.

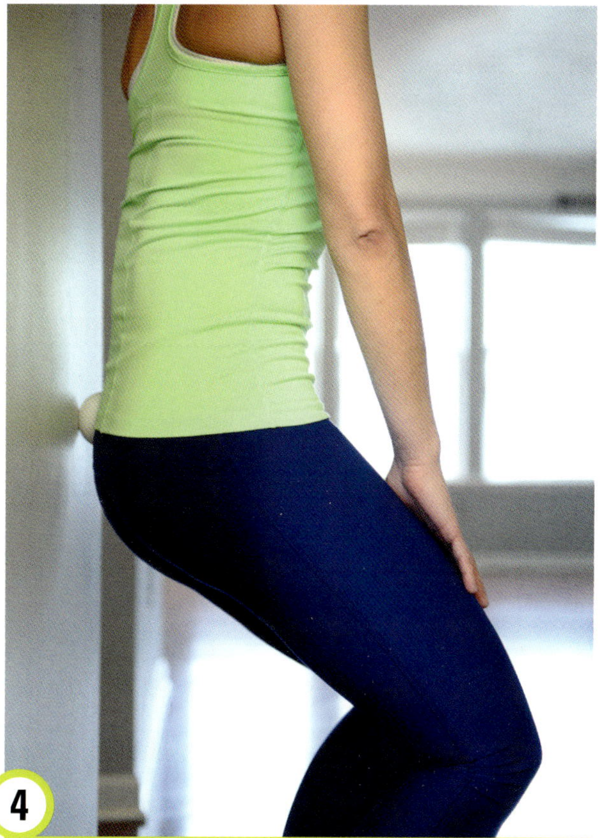

4

Wechseln Sie mit dem Ball zu Ihrer linken Gesäßhälfte und wiederholen Sie die Übung.

TIPP

Unterbrechen Sie langes Sitzen durch kleine Spaziergänge, um den *Gluteus medius* zu aktivieren. Im Sitzen ist die Durchblutung eingeschränkt, es bilden sich Verhärtungen.

VARIANTE

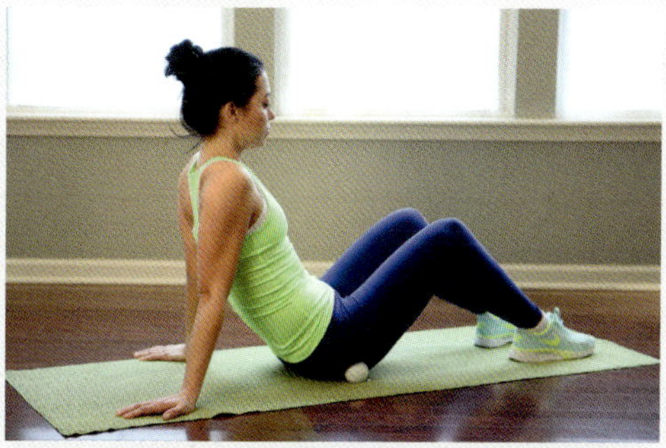

Um den Druck zu erhöhen, setzen Sie sich auf den Boden und platzieren Sie den Ball unter dem Gesäß.

SCHULTERBRÜCKE

Die Schulterbrücke stärkt die oft unterbeanspruchten Gesäßmuskeln und bringt sie mit dem Weichteilgewebe ihrer Umgebung wieder ins Gleichgewicht. Wenn Sie viel im Auto oder am Schreibtisch sitzen, kann diese Übung Ihre Beweglichkeit deutlich verbessern.

ZIELMUSKULATUR

Diese Übung aktiviert alle drei Gesäßmuskeln und die hintere Oberschenkelmuskulatur. Gemeinsam erzeugen sie enorm viel Kraft, z. B. zum Aufstehen aus dem Sitzen oder zum Treppensteigen.

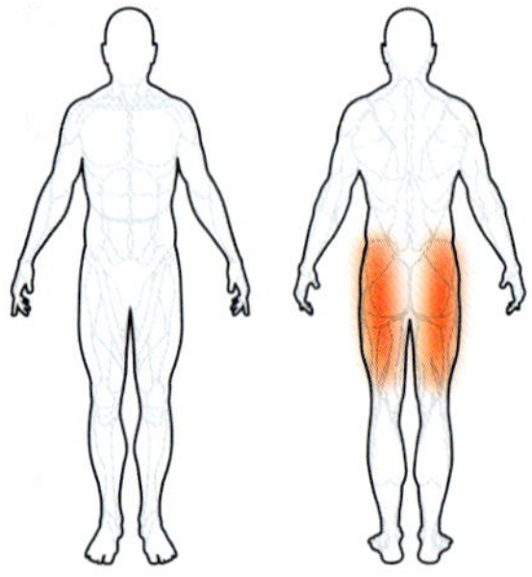

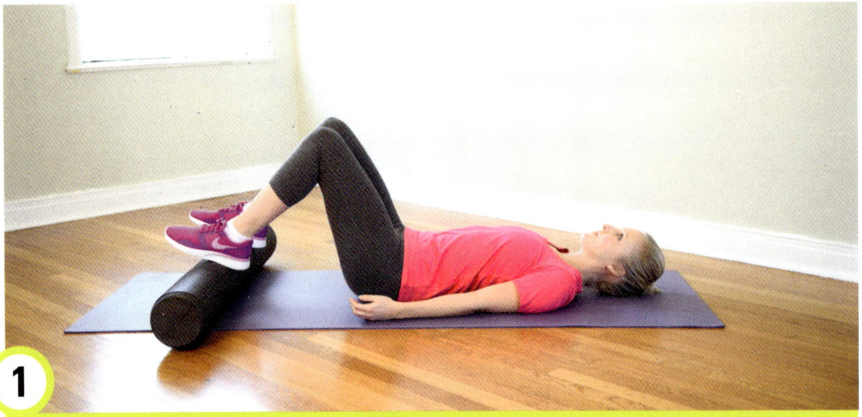

1

Legen Sie sich auf den Rücken. Die Arme ruhen neben dem Körper. Stellen Sie Ihre Füße hüftbreit auf der Faszienrolle ab, die Knie sind um 90 Grad gebeugt.

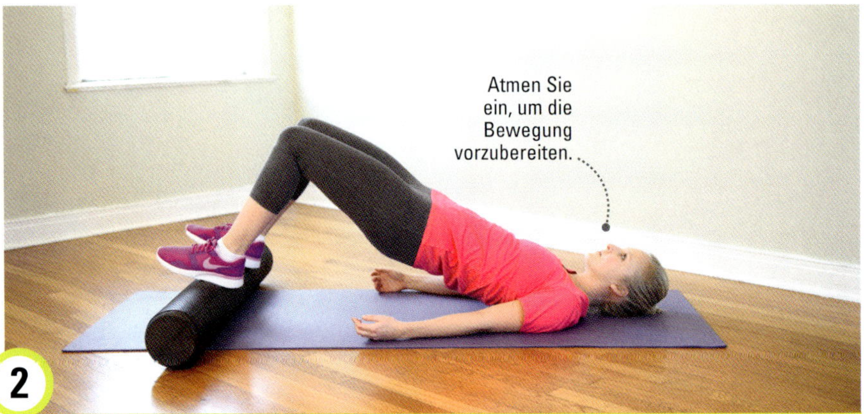

2

Heben Sie Ihre Hüften, bis Rumpf und Oberschenkel eine Linie bilden und Sie die Kontraktion Ihrer Gesäßmuskeln spüren.

ACHTUNG

Aktivieren Sie Ihre Bauchmuskulatur und behalten Sie die natürliche Krümmung Ihrer Wirbelsäule bei, um den unteren Rücken nicht zu belasten.

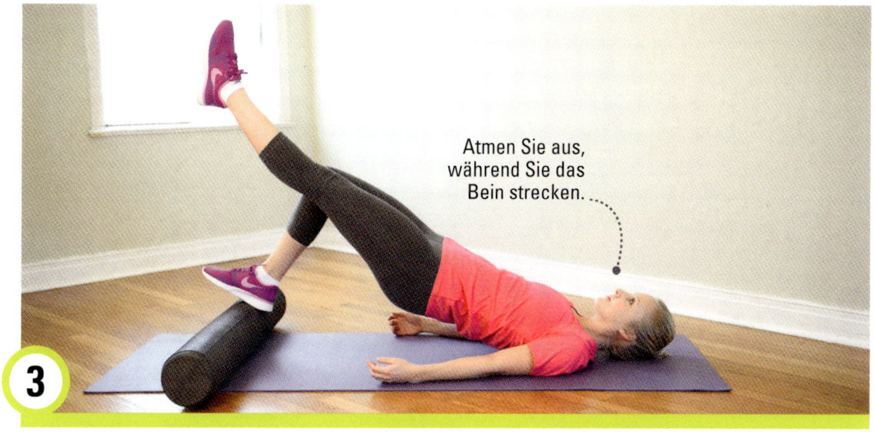
Atmen Sie aus,
während Sie das
Bein strecken.
3

Halten Sie Ihre Hüfte angehoben und strecken Sie Ihr rechtes Bein in Verlängerung des Körpers aus.

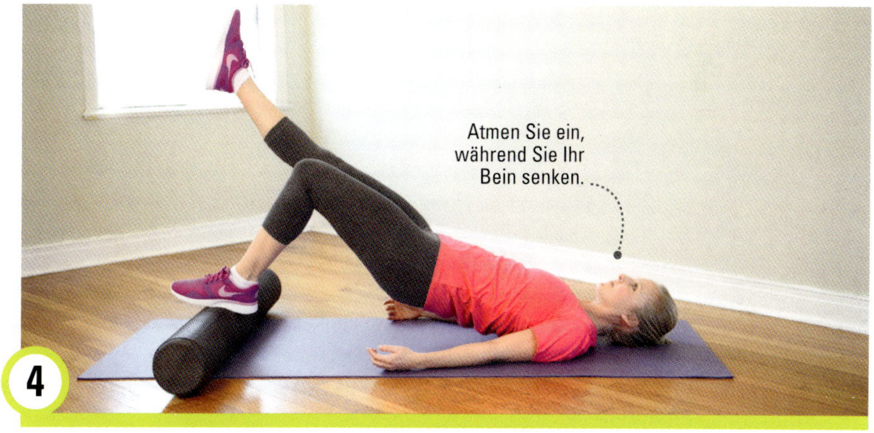
Atmen Sie ein,
während Sie Ihr
Bein senken.
4

Stellen Sie Ihr linkes Bein wieder auf der Rolle ab und strecken Sie das rechte Bein. Die Hüften bleiben angehoben.

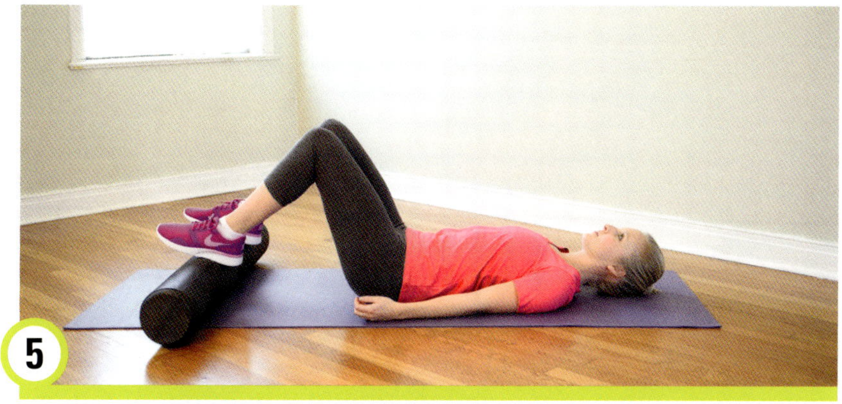
5

Stellen Sie Ihr rechtes Bein wieder auf die Rolle ab und bringen Sie die Hüften in die Ausgangsposition zurück. Wiederholen Sie die Übung 10 bis 15 Mal oder bis Ihre Muskeln ermüden.

VARIANTE

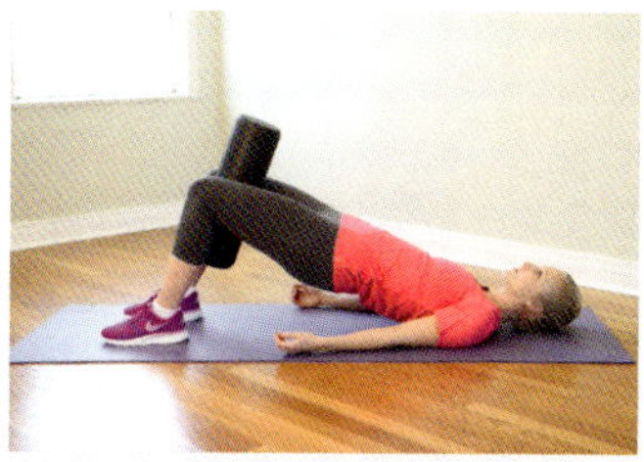

Steigern Sie den Schwierigkeitsgrad, indem Sie sich die Rolle zwischen die Knie klemmen und Ihre Oberschenkelinnenseiten zusammenpressen.

GESTRECKTE SCHULTERBRÜCKE

Hüftinstabilität und geringe Mobilität der Beine verursachen eine asymmetrische Körperhaltung. Diese Übung kräftigt Hüften, Core und Oberschenkelrückseiten, um die Effizienz des Laufens zu verbessern und Sie für den einbeinigen Stand und Seitbewegungen fit zu machen.

ZIELMUSKULATUR

Diese Übung spricht die Gesäßmuskeln sowie die Muskulatur in Oberschenkelrückseiten und Bauch an. Diese stabilisieren das Becken und sorgen für Hüftbeweglichkeit.

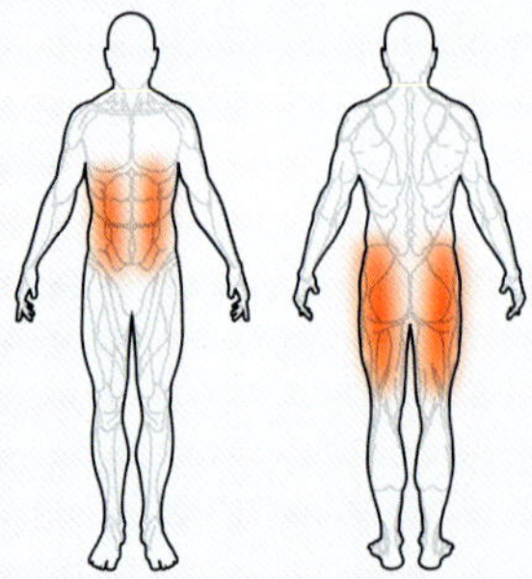

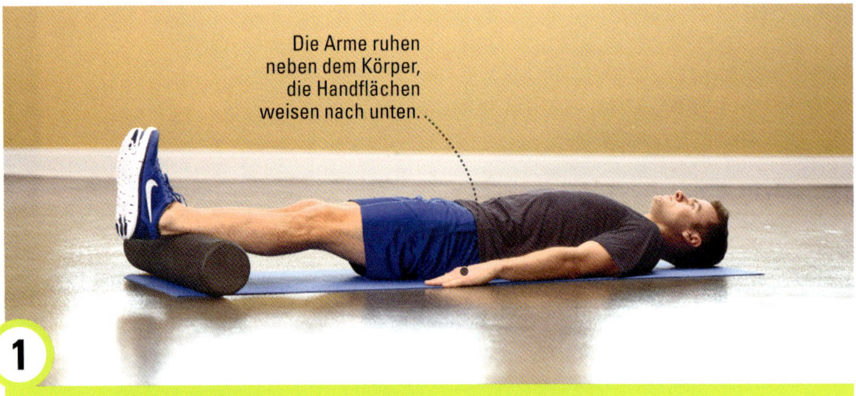

Legen Sie sich auf den Rücken und platzieren Sie die Faszienrolle unter Ihren Sprunggelenken. Strecken Sie die Beine und ziehen Sie die Fußspitzen an.

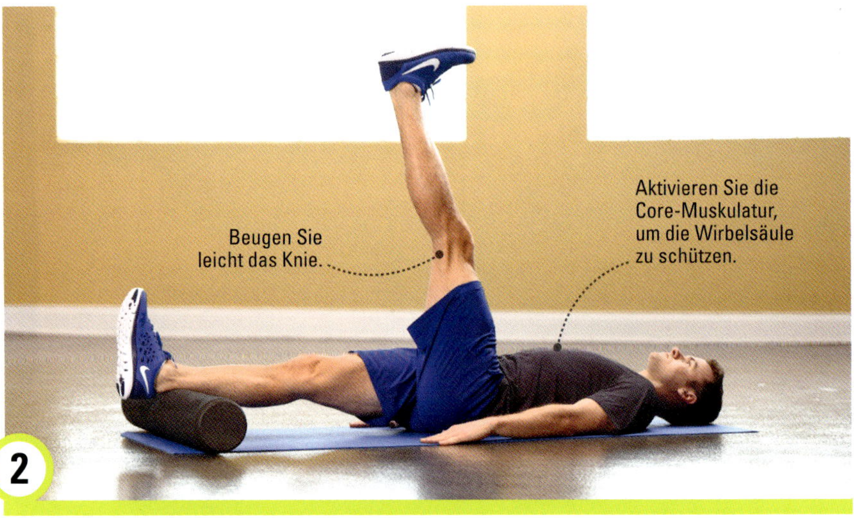

Heben Sie Ihr linkes Bein, bis Sie die Dehnung in der linken Oberschenkelrückseite spüren.

ACHTUNG

Um den unteren Rücken nicht zu belasten, darf die Bewegung nicht von ihm ausgehen. Drücken Sie ihn vorsichtshalber in den Boden.

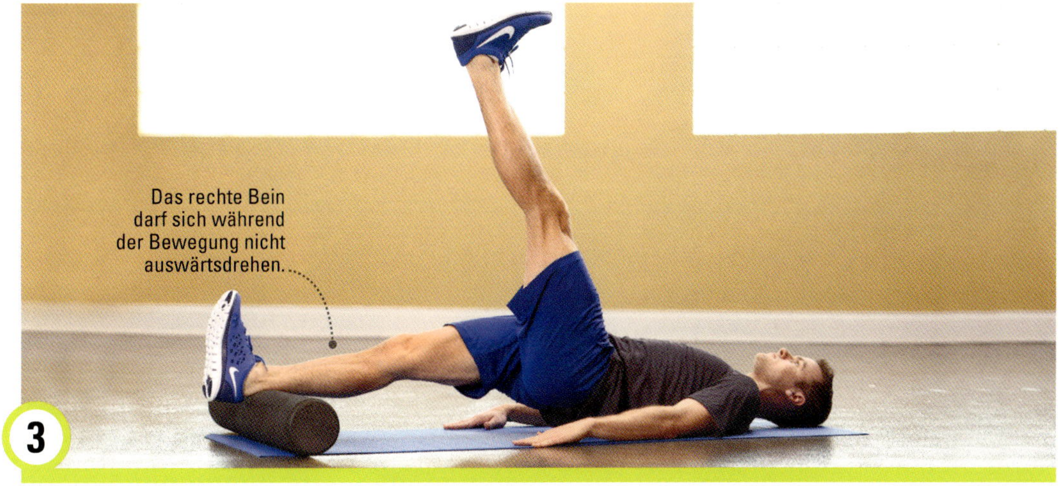
Das rechte Bein
darf sich während
der Bewegung nicht
auswärtsdrehen.
3

Spannen Sie die rechte Gesäßhälfte an und heben Sie Ihre Hüften 8 bis 15 cm an.

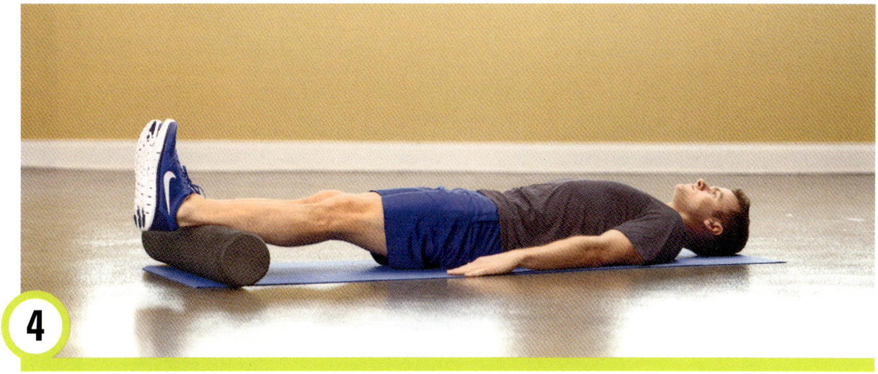
4

Nach 2 Sekunden senken Sie Hüften und Bein ab. Wiederholen Sie die Übung mit dem linken Bein 10 Mal.

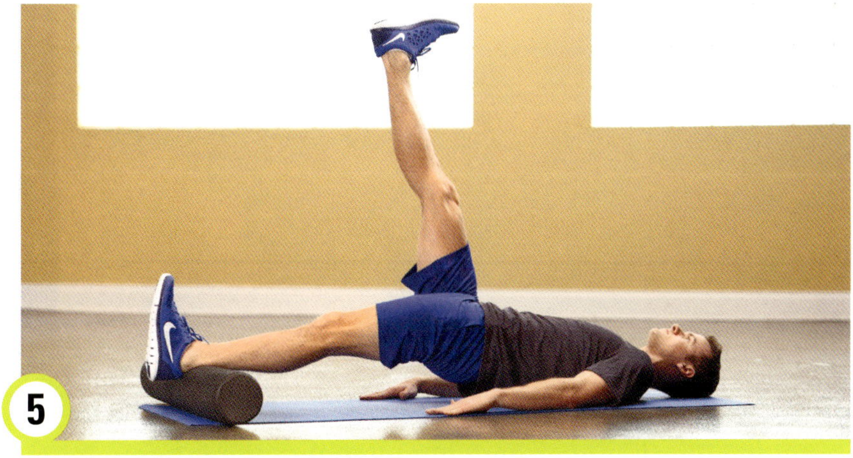
5

Wiederholen Sie die Übung anschließend 10 Mal mit dem rechten Bein.

VARIANTE

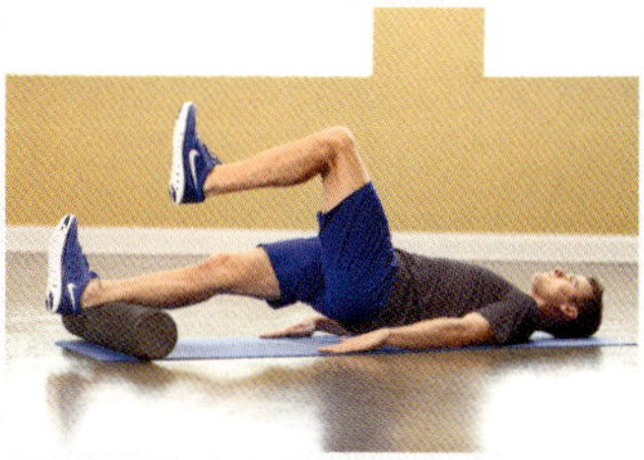

Die Übung wird einfacher, wenn Sie das angehobene Bein um 90 Grad beugen, falls dessen hintere Oberschenkelmuskulatur stark verkürzt ist.

QUADRIZEPS LOCKERN

Das Ausrollen der Quadrizeps in den Oberschenkelvorderseiten wirkt sich sofort positiv auf die Knie und den unteren Rücken aus. Bewegliche Kniegelenke ermöglichen der hinteren Oberschenkelmuskulatur die vollständige Kontraktion, wodurch sich Verspannungen in den angrenzenden Bereichen verringern.

ZIELMUSKULATUR

Diese Übung spricht die vier Quadrizeps-Muskeln vorn im Oberschenkel an, die in den Hüften entspringen und am Knie enden. Sie strecken die Knie und beugen die Hüften.

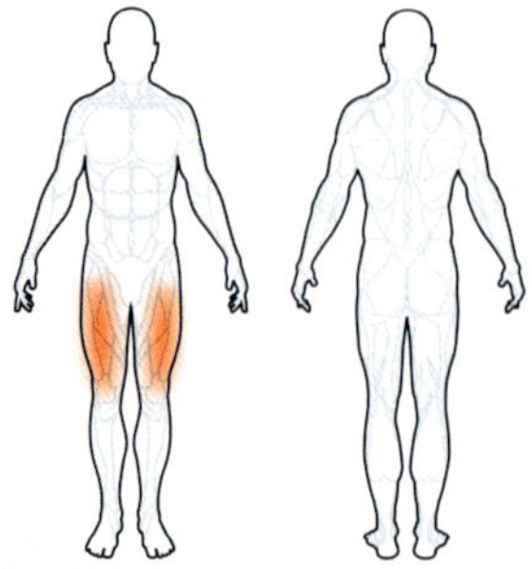

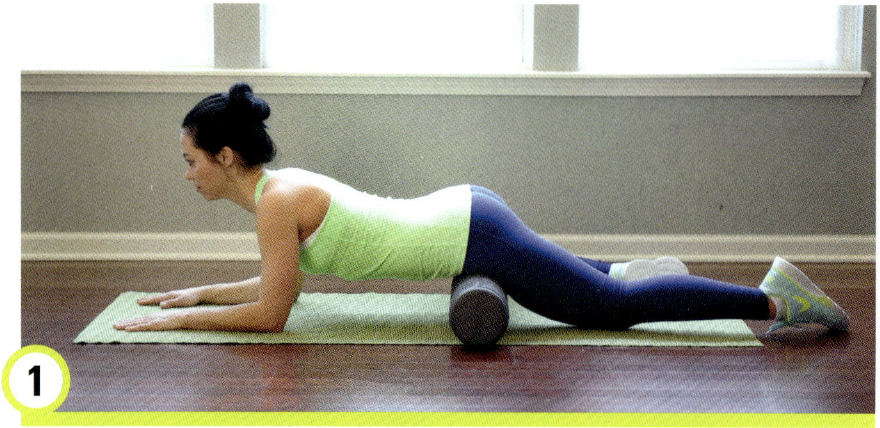

Legen Sie sich auf den Bauch und platzieren Sie die Faszienrolle unter dem linken Oberschenkel. Beugen Sie Ihr rechtes Bein seitlich und stützen Sie sich auf die Unterarme.

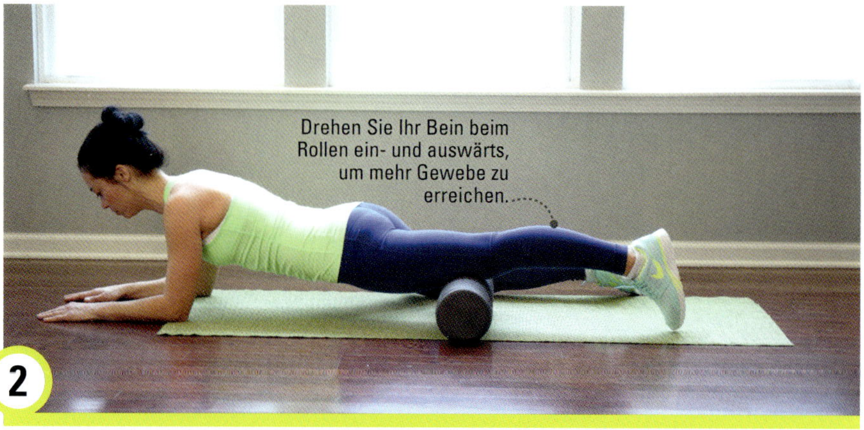

Rollen Sie bis zum Knie. Ziehen Sie dabei mit den Armen und dem rechten Bein.

WIE ES WIRKT

Die Quadrizeps-Massage gleicht die Muskeln im ganzen Bein aus. Sie lockert das Kniegelenk und ermöglicht die vollständige Kontraktion der hinteren Oberschenkelmuskulatur.

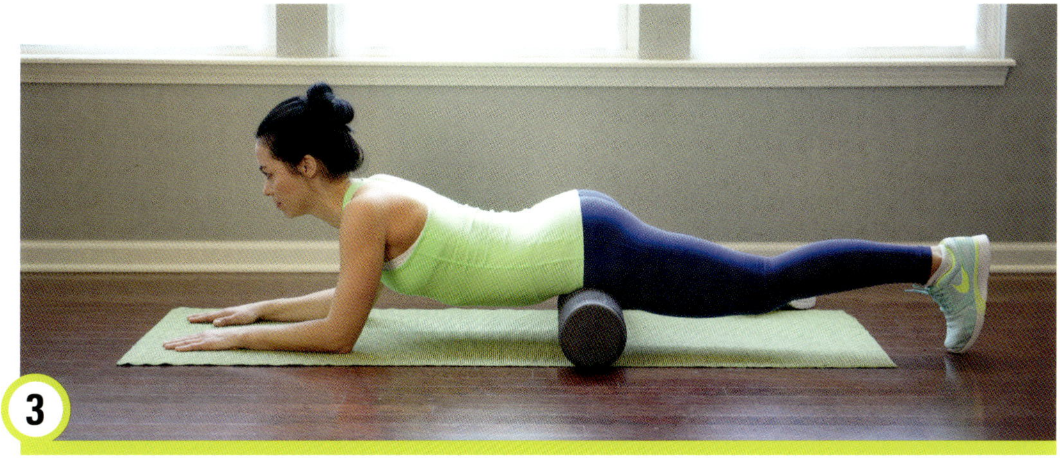

Rollen Sie bis zum Oberschenkelansatz. Massieren Sie auf diese Weise den Quadrizeps über seine gesamte Länge 30 bis 40 Sekunden lang.

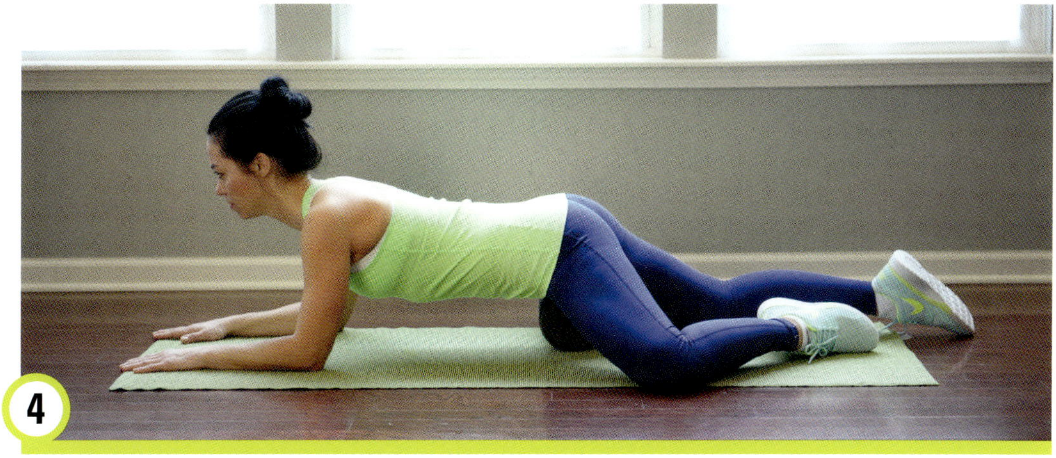

Legen Sie die Rolle unter Ihren rechten Quadrizeps und wiederholen Sie die Übung.

VARIANTEN

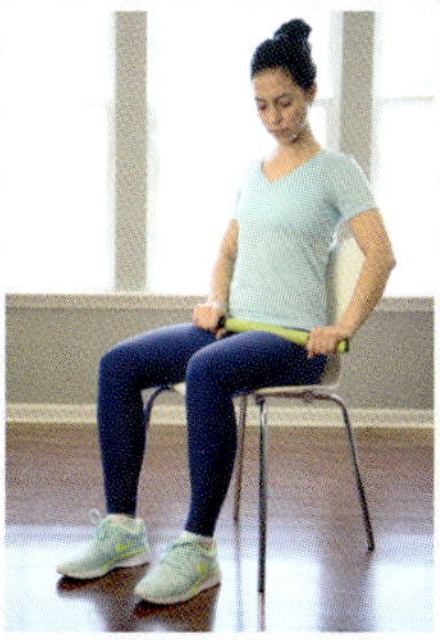

Die Übung wird sanfter, wenn Sie sich auf einen Stuhl setzen und den Quadrizeps mit einem Massagestick massieren.

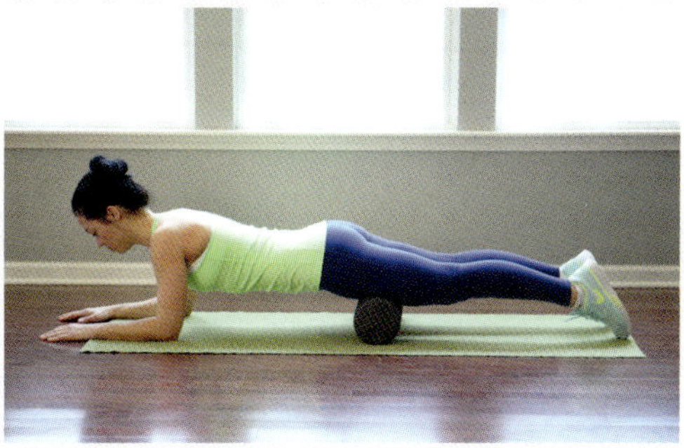

Um den Druck zu verringern, massieren Sie die Quadrizepse beider Beine gleichzeitig.

QUADRIZEPS GEZIELT LOCKERN

Der Quadrizeps ist eine große, kräftige Muskelgruppe auf der Oberschenkelvorderseite. Bilden sich hier Triggerpunkte, können Schmerzen rund um Knie und Hüften auftreten. Diese Übung lindert die Beschwerden effektiv – machen Sie sie daher so oft wie möglich.

ZIELMUSKULATUR

Diese Übung zielt auf die große vierköpfige Muskelgruppe auf der Oberschenkelvorderseite: *M. rectus femoris, M. vastus lateralis, intermedius* und *medialis*. Sie tragen zur Kniestreckung bei.

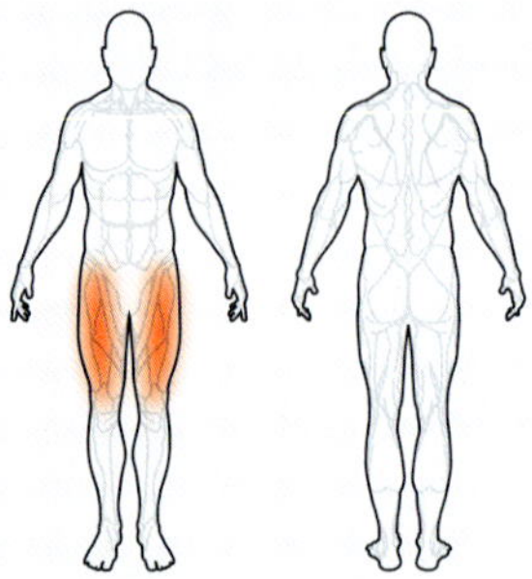

VORN HINTEN

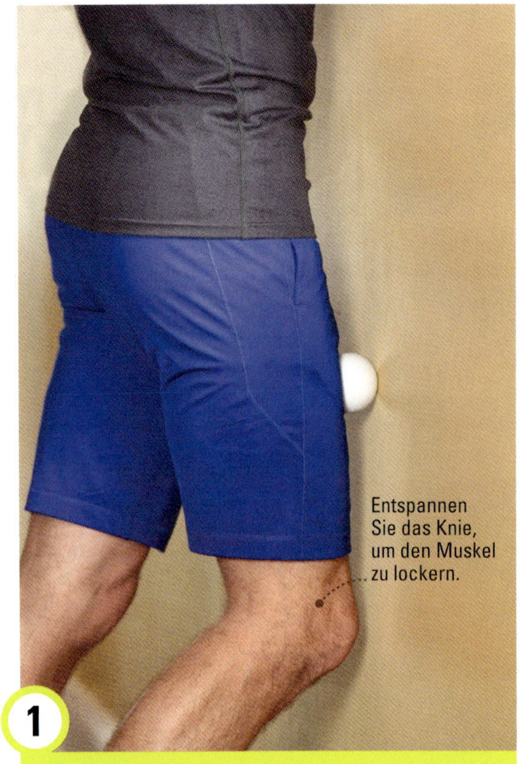

Beugen Sie Ihr rechtes Knie leicht und klemmen Sie einen Hartgummiball zwischen eine Wand und die Mitte Ihres rechten Quadrizeps. Lehnen Sie sich gegen den Ball.

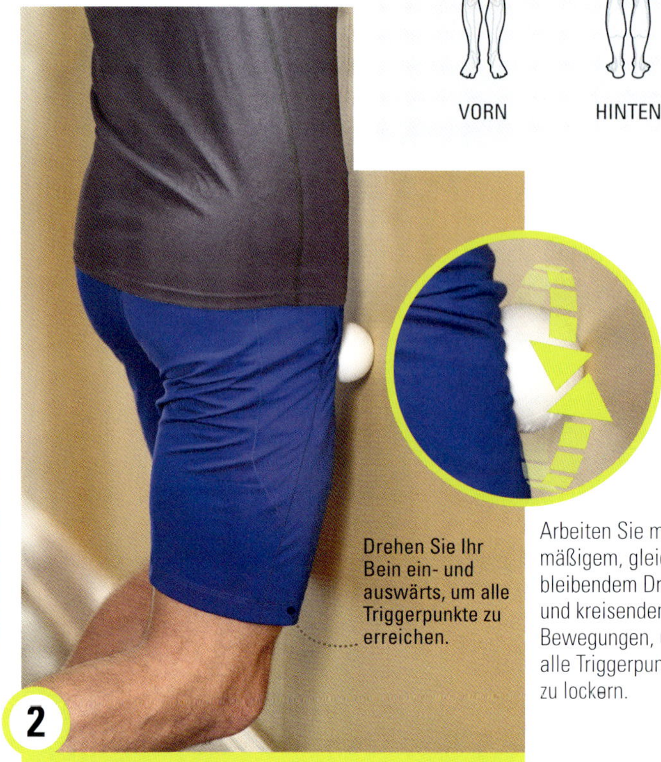

Arbeiten Sie mit mäßigem, gleichbleibendem Druck und kreisenden Bewegungen, um alle Triggerpunkte zu lockern.

Beugen Sie die Knie, um den Ball zur Hüfte zu rollen. Massieren Sie schmerzhafte Stellen 20 bis 30 Sekunden lang mit kreisförmigen Bewegungen.

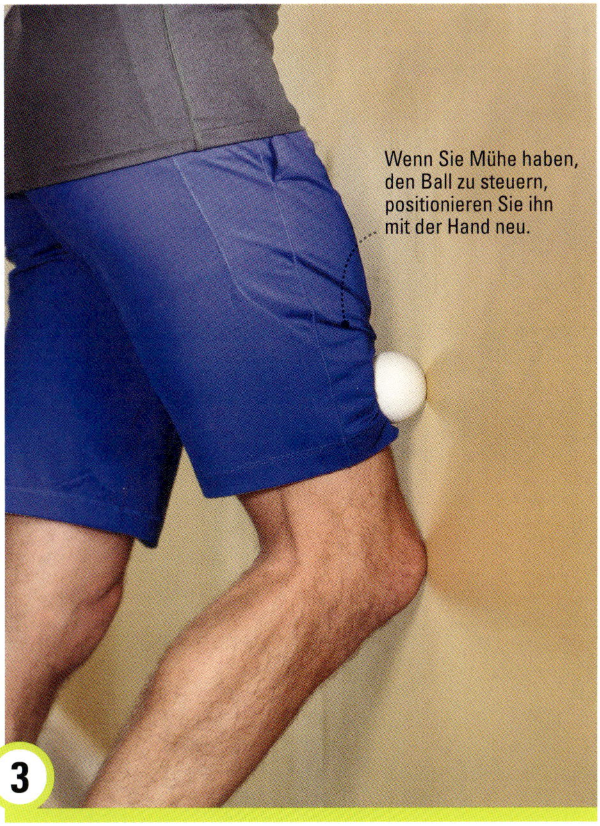

Strecken Sie die Knie, um den Ball bis zum Knie zu rollen. Massieren Sie besonders schmerzhafte Stellen 20 bis 30 Sekunden lang.

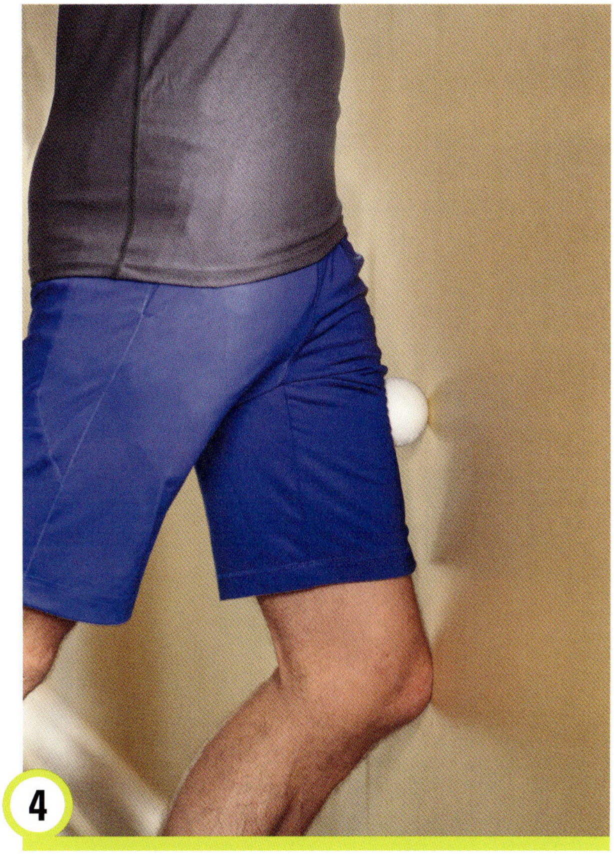

Wechseln Sie mit dem Ball zum linken Bein und wiederholen Sie die Übung.

WIE ES WIRKT

Da der *M. rectus femoris* an der Hüftbeugung beteiligt ist, verschafft diese Übung bei Schmerzen, die durch zu langes Sitzen verursacht sind, Erleichterung.

VARIANTE

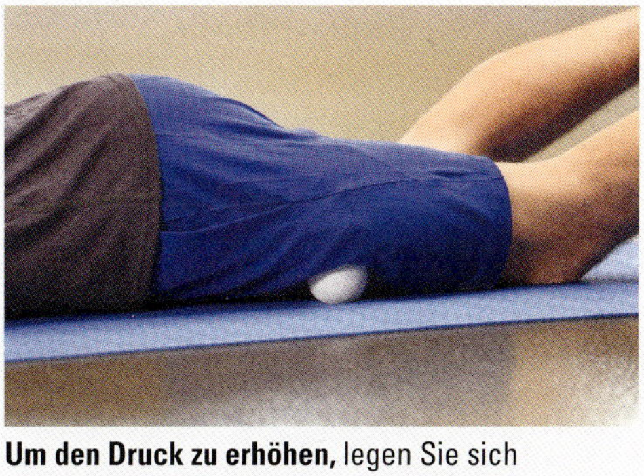

Um den Druck zu erhöhen, legen Sie sich auf den Boden und platzieren Sie den Hartgummiball unter dem Quadrizeps.

OBERSCHENKEL-SEITEN LOCKERN

Dies ist eine der beliebtesten Übungen mit der Faszienrolle, denn sie lockert die häufig überlasteten Oberschenkelaußenseiten. Die Massage löst Blockaden in den Seitenstabilisatoren des Kniegelenks, die durch mangelnde Bewegung entstanden sind.

ZIELMUSKULATUR

Diese Übung zielt auf den Oberschenkelbindenspanner *(M. tensor fasciae latae)*, der mit dem Faserzug *Tractus iliotibialis* an der Oberschenkelaußenseite verbunden ist. Sie beide stabilisieren Becken und Knie.

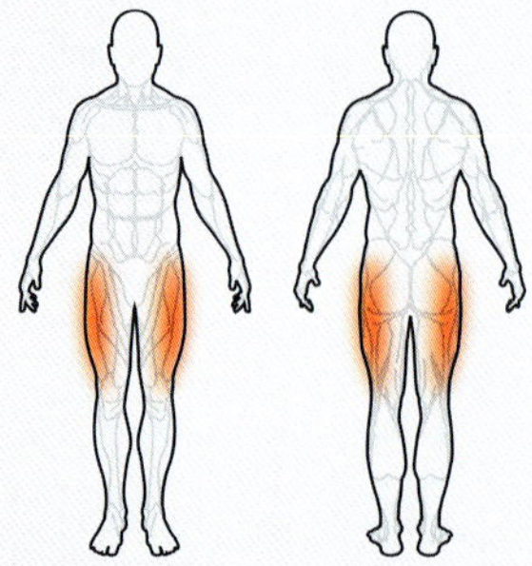

VORN HINTEN

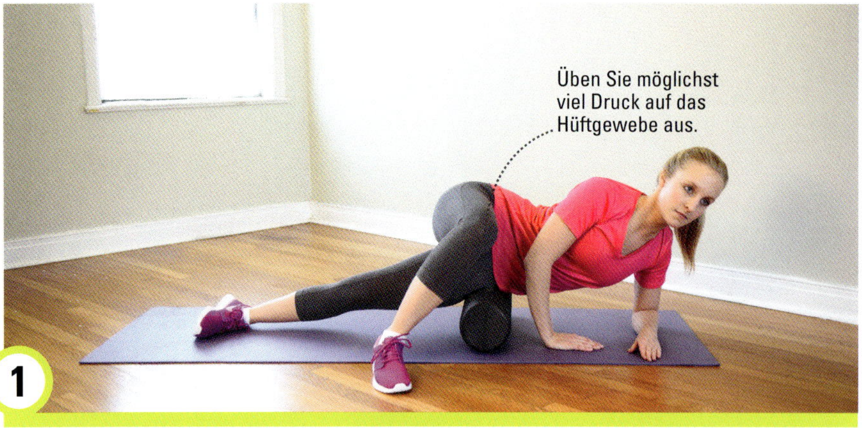

Legen Sie sich auf die linke Seite und platzieren Sie die Faszienrolle unter der linken Hüfte. Stellen Sie Ihren rechten Fuß vor sich auf dem Boden ab und stützen Sie Ihren Oberkörper auf den linken Unterarm.

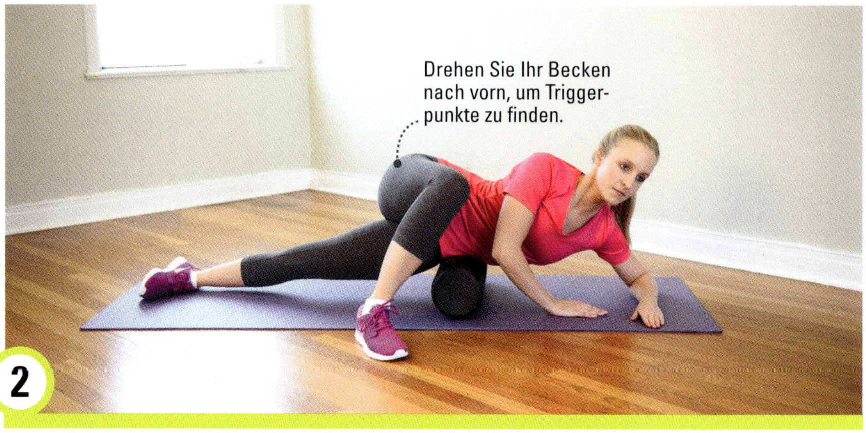

Rollen Sie auf der Faszienrolle 20 bis 30 Sekunden zwischen den knöchernen Anteilen der Hüfte und den Beckenknochen hin und her. Wechseln Sie anschließend die Seite und wiederholen Sie die Übung.

TIPP

Leichter ist die Übung, wenn Sie auf einem Stuhl sitzen, die Füße auf dem Boden abstellen und einen Massagestick verwenden.

HÜFTSEITEN GEZIELT LOCKERN

Diese gezielte Triggerpunkt-Massage löst Druckschmerzen in der Hüfte, fördert die Durchblutung des Beins und verlängert den *Tractus iliotibialis* an der Außenseite des Oberschenkels. Besonders für Sportler ist diese Massage wohltuend.

ZIELMUSKULATUR

Diese Übung zielt auf den Oberschenkelbindenspanner *(M. tensor fasciae latae)* und den Gesäßmuskel *M. gluteus medius* außen an der Hüfte. Sie stabilisieren seitliche Kniebewegungen.

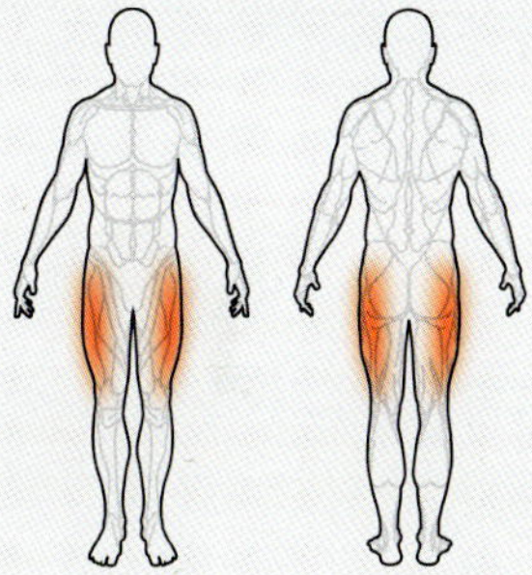

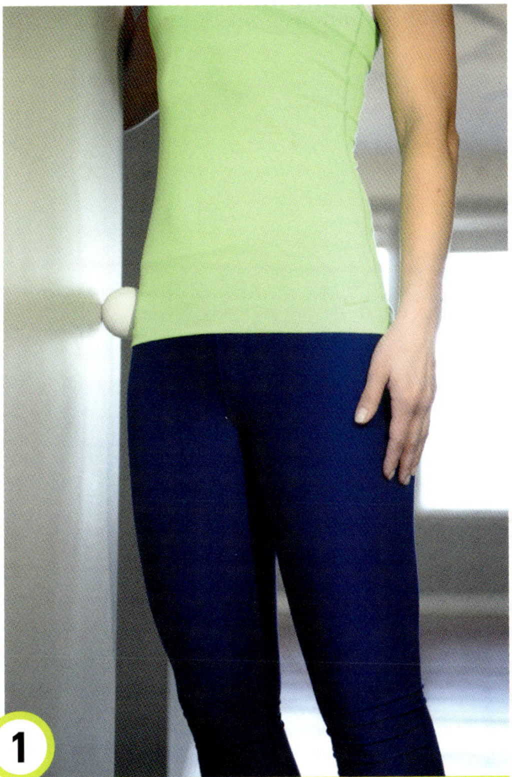

1

Stellen Sie sich seitlich an eine Wand und klemmen Sie den Massageball zwischen die Wand und das Weichteilgewebe der linken Hüfte. Lehnen Sie sich gegen den Ball.

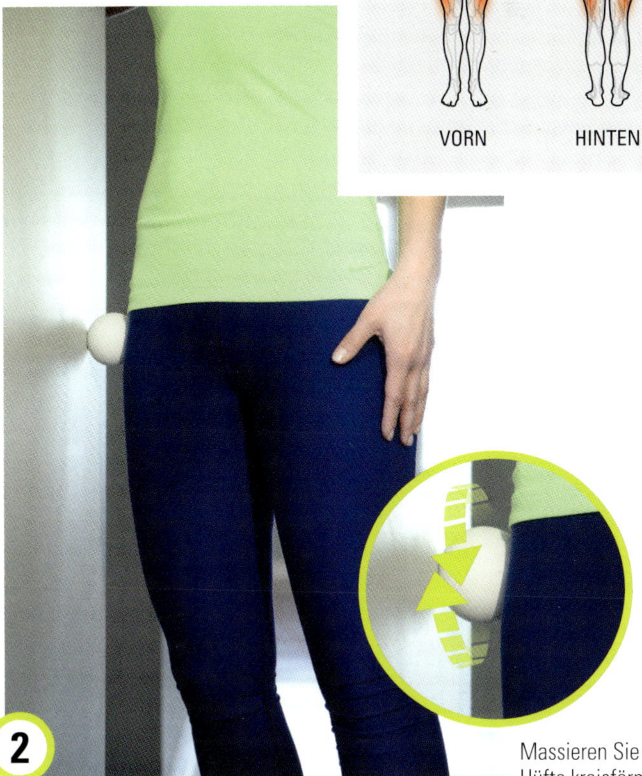

2

Beugen Sie das rechte Knie und rollen Sie den Ball 20 bis 30 Sekunden über die Hüfte. Wechseln Sie anschließend die Seite.

Massieren Sie die Hüfte kreisförmig mit gleichbleibendem, mäßigem Druck, bis sich der Schmerz löst.

OBERSCHENKELRÜCK-SEITEN LOCKERN

Sitzen Sie den ganzen Tag mit gebeugten Knien und Hüften, verkürzen sich die Oberschenkelrückseiten auf Dauer, ihre Beweglichkeit wird eingeschränkt und angrenzende Bereiche werden belastet. Das Ausrollen der hinteren Oberschenkel löst Verspannungen und lindert Knie- und Rückenschmerzen spürbar.

ZIELMUSKULATUR

Diese Übung zielt auf die drei Muskeln, die zusammen die hintere Oberschenkelmuskulatur bilden. Sie beugen das Knie und strecken die Hüfte.

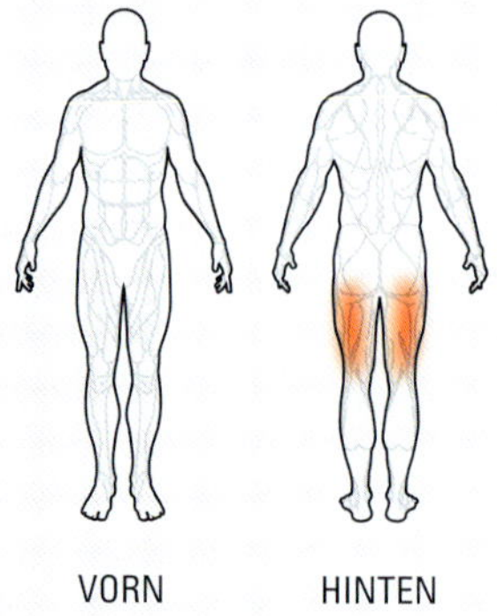

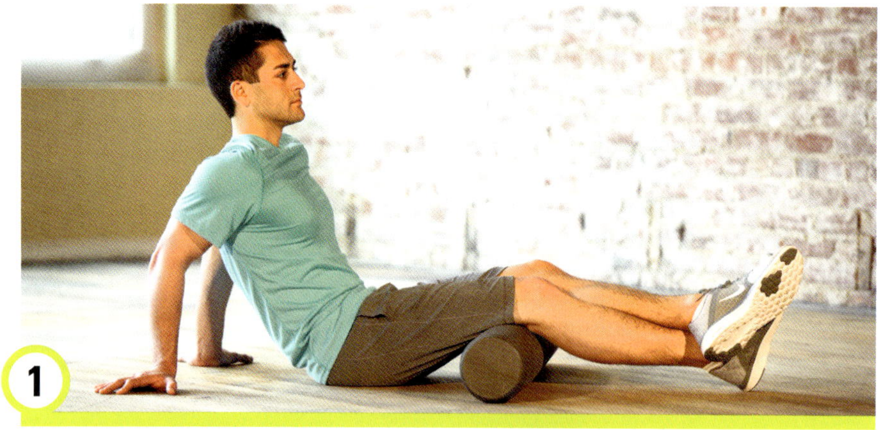

Setzen Sie sich auf den Boden und legen Sie die Faszienrolle unter den rechten Oberschenkel. Legen Sie das linke Sprunggelenk über das rechte.

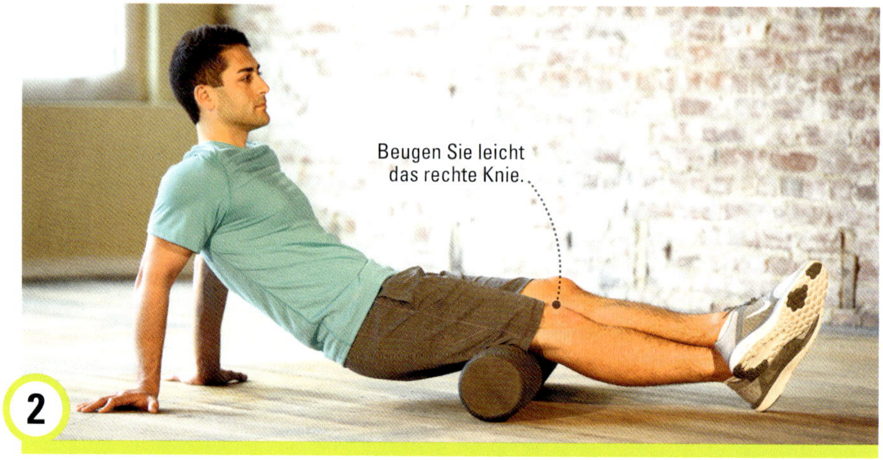

Stützen Sie die Arme hinter dem Körper auf, heben Sie die Hüften und rollen Sie hinauf bis zum Gesäß. Drücken Sie dazu mit den Armen.

TIPP

Damit die Oberschenkelmuskulatur auf die myofasziale Selbstmassage anspricht, entspannen Sie während der Übung die Füße und atmen Sie tief und gleichmäßig.

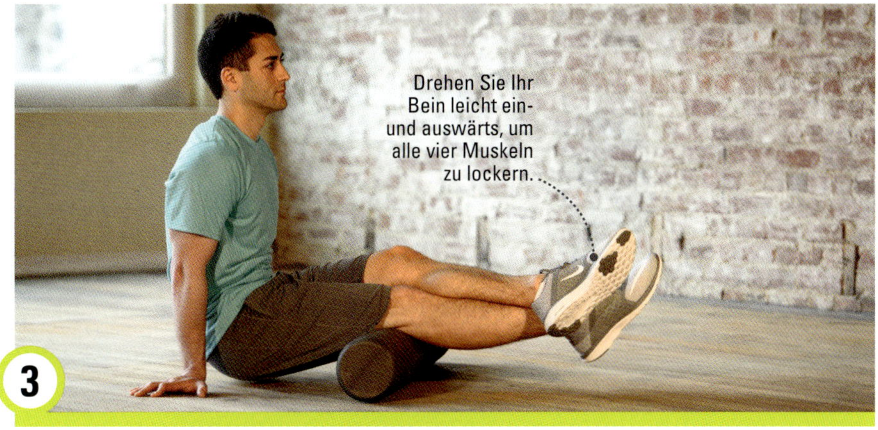
3
Drehen Sie Ihr
Bein leicht ein-
und auswärts, um
alle vier Muskeln
zu lockern.

Rollen Sie bis zur rechten Kniekehle. Bearbeiten Sie auf diese Weise die gesamte Oberschenkelrückseite 30 bis 40 Sekunden lang.

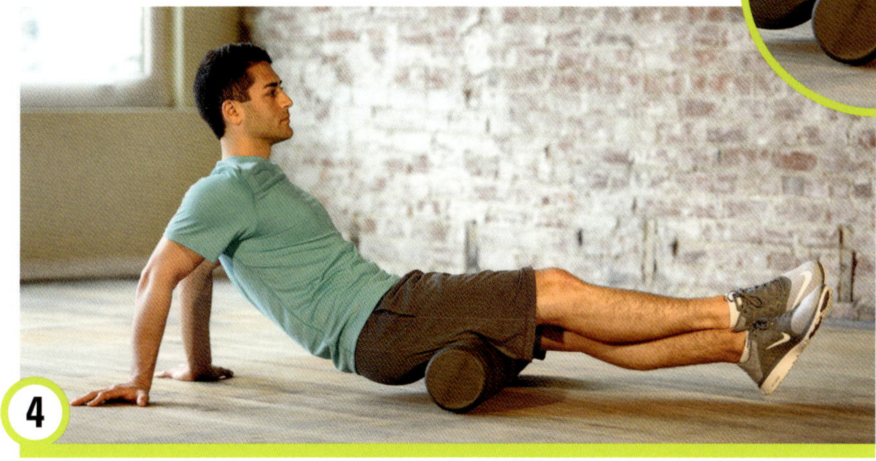
4

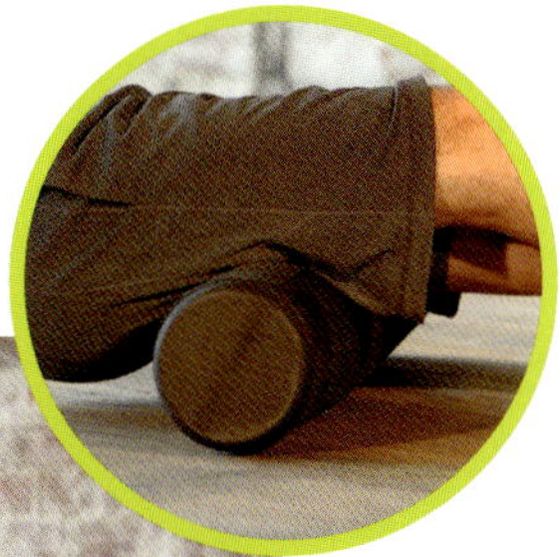

Um die hintere Oberschenkelmuskulatur zu lockern, ist sehr starker Druck erforderlich. Setzen Sie Ihr ganzes Körpergewicht ein.

Wechseln Sie zur linken Oberschenkelrückseite und wiederholen Sie die Übung.

VARIANTEN

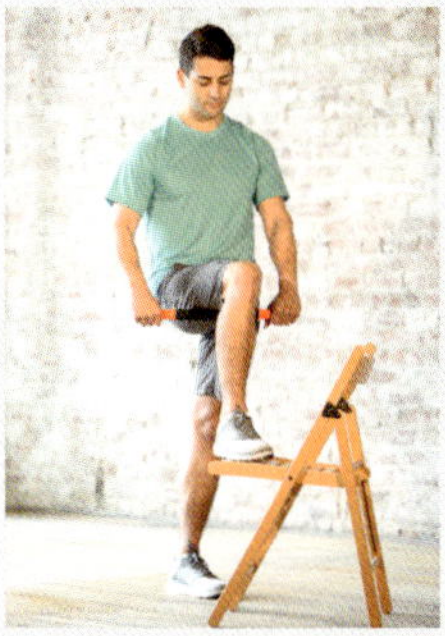

Die Übung wird sanfter, wenn Sie Ihren Fuß auf einen Stuhl stellen und die Oberschenkelrückseiten mit einem Massagestick lockern.

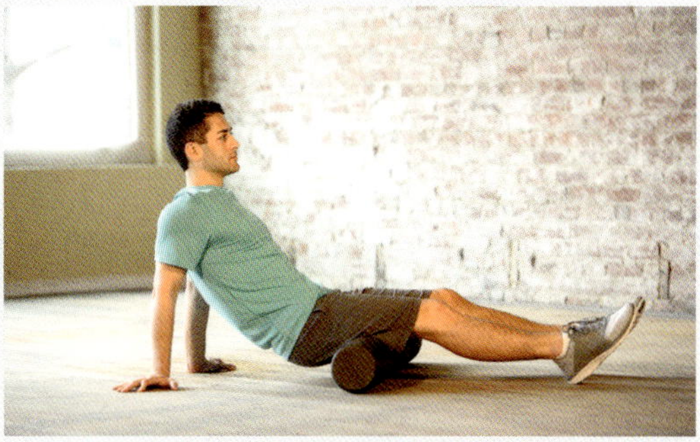

Um den Druck zu verringern, rollen Sie mit beiden Beinen gleichzeitig über die Rolle, statt die Beine übereinanderzuschlagen.

OBERSCHENKEL GEZIELT LOCKERN

Durch verkürzte Oberschenkelrückseiten verursachte Schmerzen können bis in den Nacken ausstrahlen. Die Behandlung der Triggerpunkte in dieser Muskulatur wirkt sich positiv auf den ganzen Körper aus. Hüft- und Knieschmerzen werden gelindert und sogar Kopfschmerzen können verschwinden.

ZIELMUSKULATUR

Diese Übung zielt auf die drei Muskeln der hinteren Oberschenkelmuskulatur: *M. biceps femoris, semitendinosus* und *semimembranosus*. Sie beugen und strecken die Hüften.

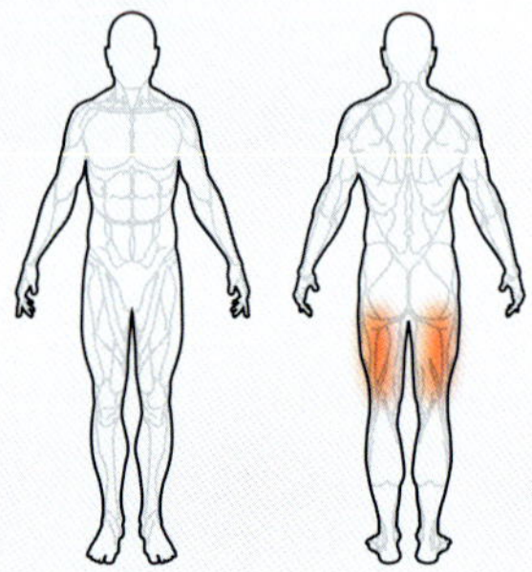

VORN HINTEN

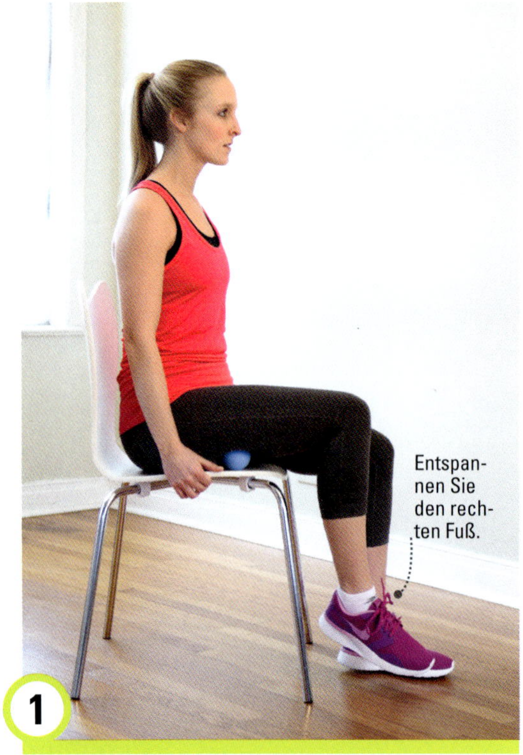

Setzen Sie sich auf einen Stuhl und legen Sie einen Massageball unter den rechten Oberschenkel. Beugen Sie das rechte Knie um 90 Grad und halten Sie sich seitlich am Stuhl fest.

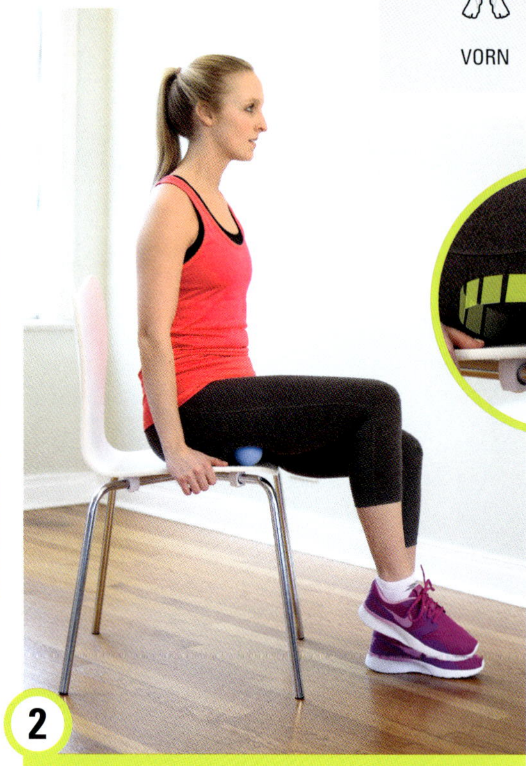

Rollen Sie den Ball hinauf zum Gesäß, indem Sie auf dem Stuhl nach vorn gleiten. Massieren Sie schmerzhafte Stellen 20 bis 30 Sekunden lang.

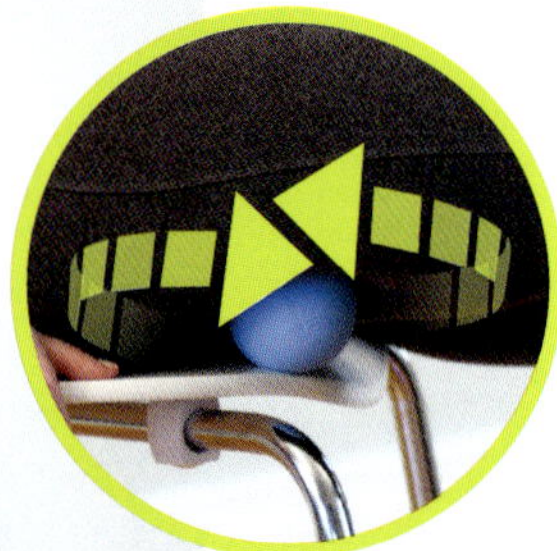

Bewegen Sie den Oberschenkel an den Triggerpunkten kreisend über dem Ball, bis die Stellen wieder gut durchblutet und die Schmerzen gelöst sind.

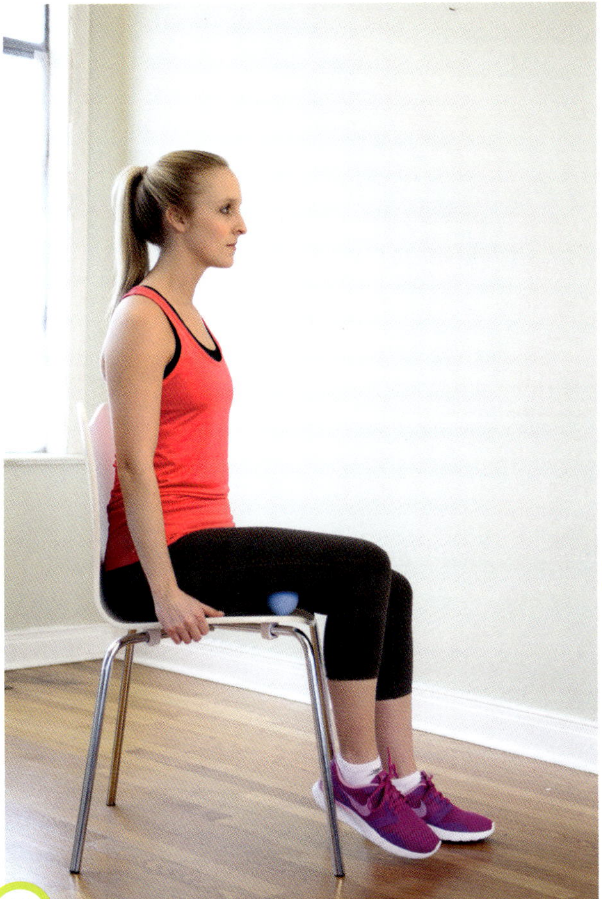

3

Rollen Sie den Ball in Richtung Kniekehle, indem Sie auf dem Stuhl nach hinten gleiten. Massieren Sie besonders schmerzhafte Stellen 20 bis 30 Sekunden lang.

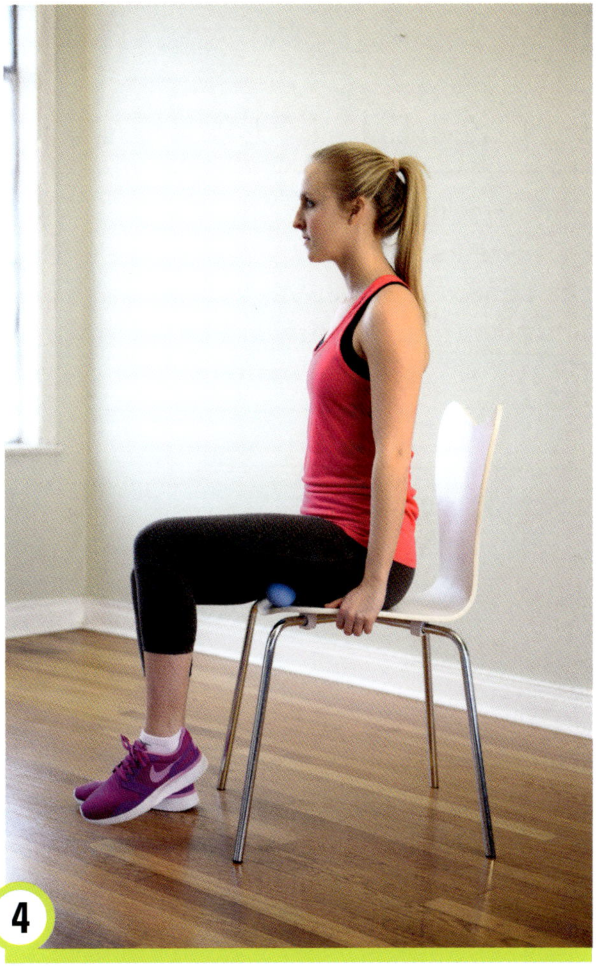

4

Wechseln Sie zum linken Oberschenkel und wiederholen Sie die Übung.

TIPP

Um den Druck auf einen Triggerpunkt zu verstärken, ziehen Sie sich an der Stuhlfläche gegen den Ball. Mit mäßigem Druck lassen sich die schmerzhaften Stellen am besten lösen.

OBERSCHENKEL-INNENSEITEN LOCKERN

Diese Übung aktiviert die tiefe Hüftmuskulatur und sorgt für verletzungsfreie Bewegung der unteren Extremitäten. Die Muskeln an den Oberschenkelinnenseiten halten uns beim Gehen aufrecht. Sind sie geschwächt, können Fehlbelastungen anderer Muskeln und Ischiasprobleme entstehen.

ZIELMUSKULATUR

Diese Übung spricht die *Adduktoren* an, die sich auf der Oberschenkelinnenseite vom Becken bis zum Knie ziehen. Diese Muskeln geben dem Kniegelenk seitlich Halt und tragen zur Beckenstabilisierung bei.

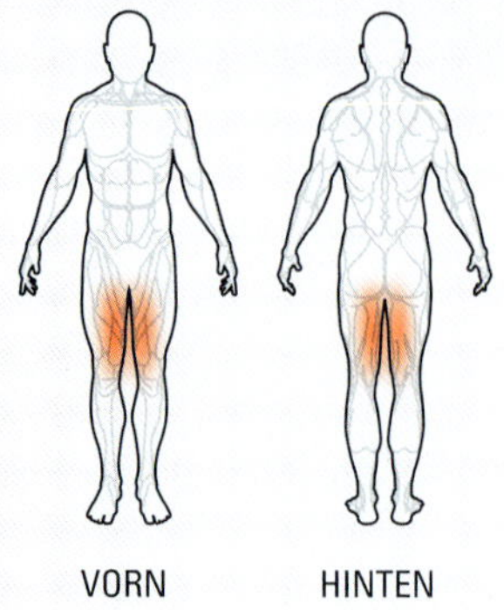

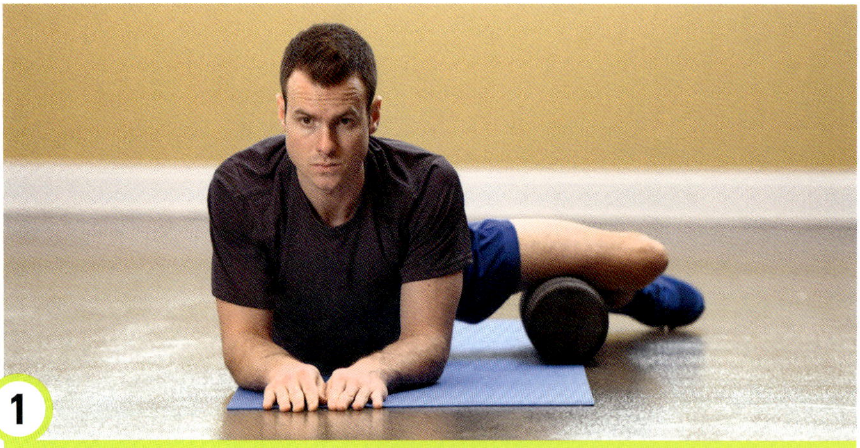

1

Legen Sie sich auf den Bauch, stützen Sie sich auf die Unterarme und beugen Sie das linke Knie um 90 Grad. Platzieren Sie die Faszienrolle unter dem linken Oberschenkel.

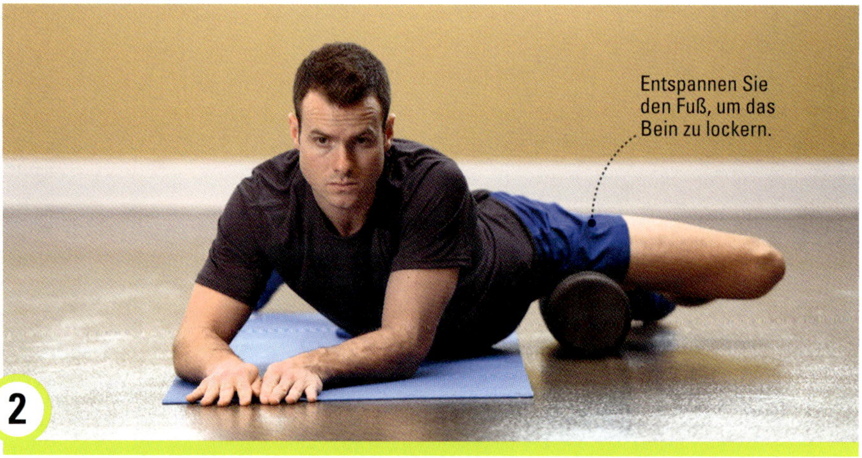

2

Gleiten Sie auf der Rolle bis zur Leiste. Drücken Sie sich dabei mit den Armen und dem rechten Bein nach links.

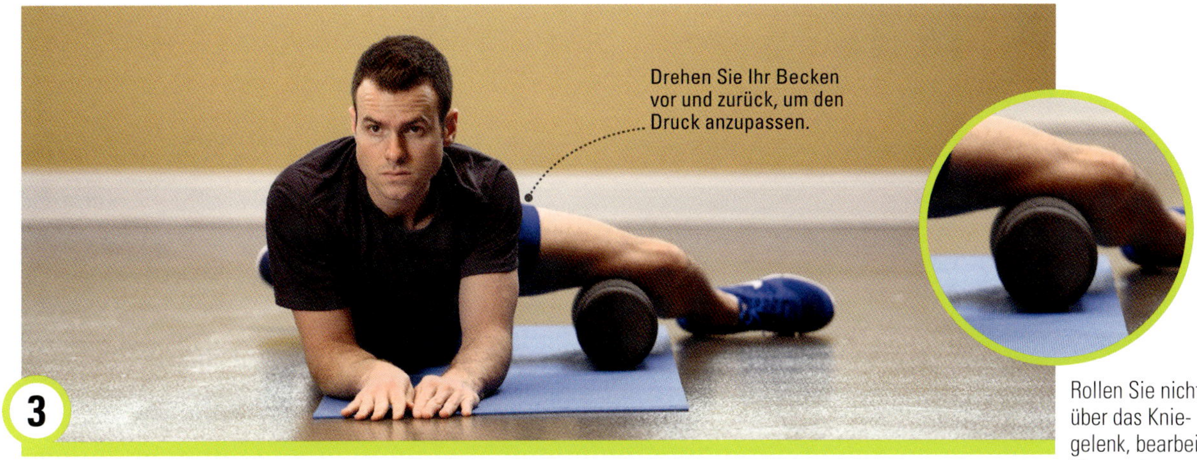
Drehen Sie Ihr Becken
vor und zurück, um den
Druck anzupassen.
3

Rollen Sie nicht über das Kniegelenk, bearbeiten Sie nur das weiche Gewebe.

Rollen Sie hinunter zum Knie und zurück. Massieren Sie die Innenseite des Oberschenkels auf diese Weise 20 bis 30 Sekunden lang.

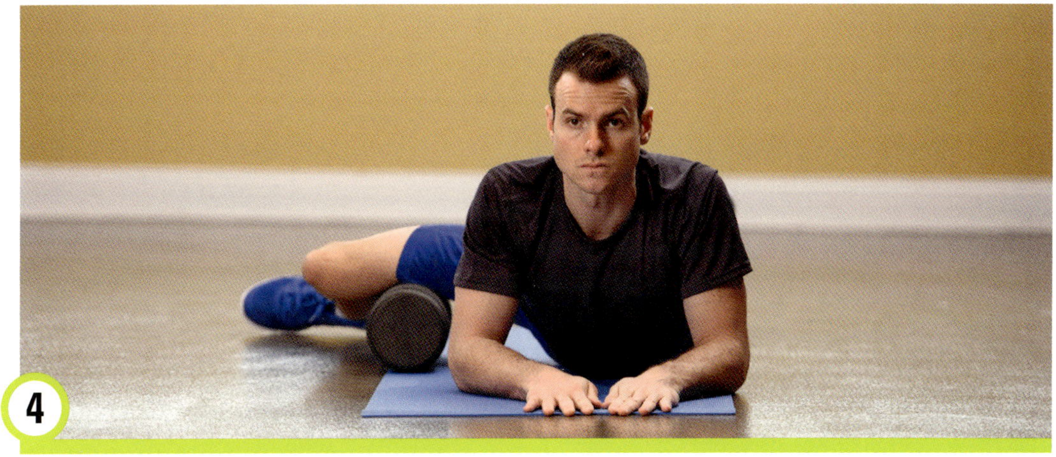
4

Wechseln Sie zur rechten Oberschenkelinnenseite und wiederholen Sie die Übung.

VARIANTE

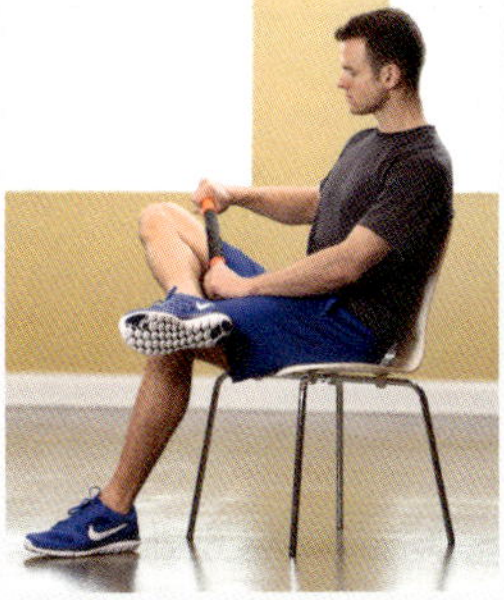

Leichter wird die Übung im Sitzen auf einem Stuhl. Legen Sie das Sprunggelenk des einen Beins auf das andere Knie und rollen Sie einen Massagestick über die Oberschenkelinnenseite.

WIE ES WIRKT

Die Massage der Oberschenkelinnenseite löst Verspannungen in der -außenseite. Die myofasziale Selbstmassage gleicht das muskuläre Zusammenspiel aus.

OBERSCHENKEL INNEN GEZIELT LOCKERN

Beim Gehen, Laufen, Skaten und Skifahren werden die Beine einzeln belastet, was den Oberschenkelinnenseiten viel abverlangt. Blockaden in diesen Muskeln werden oft ignoriert. Mit dieser Übung lösen Sie Verspannungen und Verhärtungen in den oft überlasteten Bereichen.

ZIELMUSKULATUR

Diese Übung spricht die *M. adductor longus, brevis* und *magnus* an der Oberschenkelinnenseite an. Diese Muskeln ziehen die Beine an den Körper heran.

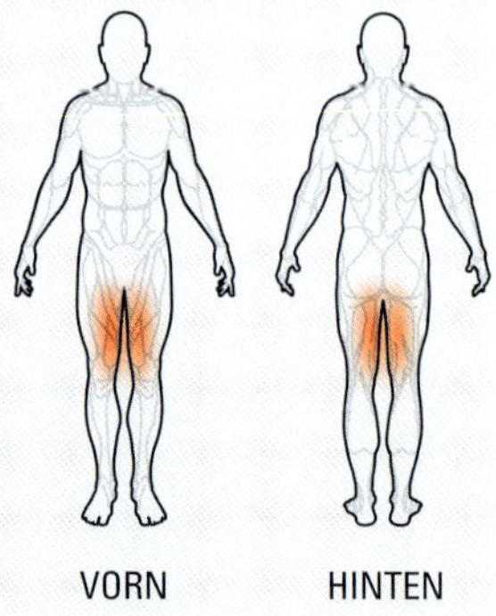

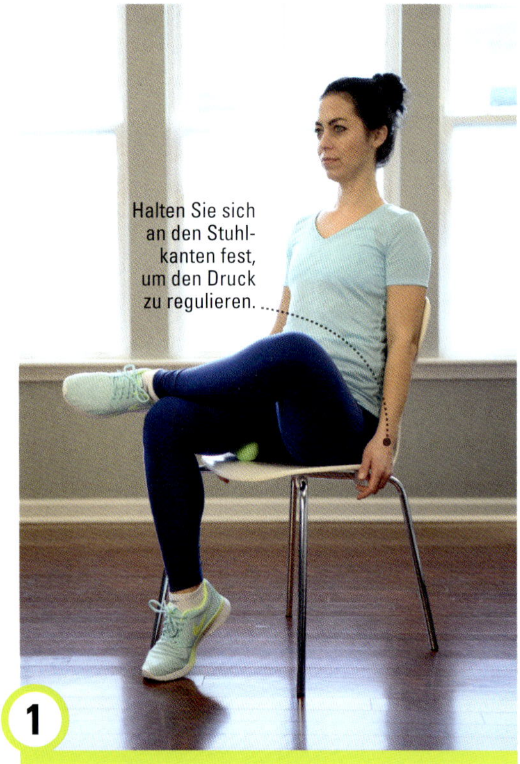

Setzen Sie sich auf einen Stuhl und legen Sie einen Massageball unter den rechten inneren Oberschenkel. Legen Sie das linke Sprunggelenk auf das rechte Knie und stützen Sie sich mit dem rechten Fuß ab.

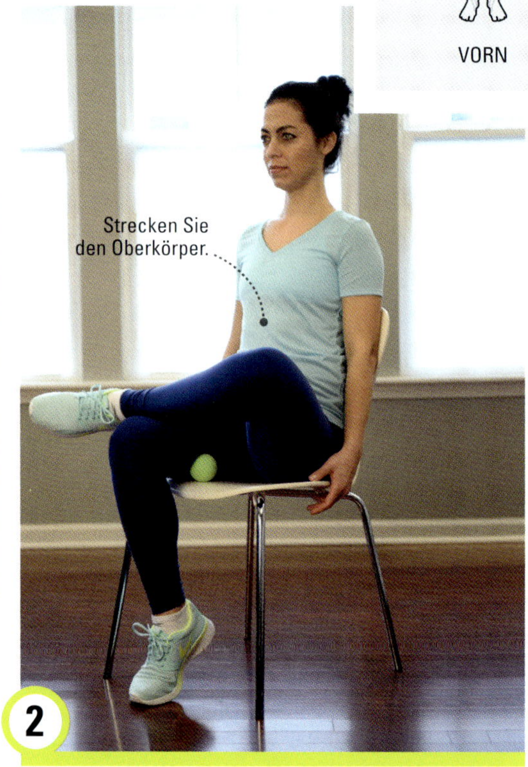

Rollen Sie den Ball zum Knie, indem Sie nach hinten gleiten. Massieren Sie schmerzhafte Stellen 25 Sekunden lang mit kreisenden Bewegungen.

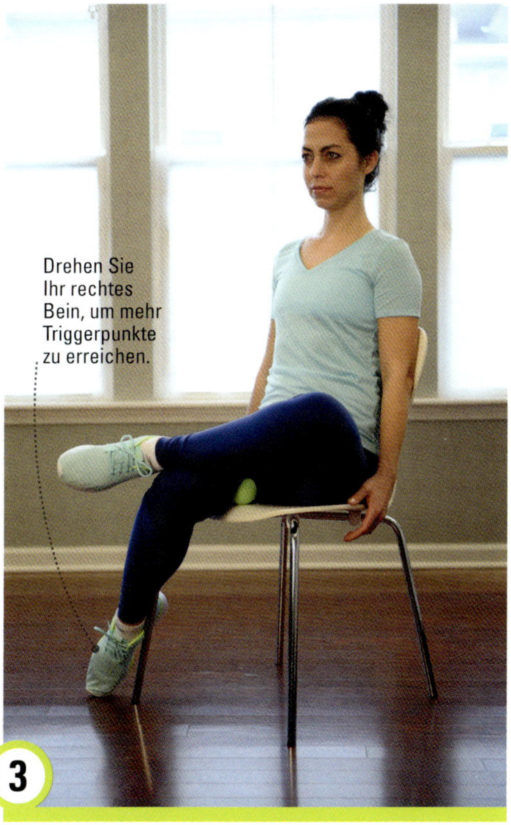
Drehen Sie Ihr rechtes Bein, um mehr Triggerpunkte zu erreichen.
3

Rollen Sie den Ball Richtung Gesäß, indem Sie auf der Sitzfläche nach vorn gleiten. Massieren Sie schmerzhafte Stellen 20 bis 30 Sekunden lang.

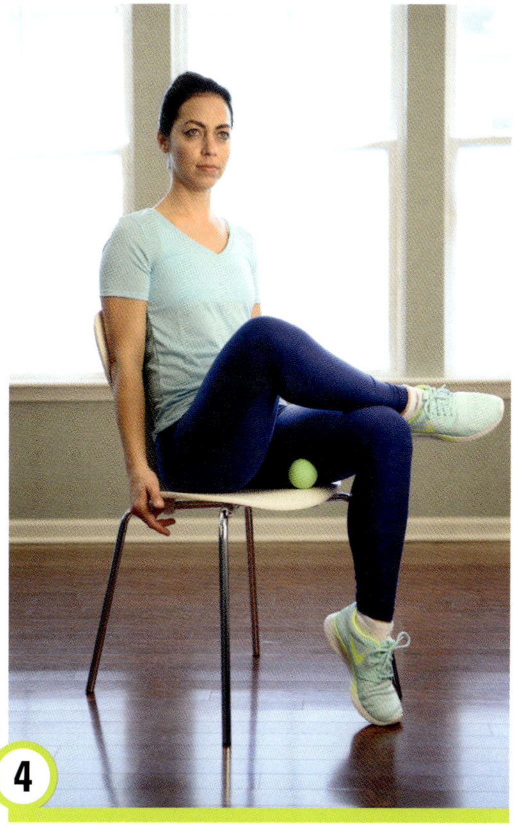
4

Wechseln Sie zur linken Oberschenkelinnenseite und wiederholen Sie die Übung.

WIE ES WIRKT

Diese Übung löst Verspannungen, Verhärtungen oder Überdehnungen, die als Reaktion auf einen heftigen Sturz an der Oberschenkelinnenseite entstehen.

VARIANTE

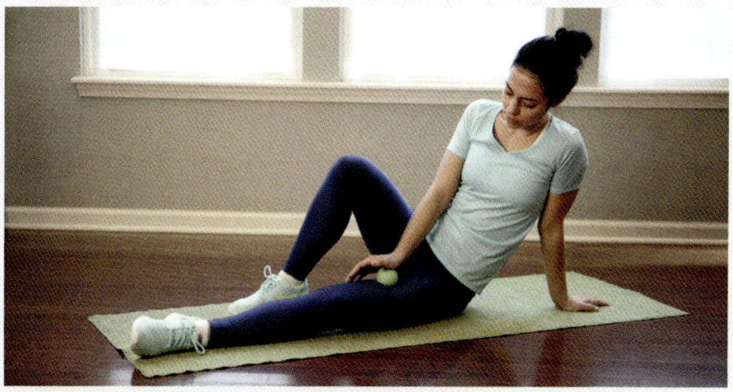

Für eine sanftere Massage bewegen Sie den Ball unter Ausübung von Druck mit der Hand über die Oberschenkelinnenseite des ausgestreckten Beins.

KNIE LOCKERN

Diese Übung löst Verspannungen im Kniegelenk, die infolge ganztägigen Sitzens oder Stehens entstehen. Die Übung eignet sich auch als Vorbereitung auf Unterkörper-Work-outs: Sie verbessert die Beweglichkeit der Beinmuskulatur und reduziert deren Verletzungsanfälligkeit.

ZIELMUSKULATUR

Diese Übung zielt auf den *M. popliteus* auf der Rückseite des Knies. Er unterstützt verschiedene Kniebewegungen, u. a. die Drehung der Unterschenkel.

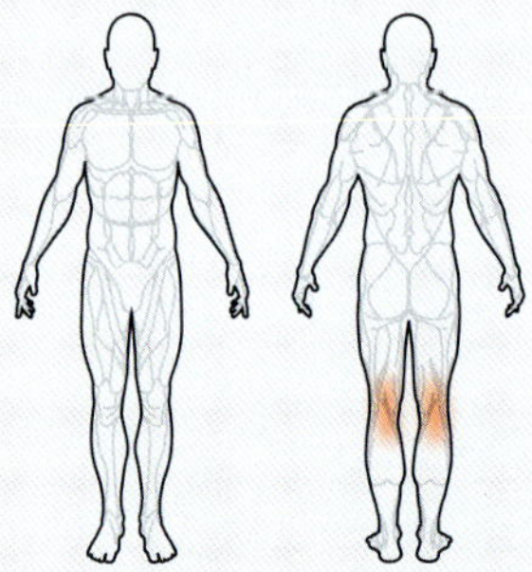

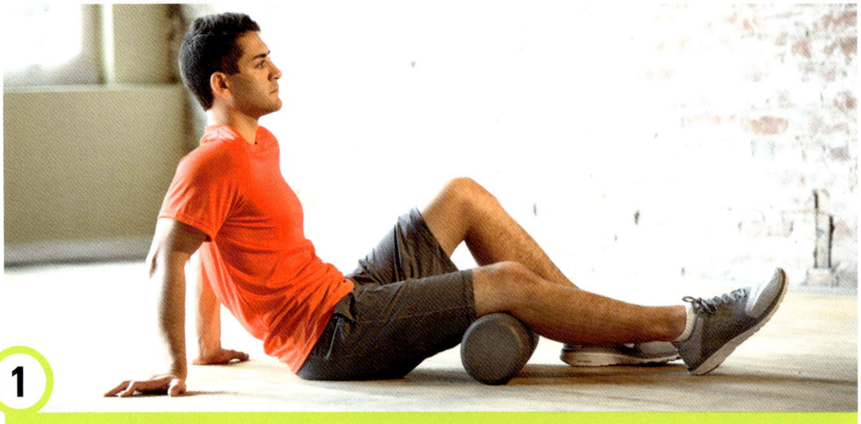

1

Setzen Sie sich auf den Boden, legen Sie die Faszienrolle unter Ihr rechtes Knie und stellen Sie den linken Fuß als Stütze auf.

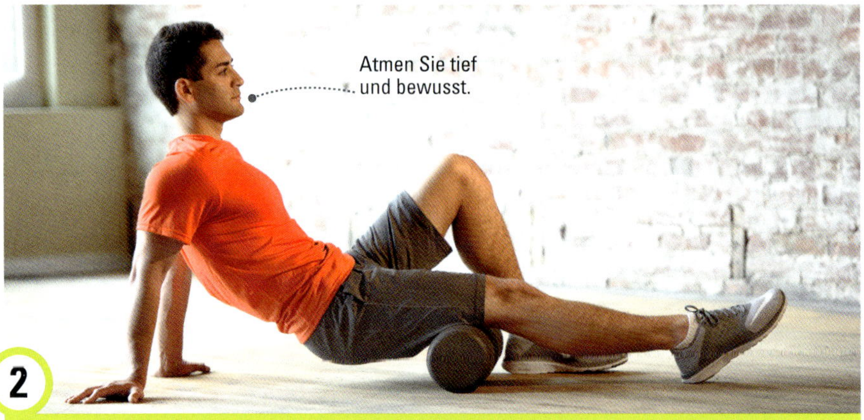

2

Heben Sie die Hüften und beugen Sie leicht das rechte Knie. Rollen Sie mit Unterstützung der Arme und des linken Fußes hinauf zum Oberschenkel.

WIE ES WIRKT

Wenn das Kniegelenk frei von Spannungen ist, kann die Beinmuskulatur richtig arbeiten. Der Kniekehlenmuskel unterstützt andere Muskeln, ist aber selbst belastungsanfällig.

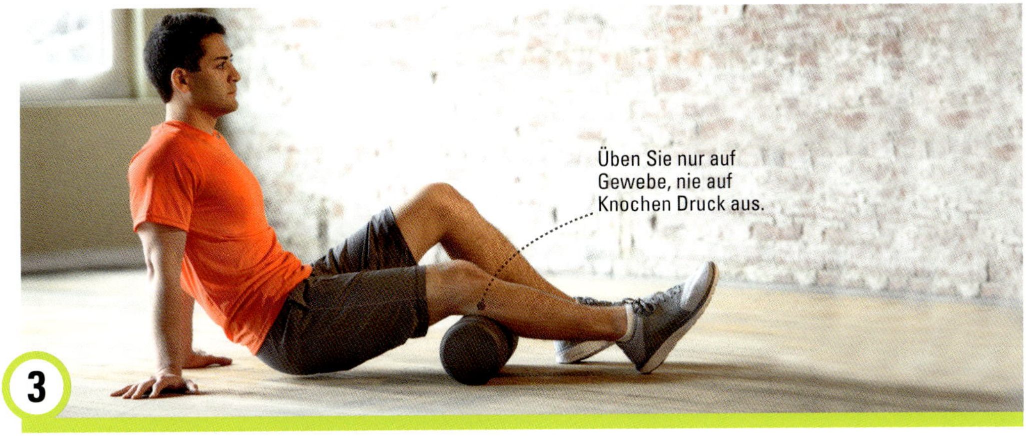
3
Üben Sie nur auf
Gewebe, nie auf
Knochen Druck aus.

Rollen Sie hinunter bis zum Wadenansatz.
Setzen Sie die Massage 20 bis 30 Sekunden lang fort.

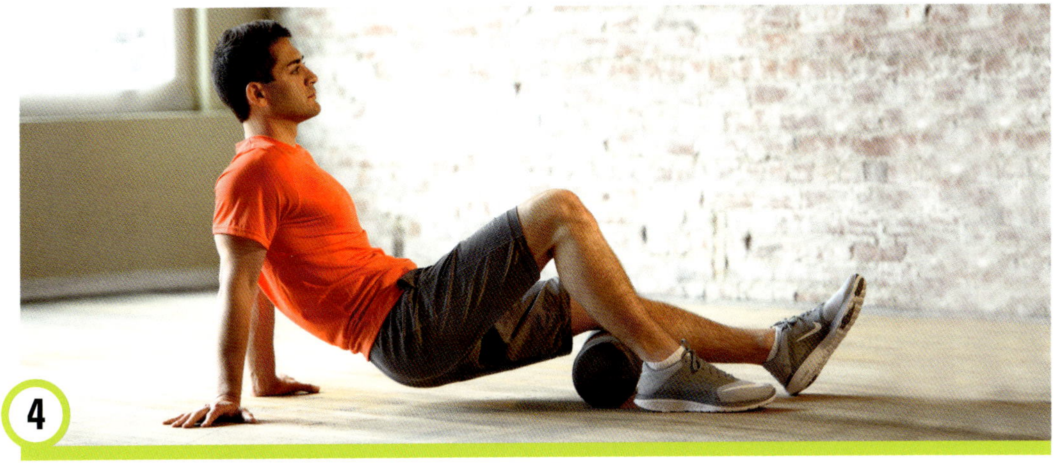
4

Wechseln Sie zur linken Kniekehle
und wiederholen Sie die Übung.

VARIANTEN

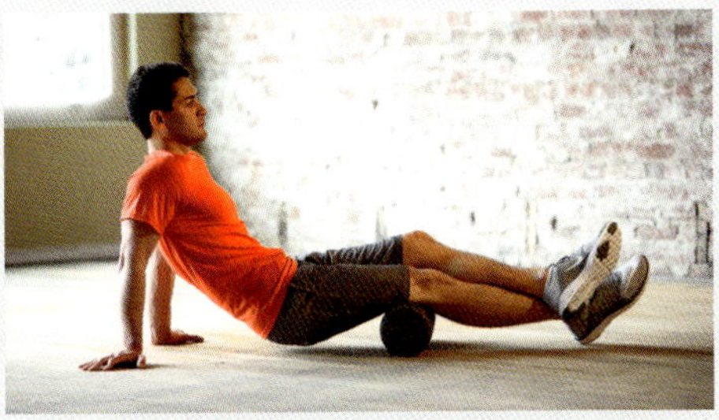

Zur Druckerhöhung kreuzen Sie die Knöchel und verlagern Sie Ihr Gewicht auf das Weichteilgewebe.

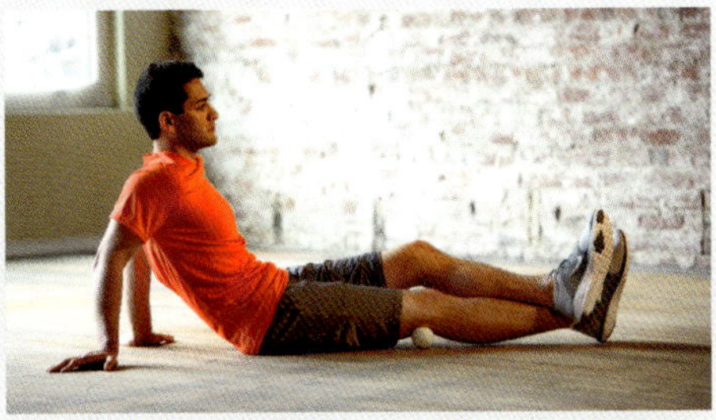

Zur gezielteren Massage kleinerer Stellen verwenden Sie einen Ball.

SCHIENBEINE LOCKERN

Die Muskeln um das Schienbein werden durch einseitige Belastung auf hartem Untergrund leicht überstrapaziert, verspannen sich und beginnen zu schmerzen. Die Massage dieser Muskeln unterstützt die Fähigkeit der Beine, den Aufprall zu absorbieren.

ZIELMUSKULATUR

Diese Übung spricht die am Schienbein befindlichen Muskeln *M. tibialis anterior* und *M. extensor digitorum longus* an. Sie steuern verschiedene Fußbewegungen.

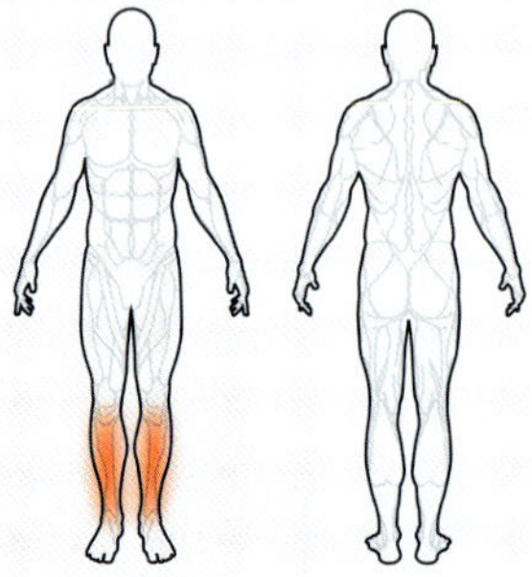

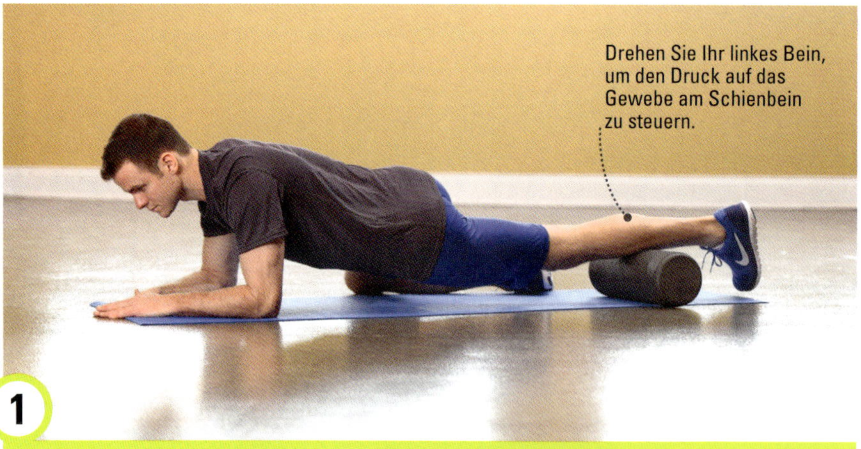

1

Legen Sie sich auf den Bauch und platzieren Sie die Faszienrolle unter dem linken Schienbein. Beugen Sie das rechte Knie seitlich. Stützen Sie sich auf Ihre Unterarme.

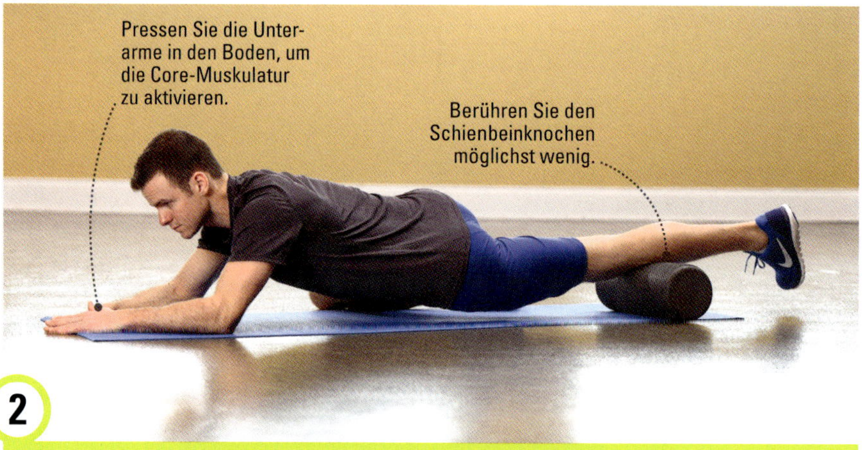

2

Rollen Sie bis zum Knieansatz, indem Sie mit den Armen und dem rechten Knie schieben.

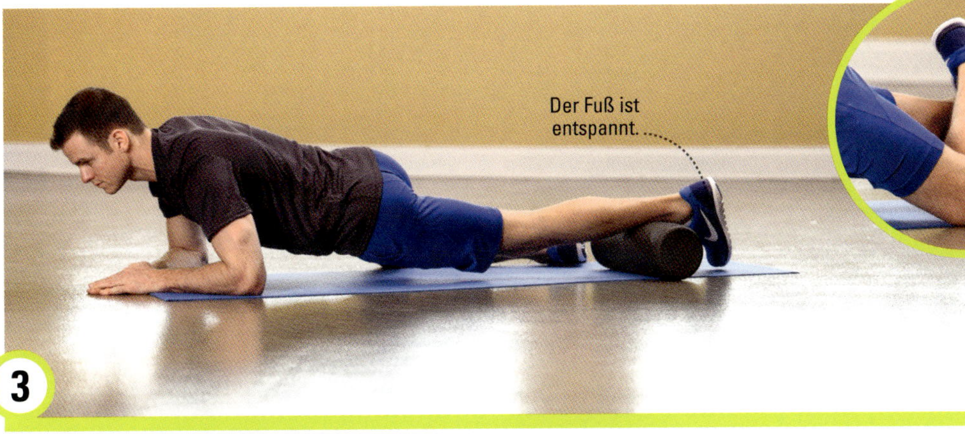

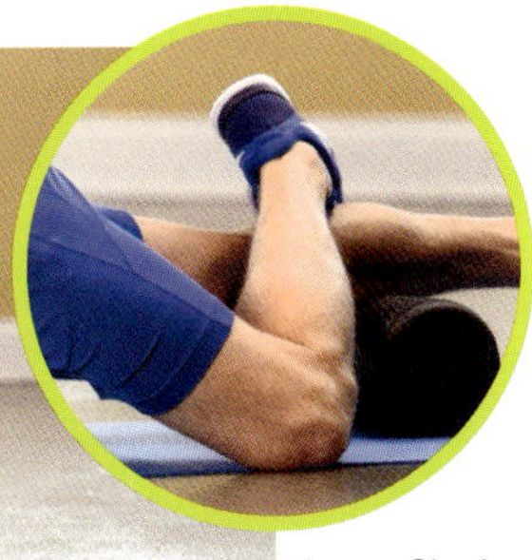

Legen Sie den anderen Fuß über die Wade, um den Druck auf den *M. tibialis anterior* zu erhöhen.

3

Rollen Sie bis zum Knöchel hinunter. Massieren Sie die Schienbeinmuskulatur auf diese Weise 20 bis 30 Sekunden lang.

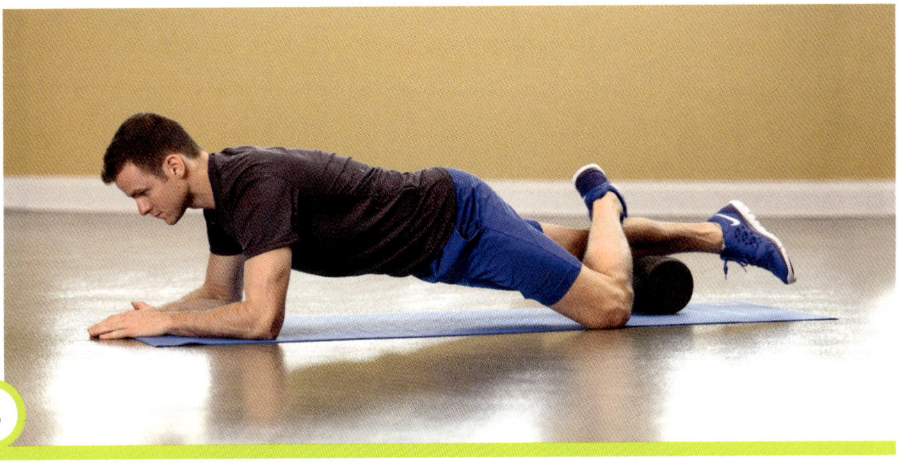

4

Wechseln Sie zum rechten Bein und wiederholen Sie die Übung.

TIPP

Bei Läufern und Fahrradfahrern entzündet sich der *M. tibialis anterior* häufig und schmerzt. Regelmäßige Massagen wirken dem entgegen.

VARIANTE

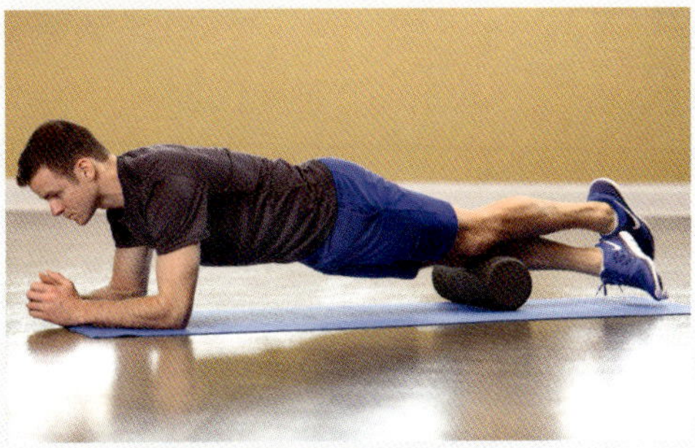

Um den Druck zu erhöhen, kreuzen Sie die Beine über der Rolle.

SCHIENBEINE GEZIELT LOCKERN

Wenn Sie häufig auf unebenem Boden unterwegs sind, können sich im vorderen Schienbeinbereich Verhärtungen entwickeln. Oft schmerzen dann die Füße. Durch diese Massage lindern Sie Schmerzen und Verspannungen an Unterschenkeln und Großzehen.

ZIELMUSKULATUR

Diese Übung spricht den *M. tibialis anterior* an, der sich an der Schienbeinaußenseite befindet. Er steuert verschiedene Fußbewegungen.

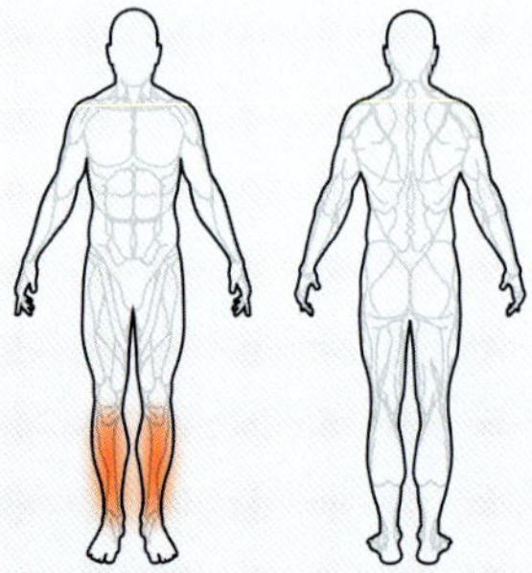

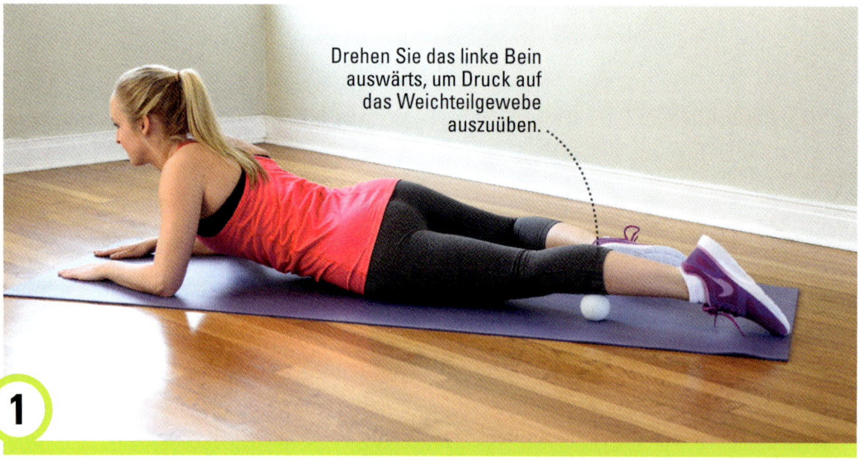

1

Legen Sie sich auf den Bauch und platzieren Sie einen kleinen Ball unter das linke Schienbein. Das seitlich gebeugte rechte Knie dient als Stütze.

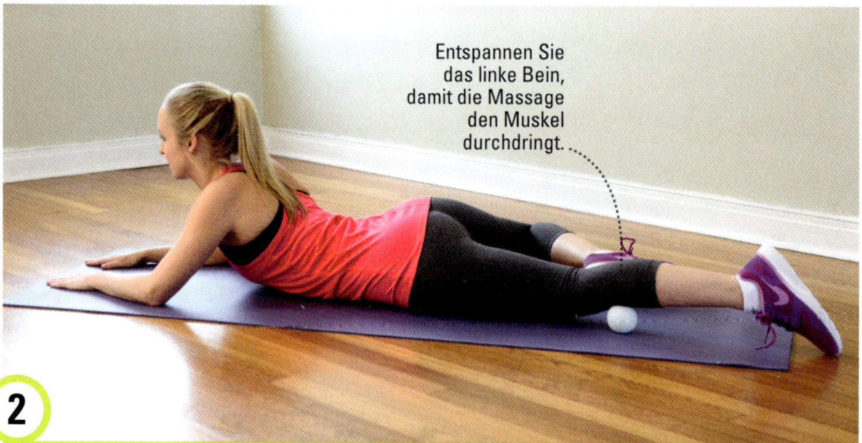

2

Rollen Sie den Ball hinauf bis zum Knie, indem Sie mit Armen und rechtem Knie schieben. Massieren Sie besonders schmerzhafte Stellen 20 bis 30 Sekunden lang kreisförmig.

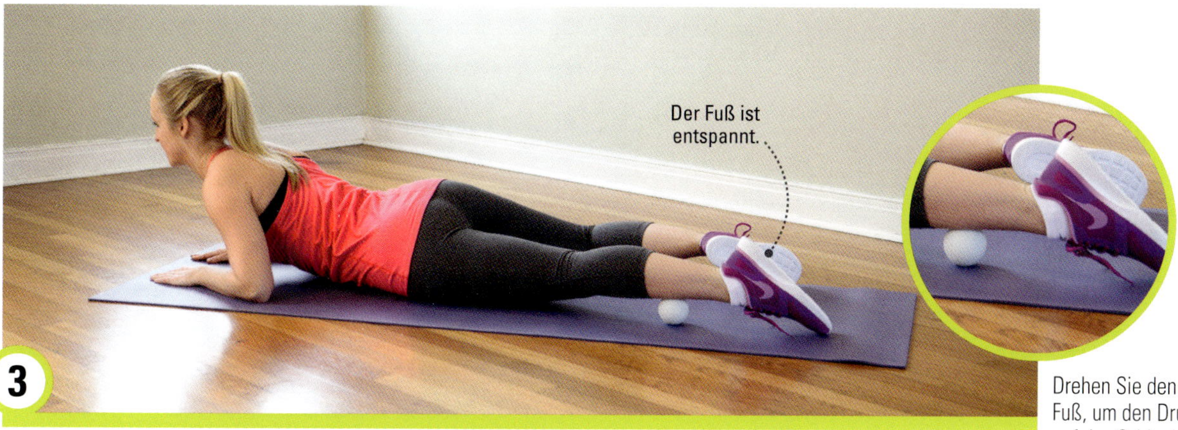

3

Rollen Sie den Ball bis zum Sprunggelenk hinunter und massieren Sie schmerzende Stellen 20 bis 30 Sekunden lang.

Drehen Sie den Fuß, um den Druck auf das Schienbein zu verringern. Lösen Sie Verhärtungen mit kreisenden Bewegungen.

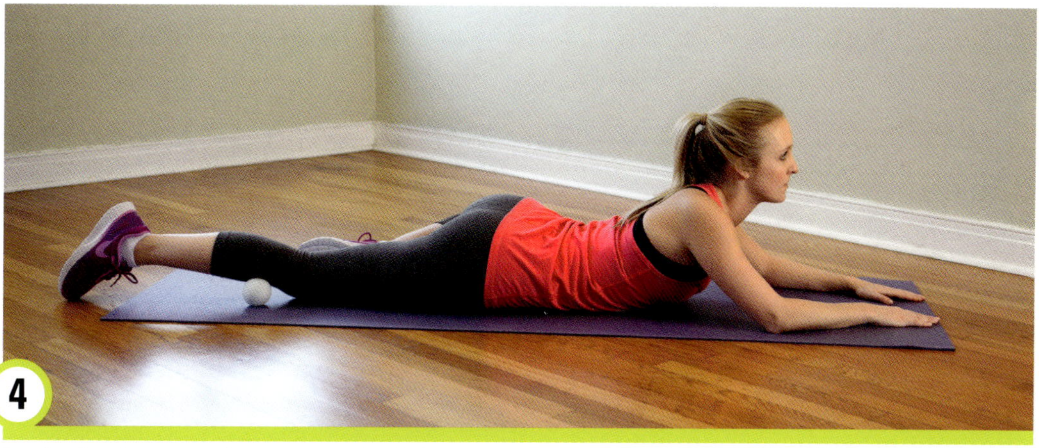

4

Wechseln Sie zum rechten Unterschenkel und wiederholen Sie die Übung.

ACHTUNG

Beginnen Sie mit sanftem Druck, um bereits entzündetes Gewebe nicht zusätzlich zu reizen. Verstärken Sie den Druck mit jedem Mal ein wenig.

VARIANTE

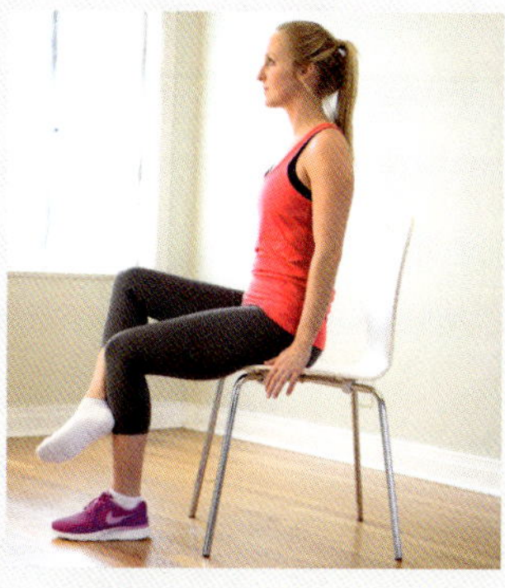

Um die Massage sanfter zu gestalten, setzen Sie sich auf einen Stuhl und massieren Sie die Triggerpunkte mit der Ferse.

WADEN MASSIEREN

Durch berufsbedingte Belastungen können die Wadenmuskeln überstrapaziert werden und verhärten. Diese Übung lockert die Waden und stellt ihre Funktionsfähigkeit wieder her. Machen Sie die Übung auch vor dem Training, insbesondere bei Sportarten, die mit Sprungbewegungen verbunden sind.

ZIELMUSKULATUR

Diese Übung zielt auf die gesamte Wadenmuskulatur: *M. tibialis posterior, gastrocnemius* und *soleus*. Sie sind zuständig für Bewegungen der Füße und Zehen.

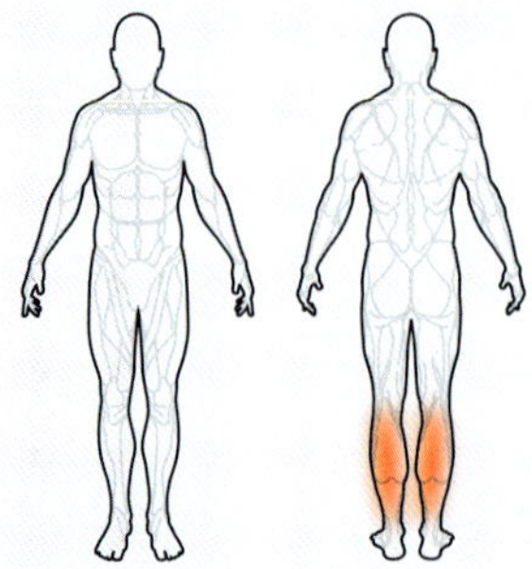

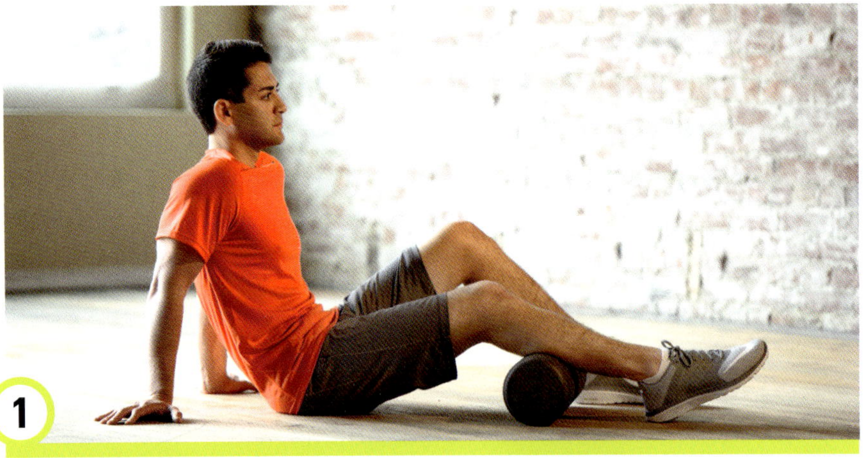

1

Setzen Sie sich auf den Boden und platzieren Sie die Faszienrolle unter der rechten Wade. Das gebeugte linke Bein dient als Stütze.

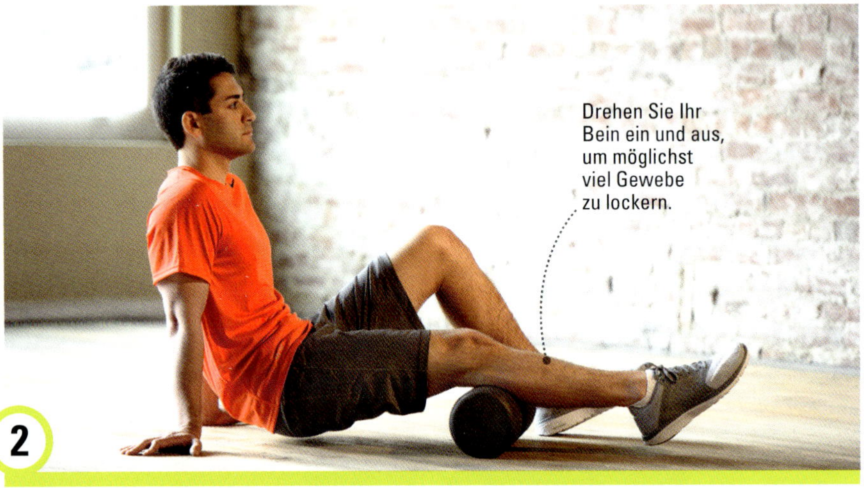
Drehen Sie Ihr Bein ein und aus, um möglichst viel Gewebe zu lockern.

2

Heben Sie die Hüfte und rollen Sie die Wade bis zum Knie, indem Sie sich mit den Händen und dem linken Fuß nach vorn schieben.

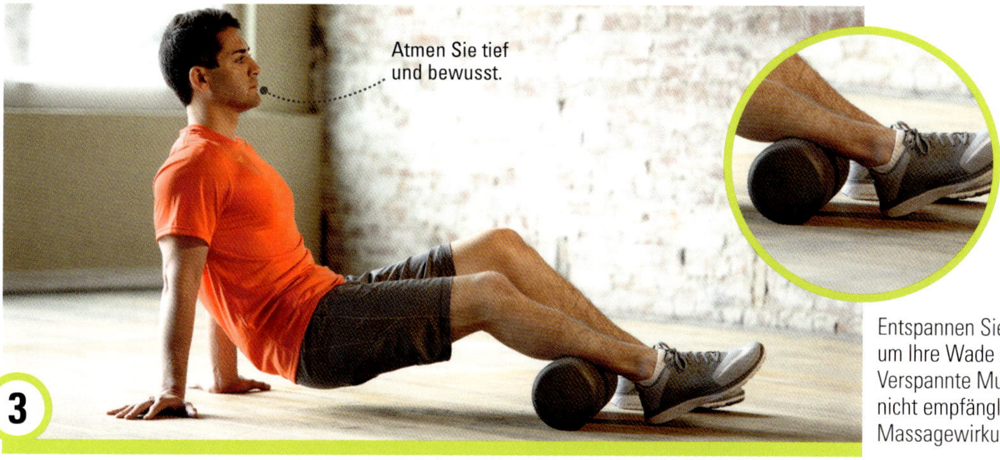

Entspannen Sie den Fuß, um Ihre Wade zu lockern. Verspannte Muskeln sind nicht empfänglich für die Massagewirkung der Rolle.

Rollen Sie die Wade bis hinunter zum Sprunggelenk. Massieren Sie die Wade über die gesamte Länge 20 bis 30 Sekunden lang durch Auf-und-ab-Rollen.

WIE ES WIRKT

Wadenmassagen verbessern die Fähigkeit der Füße, den Aufprall zu absorbieren. Damit beugen Sie Schienbeinschmerzen vor.

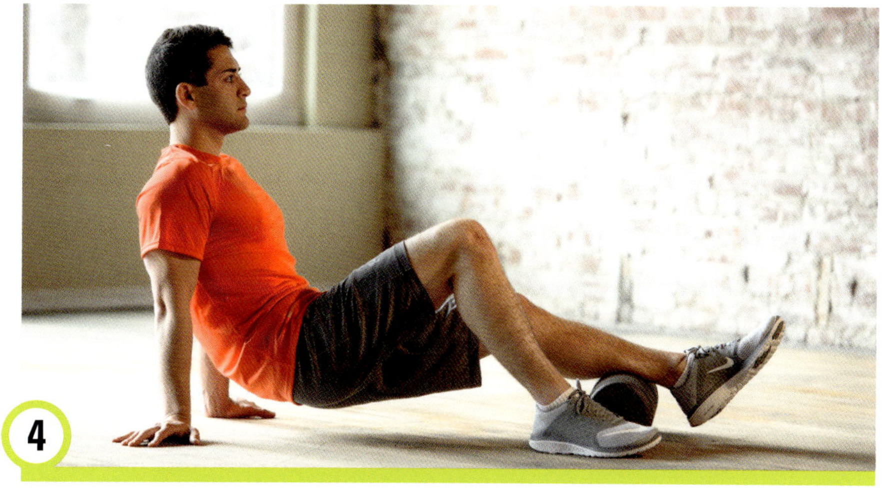

Wechseln Sie zur linken Wade und wiederholen Sie die Übung.

VARIANTEN

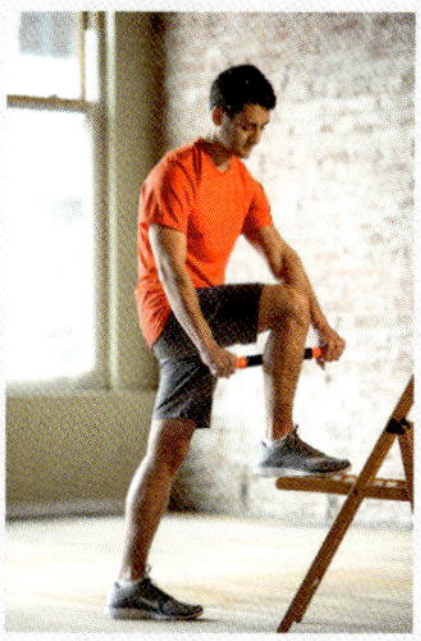

Die Übung wird einfacher, wenn Sie Ihren Fuß auf einem Stuhl absetzen und einen Massagestick benutzen.

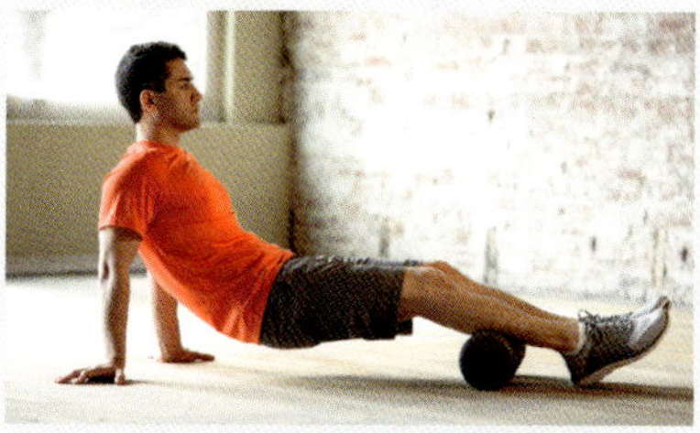

Zur Verringerung des Drucks legen Sie beide Beine gleichzeitig auf die Rolle.

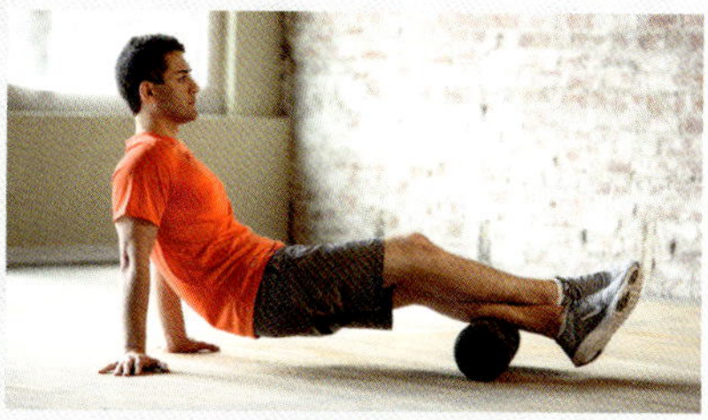

Zur Erhöhung des Drucks kreuzen Sie die Beine auf der Rolle.

WADEN GEZIELT MASSIEREN

Wenn Sie oft den ganzen Tag auf den Beinen sind, haben Sie wahrscheinlich Erfahrung mit schmerzenden Waden. Diese gezielte Massage löst Verhärtungen in der Muskulatur und lindert auch damit verbundene Schmerzen in Knöcheln und Füßen.

ZIELMUSKULATUR

Diese Übung zielt auf die Wadenmuskeln *M. gastrocnemius* und *soleus*. Sie sind die wichtigsten Beuger der Sprunggelenke.

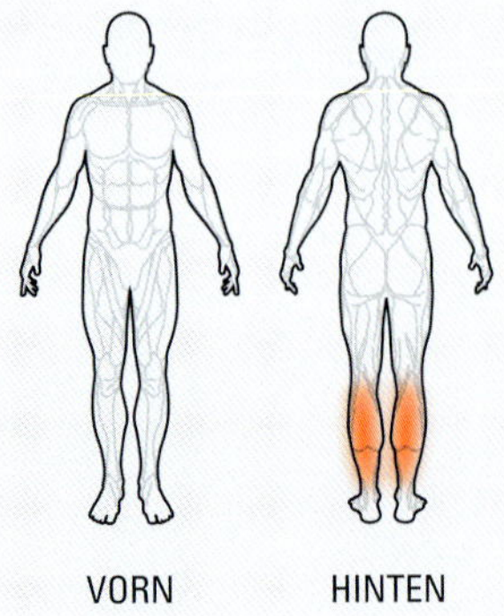

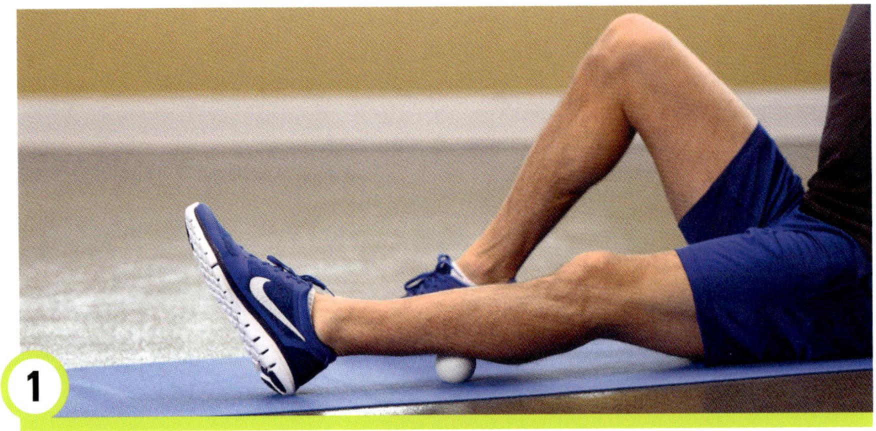

Setzen Sie sich auf den Boden und legen Sie den Ball unter Ihre linke Wade. Das gebeugte rechte Bein dient als Stütze.

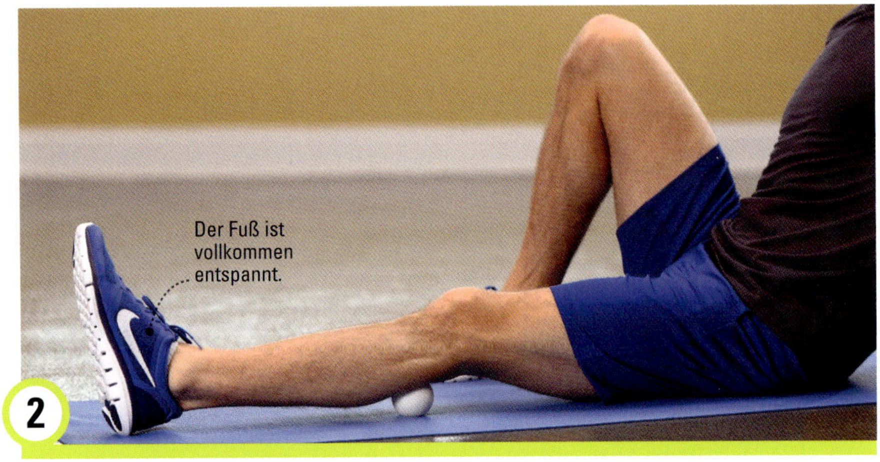

Rollen Sie den Ball zum Knie hoch, indem Sie den Körper nach vorn schieben. Massieren Sie schmerzhafte Stellen 20 bis 30 Sekunden lang mit kreisenden Bewegungen.

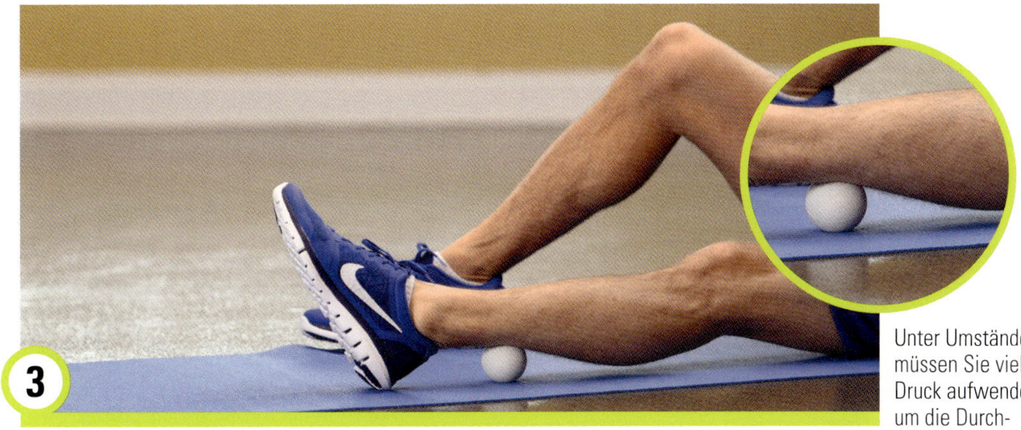

Rollen Sie den Ball bis zum Sprunggelenk und massieren Sie alle schmerzenden Stellen 20 bis 30 Sekunden lang.

Unter Umständen müssen Sie viel Druck aufwenden, um die Durchblutung wieder in Gang zu bringen.

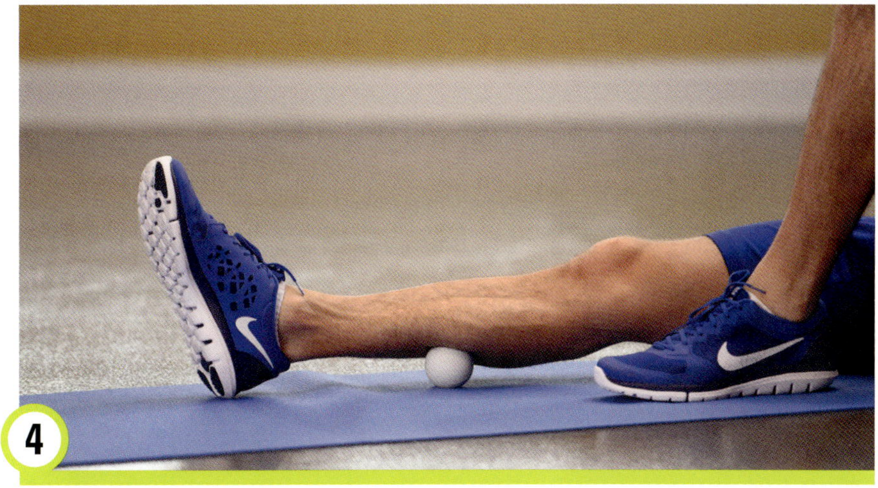

Legen Sie den Ball unter die rechte Wade und wiederholen Sie die Übung.

WIE ES WIRKT

Verhärtungen machen sich nicht zwingend in Form von Schmerzen bemerkbar. Vereinzelt verursachen sie Krämpfe. Wadenmassagen lindern die Beschwerden.

VARIANTE

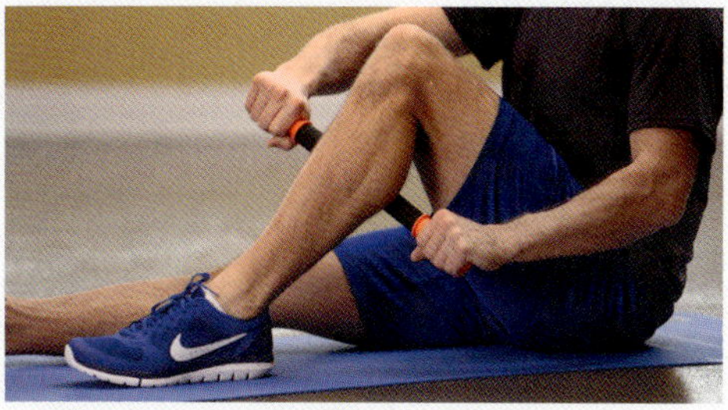

Die Übung wird einfacher, wenn Sie die Waden mit einem Massagestick bearbeiten.

WADENHEBEN

Wenn sich beim Gehen die Hüfte dreht, führen die Füße eine leichte Rotationsbewegung aus. Das spiralförmige Wadenheben fördert das Zusammenspiel der beteiligten Muskeln. Ihr Gang verbessert sich und Sie werden weniger anfällig für Sportverletzungen.

ZIELMUSKULATUR

Diese Übung zielt auf zwei tiefe Wadenmuskeln, *M. tibialis posterior* und *anterior*, sowie die äußeren Hüftrotatoren. Sie kontrollieren die Beine beim Gehen.

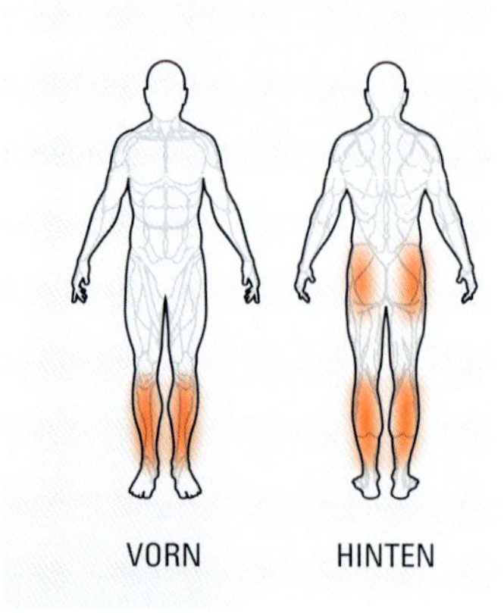

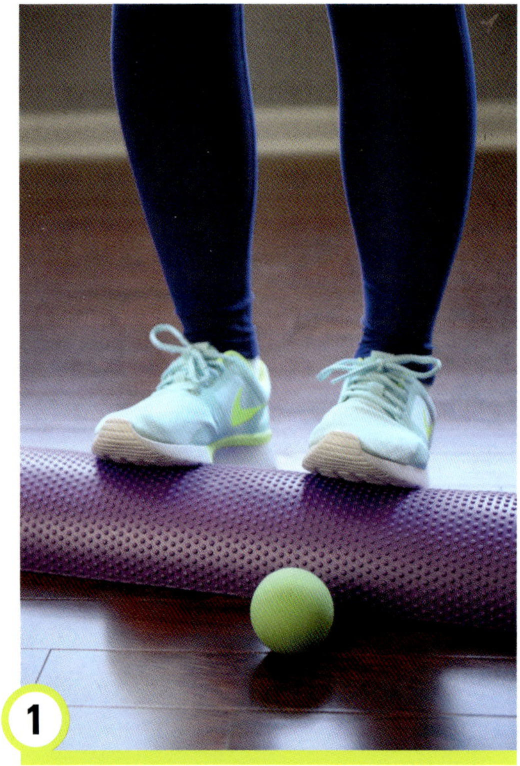

Stellen Sie die Fußballen mit etwa 5 bis 10 cm Abstand auf eine halbrunde Rolle.

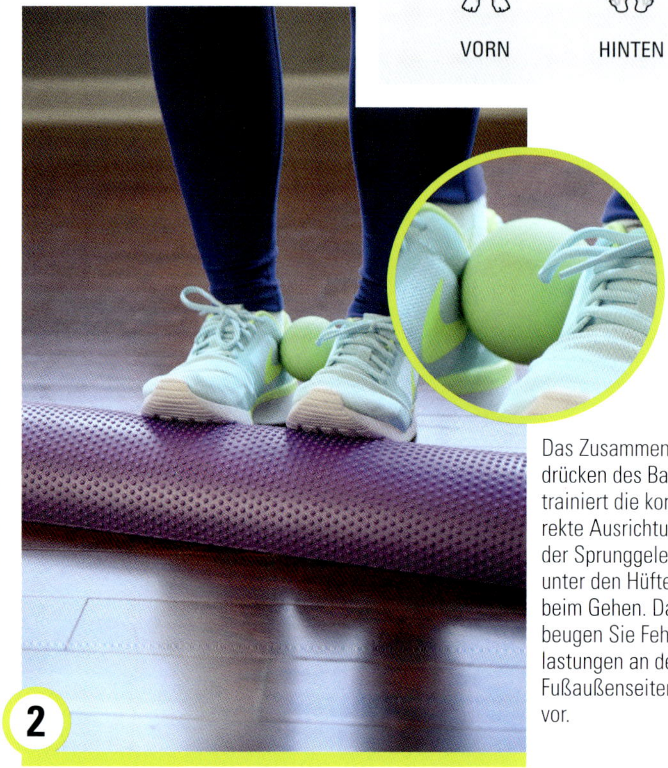

Klemmen Sie den Ball genau unter den Sprunggelenken zwischen Ihre Fersen.

Das Zusammendrücken des Balls trainiert die korrekte Ausrichtung der Sprunggelenke unter den Hüften beim Gehen. Damit beugen Sie Fehlbelastungen an den Fußaußenseiten vor.

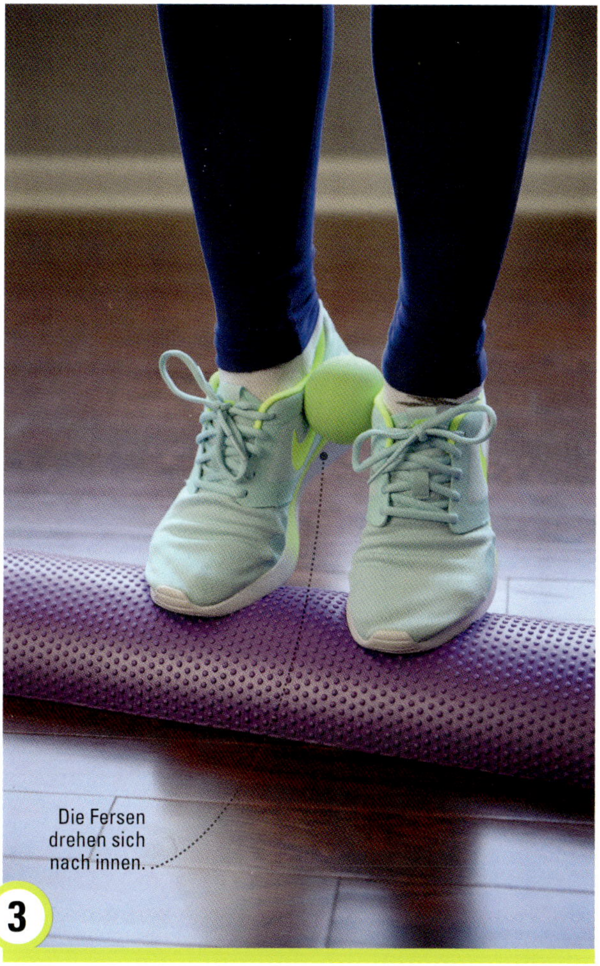

Heben Sie sich auf die Fußspitzen, um den Körper mit den Wadenmuskeln nach oben zu drücken. Aktivieren Sie gleichzeitig die Gesäßmuskeln, um die Beine leicht nach außen zu drehen.

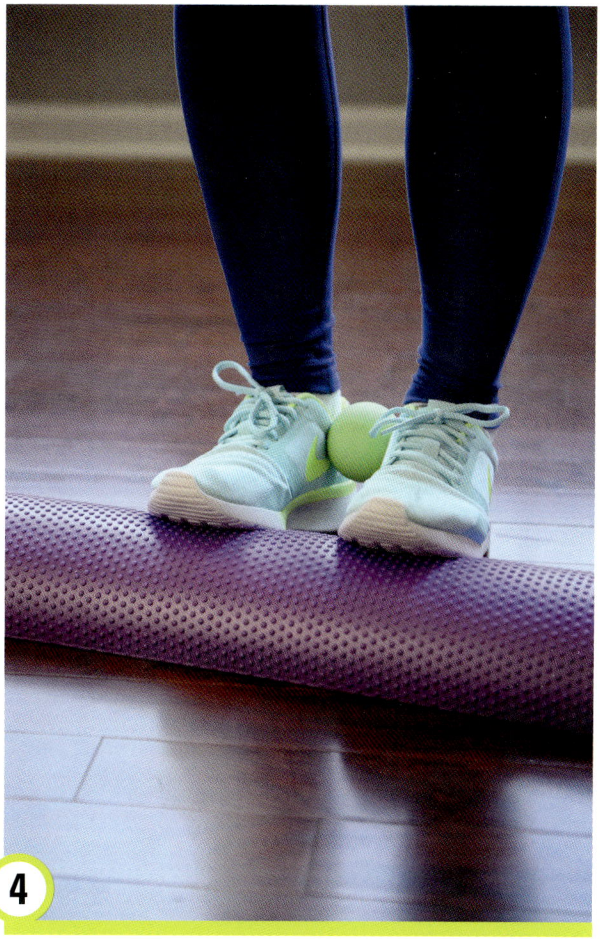

Nachdem Sie die Waden maximal angespannt haben, entspannen Sie die Gesäßmuskeln und senken Sie sich langsam zurück in die Ausgangsposition. Wiederholen Sie die Übung 15 Mal.

TIPP

Wenn es Ihnen schwerfällt, die Balance zu halten, stützen Sie sich mit den Händen an einer Wand oder einem Stuhl ab oder ziehen Sie die Schuhe aus. Zentrieren Sie Ihr Gewicht über den Füßen.

SPRUNGGELENKE LOCKERN

Diese Übung löst Verspannungen in den Muskeln, die für die Bewegung der Füße und die Stabilisierung der Gelenke zuständig sind. Diese sind bei häufigem Gehen oder Laufen auf unebenem Untergrund oft überlastet. Rollen Sie diese Muskeln vor Ihrem Training aus und optimieren Sie auf diese Weise Ihre Bewegungsabläufe.

ZIELMUSKULATUR

Diese Übung spricht die *M. fibularis longus, fibularis brevis* und *fibularis tertius* an den Außenseiten der Unterschenkel an. Sie kontrollieren verschiedene Bewegungen des Fußes.

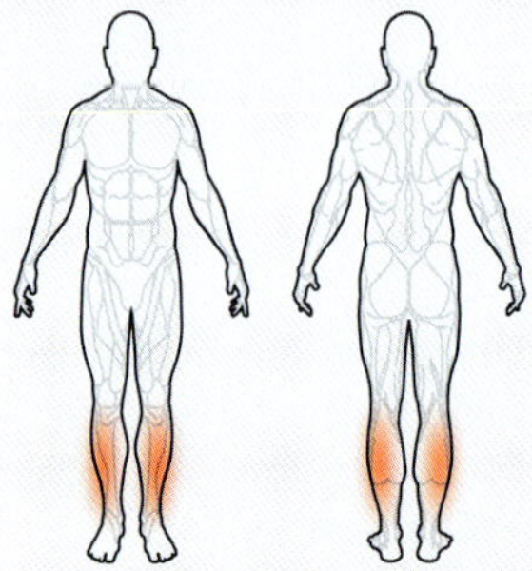

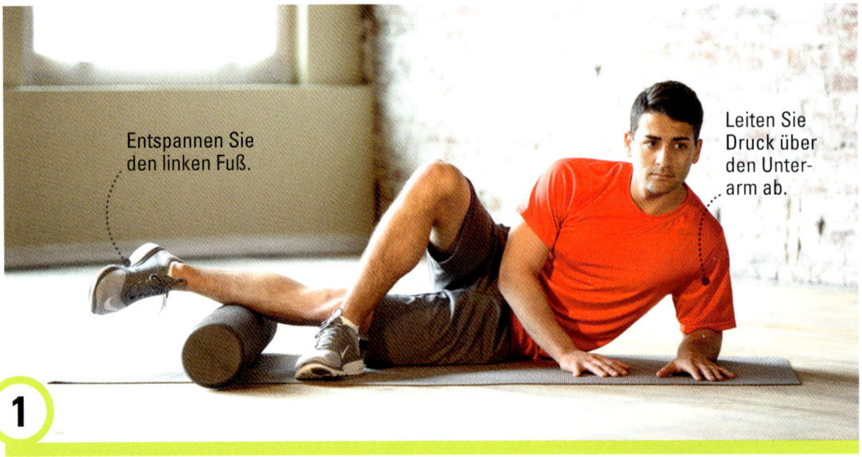

1

Legen Sie sich auf die linke Seite und platzieren Sie die Faszienrolle unter dem linken Unterschenkel. Stellen Sie den rechten Fuß vor dem linken Knie auf und stützen Sie sich auf Ihren linken Unterarm.

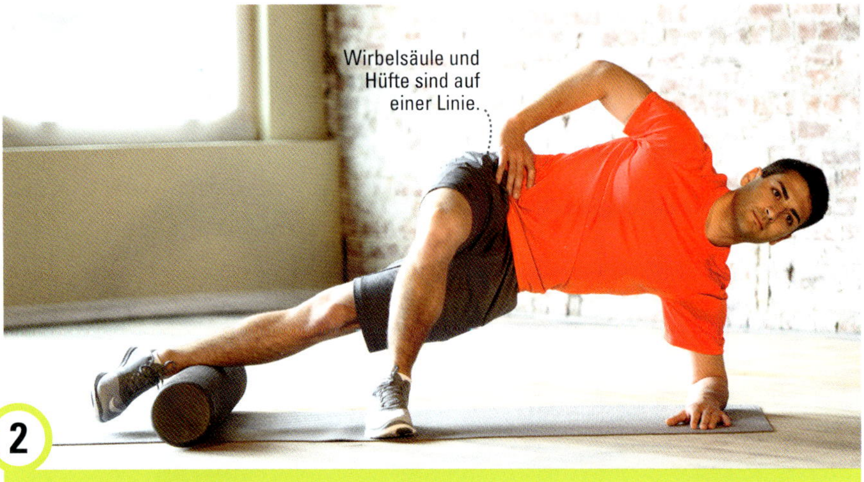

2

Heben Sie die Hüften und rollen Sie den Unterschenkel bis zum Sprunggelenk hinunter. Das rechte Bein steuert die Bewegung.

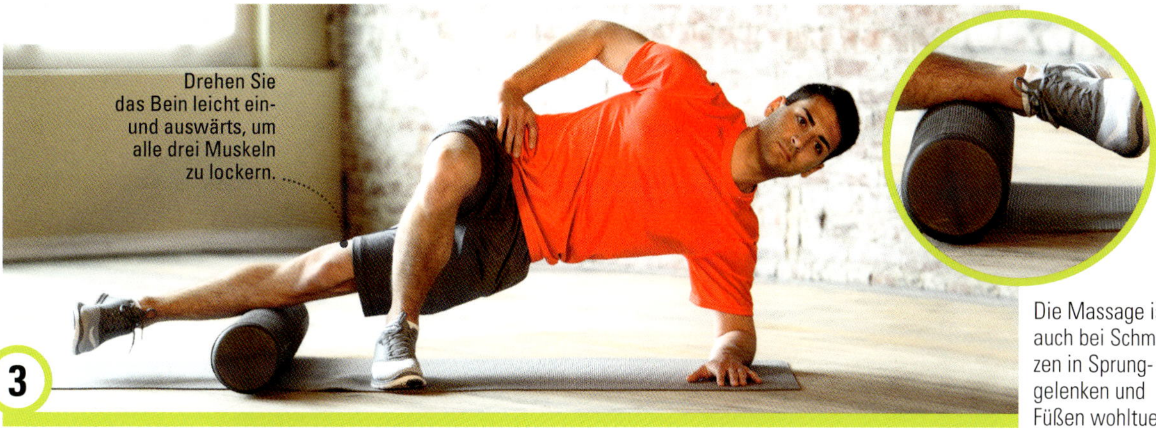
Drehen Sie
das Bein leicht ein-
und auswärts, um
alle drei Muskeln
zu lockern.

Die Massage ist auch bei Schmerzen in Sprunggelenken und Füßen wohltuend.

3

Rollen Sie den Unterschenkel hinauf bis unterhalb des Kniegelenks und wieder zurück, im Ganzen 20 bis 30 Sekunden lang.

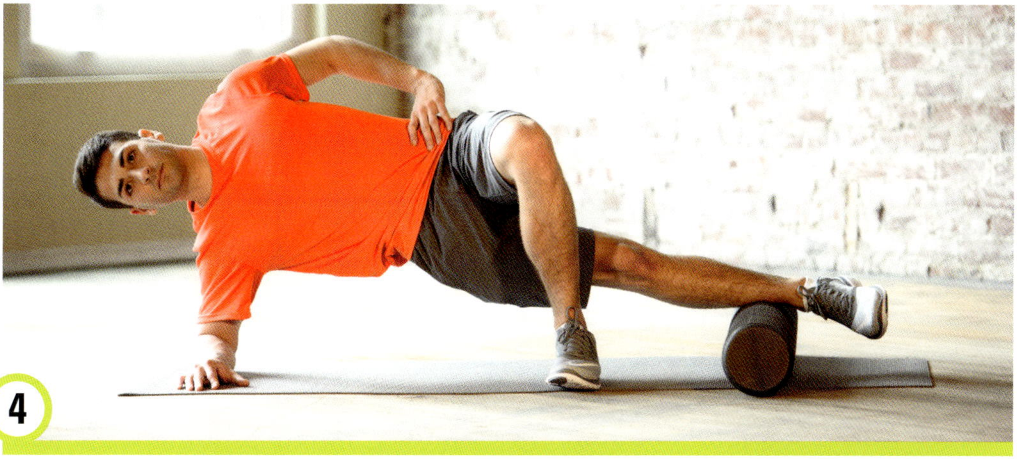

4

Wechseln Sie auf die rechte Seite und wiederholen Sie die Übung mit dem rechten Unterschenkel.

ACHTUNG

Überschreiten Sie niemals Ihre Schmerzgrenze. Reduzieren Sie gegebenenfalls den Druck, indem Sie Ihr Gewicht stärker auf Stützbein und Stützarm verlagern.

VARIANTE

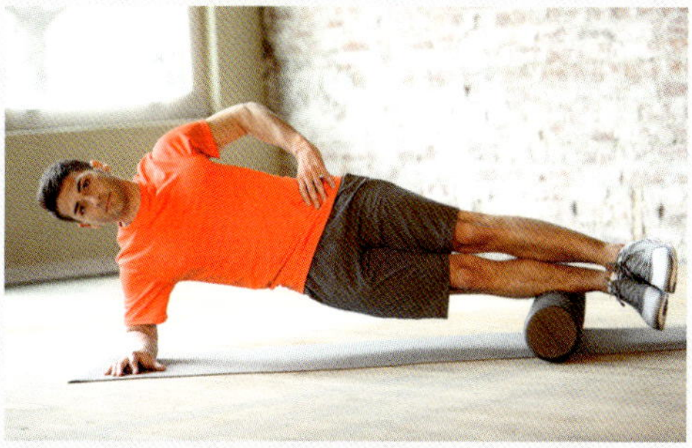

Zur Erhöhung des Drucks legen Sie beide Beine übereinander auf die Rolle.

FUSSGEWÖLBE LOCKERN

Diese Übung wirkt belebend, regt die Durchblutung an, fördert die Beweglichkeit der Füße und lindert mit einem Fersensporn einhergehende Schmerzen. Die Fußsohle liefert dem Gehirn viele für das Gleichgewicht und schnelle Reaktionen relevante Informationen – Massagen fördern ihre Aufnahmebereitschaft für Reize von außen.

ZIELMUSKULATUR

Diese Übung zielt auf die *Plantarfaszie* in der Fußsohle. Diese Sehnenplatte aus Bindegewebe verbindet das Fersenbein mit den Zehen und stützt das Fußgewölbe.

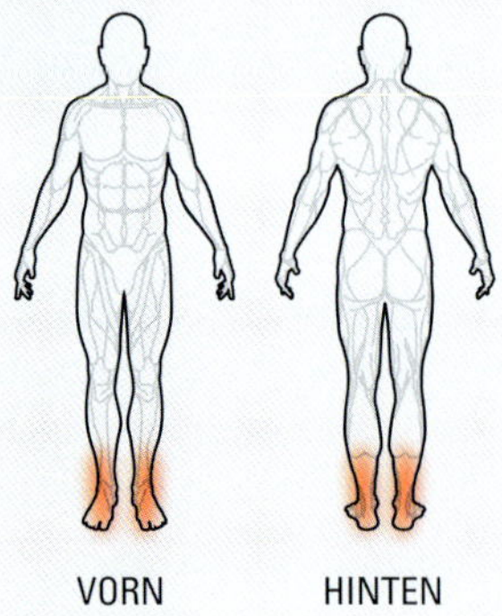

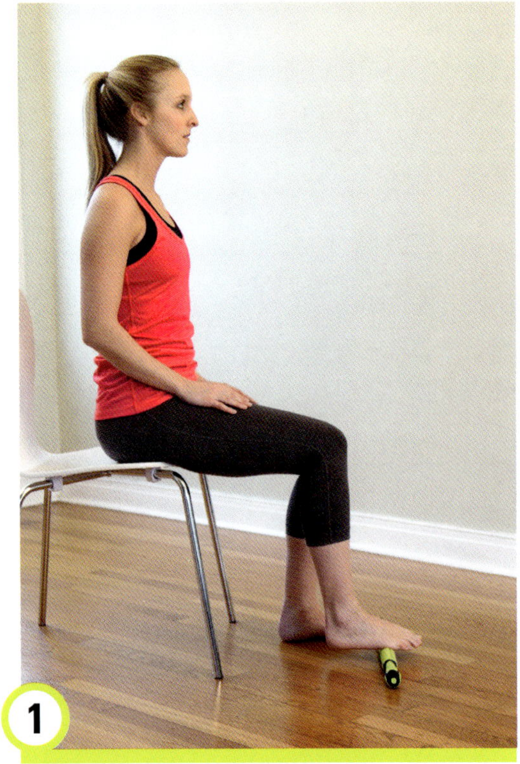

Setzen Sie sich auf einen Stuhl und legen Sie den Massagestick auf den Boden unter den rechten Fuß.

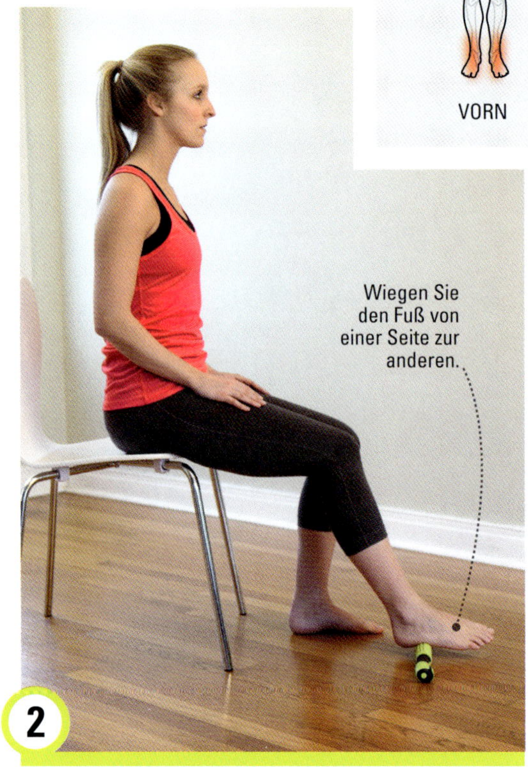

Rollen Sie die rechte Fußsohle 30 bis 45 Sekunden lang vom Ballen bis zur Ferse über den Massagestick. Wechseln Sie dann zum linken Fuß.

GEZIELTE FUSSMASSAGE

Die gezielte Fußmassage mit dem Ball wirkt wahre Wunder bei der Linderung von Schmerzen, die durch Gewebeverhärtungen verursacht sind. Wenn Sie viel auf den Beinen sind, verspannte Waden haben oder unbequeme Schuhe tragen, wird Ihnen diese Übung guttun.

ZIELMUSKULATUR

Diese Massage spricht die sieben wichtigsten Muskeln in der Fußsohle an, die gemeinsam die Zehen steuern und das Fußgewölbe stabilisieren.

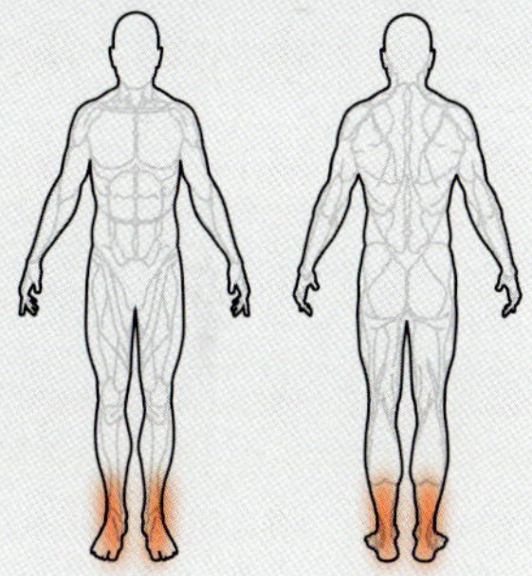

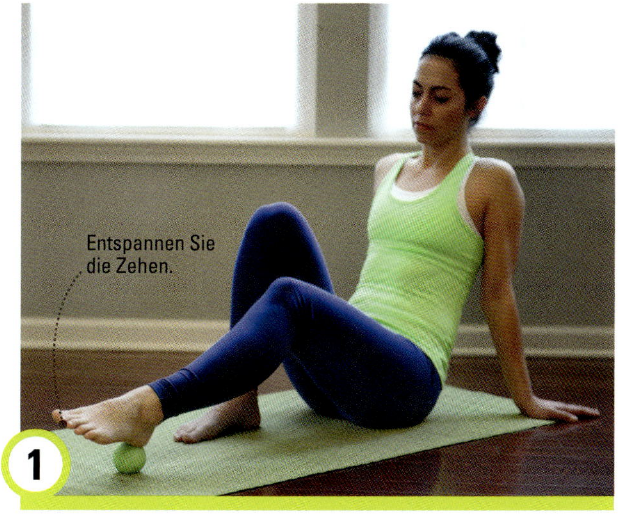

Setzen Sie sich auf den Boden, legen Sie einen Ball unter Ihren linken Fuß und rollen Sie den Bereich von der Ferse bis zum Fußgewölbe. Massieren Sie schmerzhafte Stellen 20 bis 30 Sekunden lang mit kreisförmigen Bewegungen.

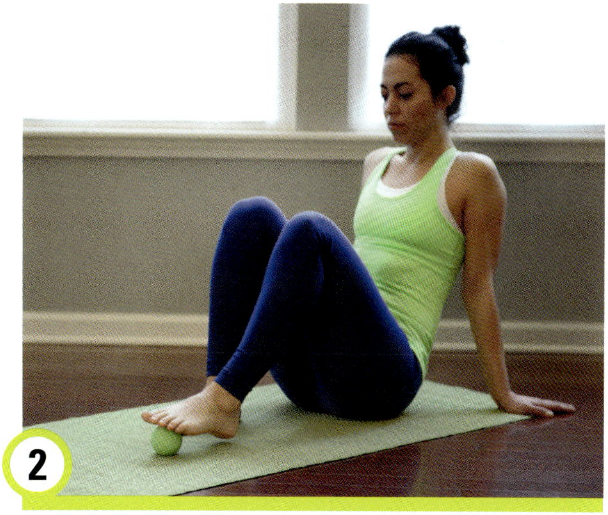

Richten Sie den Druck neu aus und rollen Sie nun vom Fußgewölbe zum Ballen. Massieren Sie schmerzhafte Stellen 20 bis 30 Sekunden lang. Wiederholen Sie die Massage mit dem rechten Fuß.

VARIANTE

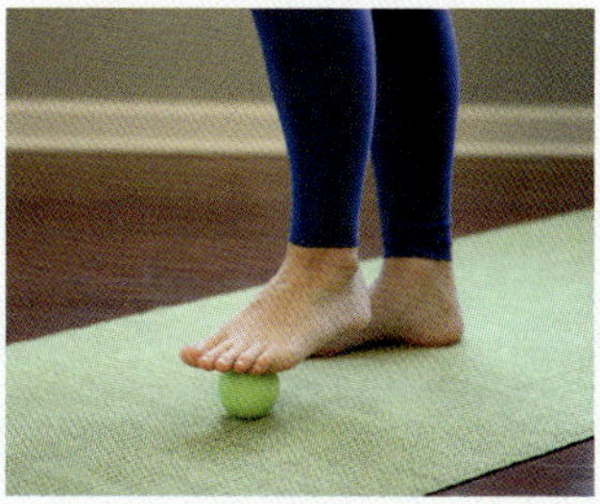

Um den Druck zu steigern, stellen Sie sich aufrecht hin und rollen Sie den Ball mit dem Fuß.

OBERKÖRPER-TRAINING

BRUSTWIRBELSÄULE LOCKERN

Die Brustwirbelsäule befindet sich zwischen Hals- und Lendenwirbelsäule. Diese Übung stellt ihre Länge und Flexibilität wieder her. Da die Brustwirbelsäule an den Bewegungen von Kopf und Schultern beteiligt ist, beugt die regelmäßige Ausführung dieser Übung Verspannungen in Nacken und Armen vor.

ZIELMUSKULATUR

Diese Übung verbessert die Ausrichtung der Brustwirbelsäule zwischen Hals und unterem Rücken. In diesem Bereich erfolgt die Beugung und Drehung des Oberkörpers.

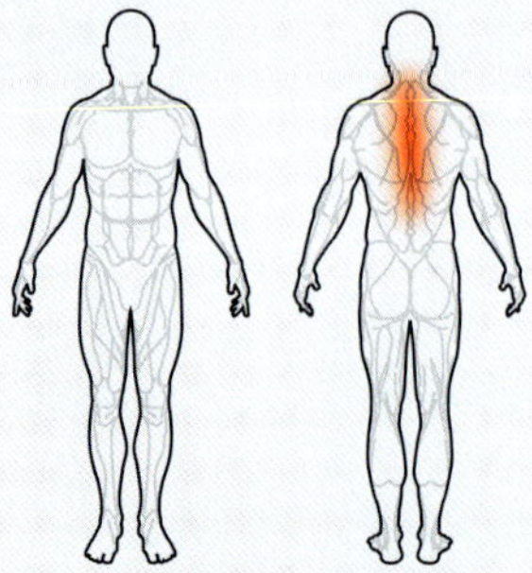

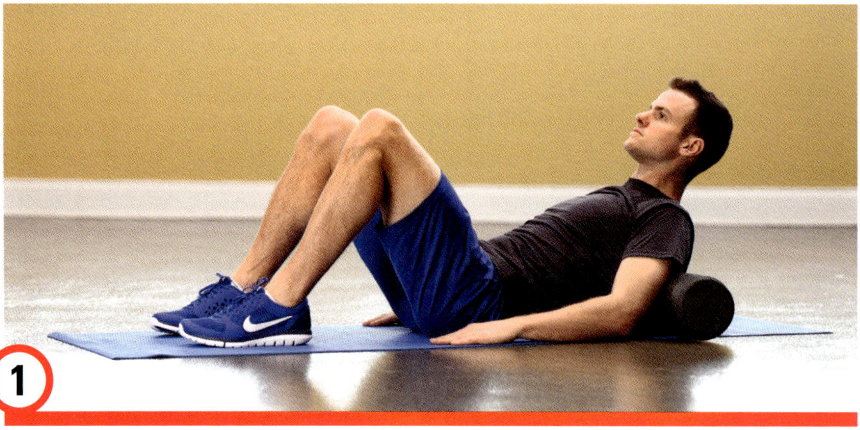

1

Legen Sie sich mit dem Rücken auf die Faszienrolle. Stellen Sie beide Beine auf, um sich abzustützen.

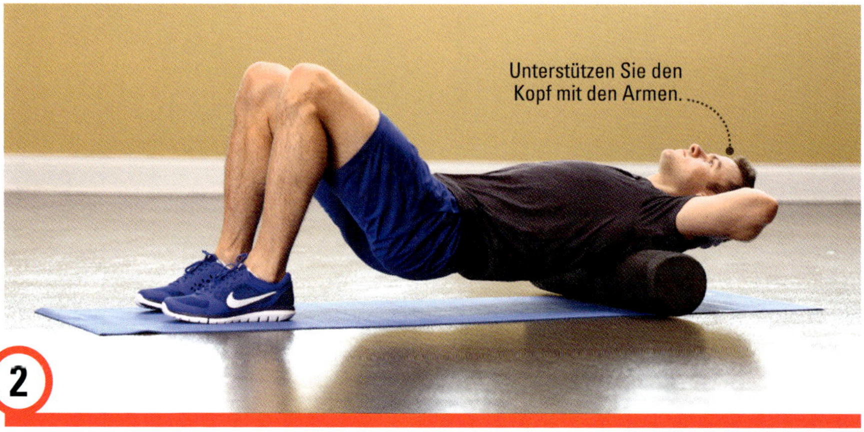

2

Heben Sie die Hüften, indem Sie sich über die Füße abdrücken, und atmen Sie ein.

ACHTUNG
Hören Sie sofort mit der Übung auf, wenn Sie Schmerzen in der Wirbelsäule spüren. Absolvieren Sie dann die einfachere Variante rechts.

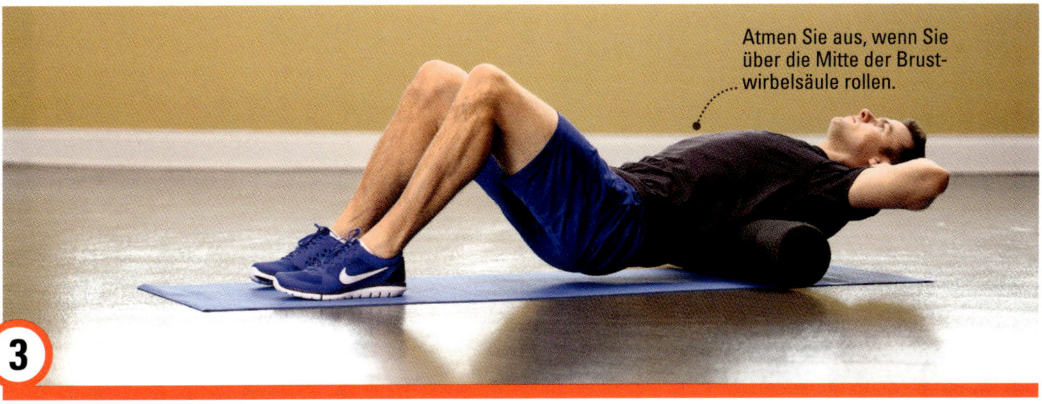
Atmen Sie aus, wenn Sie über die Mitte der Brustwirbelsäule rollen.

3

Rollen Sie die Brustwirbelsäule 20 bis 30 Sekunden lang der Länge nach aus, von den Schulterblättern bis zum unteren Ende des Brustkorbs. Die Beine steuern die Bewegung.

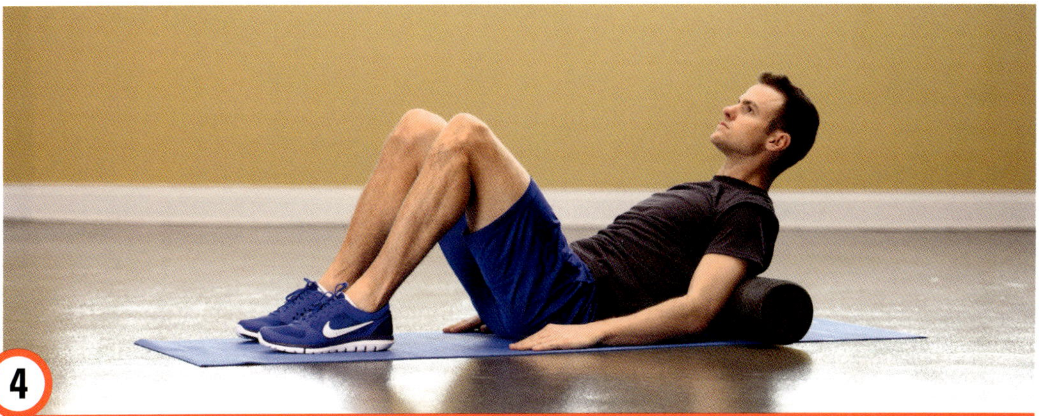

4

Wählen Sie drei oder vier Punkte, an denen Sie während des Rollens pausieren. Legen Sie Arme und Hüften am Boden ab und atmen Sie aus. Drücken Sie sich dabei gegen die Rolle.

VARIANTEN

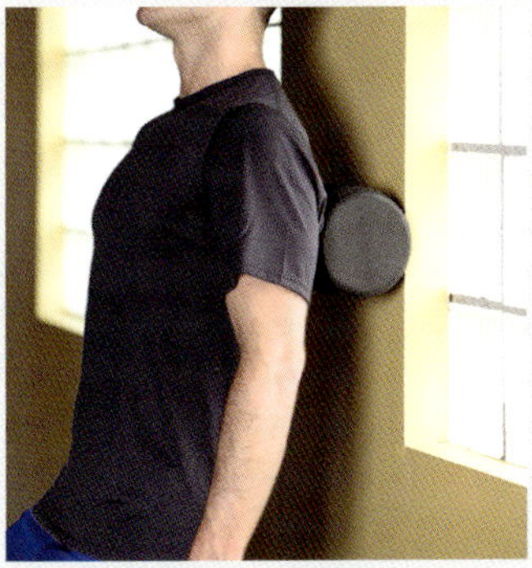

Um den Druck zu verringern, klemmen Sie die Rolle zwischen den Rücken und eine Wand und beugen Sie leicht die Knie, um sie nach oben und unten zu bewegen.

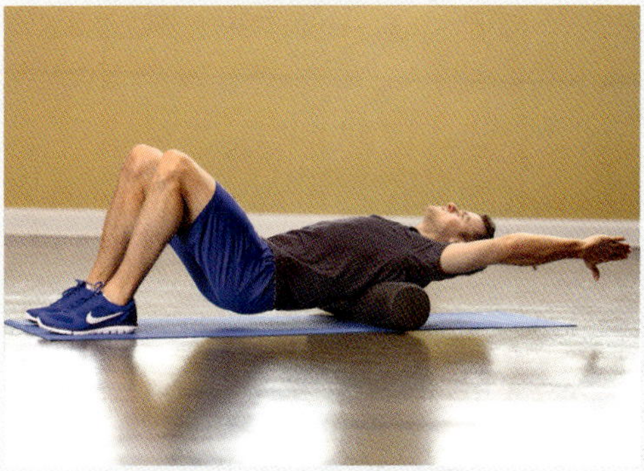

Um die Übung zu erschweren, strecken Sie während des Rollens die Arme über den Kopf.

WIRBELSÄULEN-STRECKUNG

Wenn sich die Wirbelsäule entspannen und strecken kann, kehrt sie in ihre natürliche, doppelte S-Form zwischen Kopfansatz und Hüften zurück. Unsere Haltung passt sich unseren (schlechten) Gewohnheiten an – diese Übung schafft einen Ausgleich. Besonders wohltuend ist sie vor dem Sport.

ZIELMUSKULATUR

Diese Übung spricht die hintere Core-Muskulatur an. Diese Muskeln richten die Wirbelsäule auf und sind daher ausgesprochen wichtig für das körperliche Wohlbefinden und die Gesundheit.

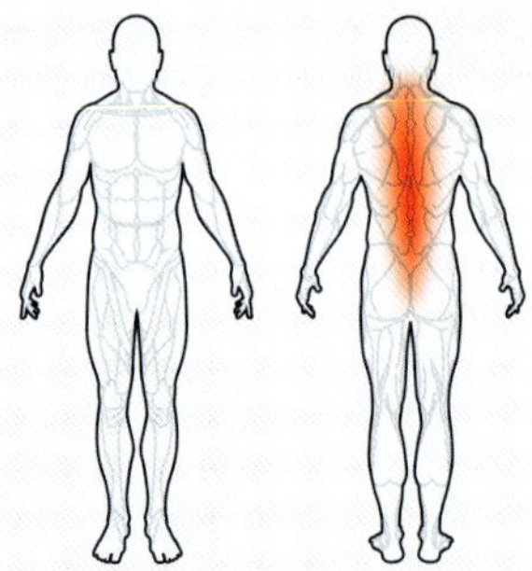

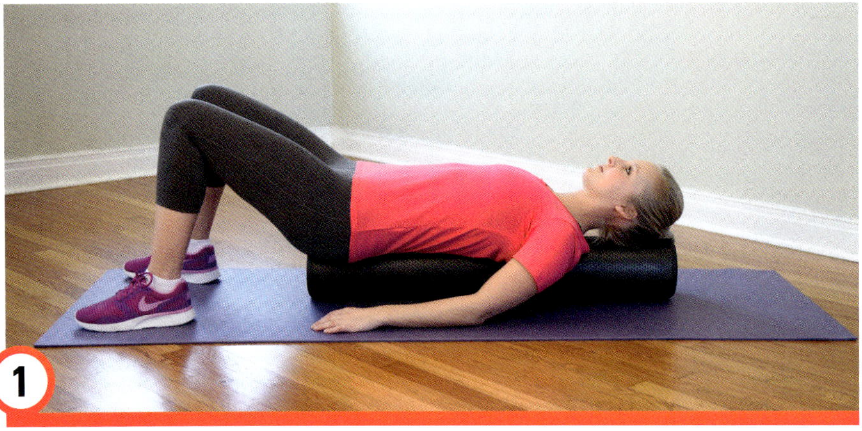

1 **Legen Sie sich mit Rücken** und Kopf auf die Faszienrolle. Die Beine sind gebeugt und die Füße aufgestellt, die Arme ruhen neben dem Körper auf dem Boden.

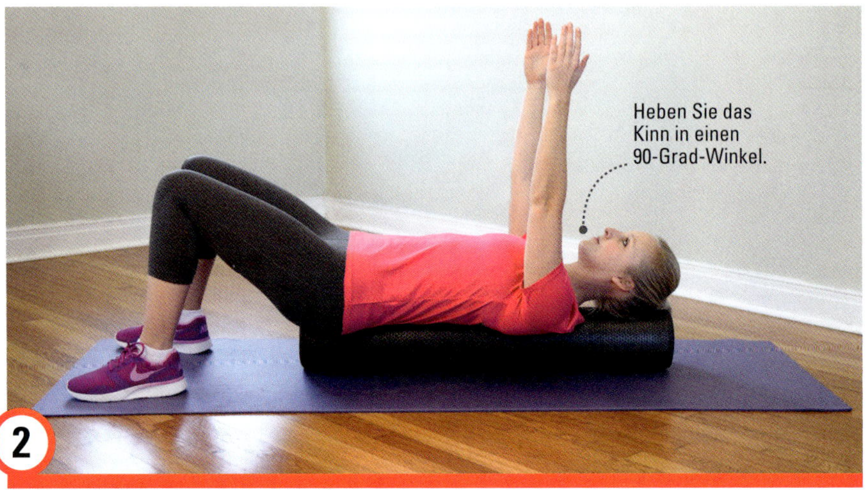

2 **Atmen Sie tief durch die Nase ein** und strecken Sie die Arme senkrecht Richtung Decke. Drücken Sie den unteren Rücken in die Rolle.

TIPP

Um die Wirbelsäule noch besser aufzurichten, kombinieren Sie diese Übung mit dem Lockern von Brustwirbelsäule und Hüften.

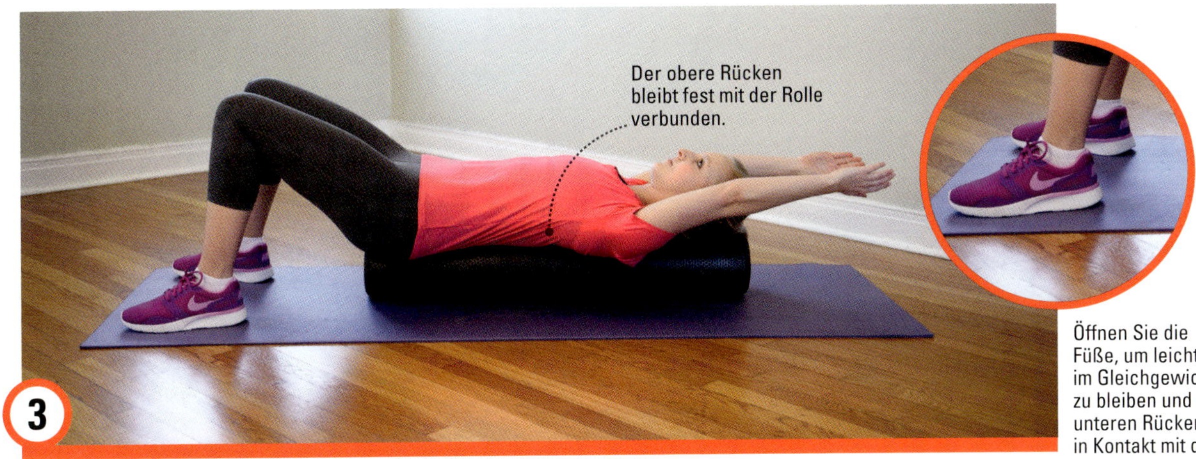
Der obere Rücken bleibt fest mit der Rolle verbunden.
3

Öffnen Sie die Füße, um leichter im Gleichgewicht zu bleiben und den unteren Rücken in Kontakt mit der Rolle zu halten.

Atmen Sie durch den Mund aus und senken Sie die gestreckten Arme über dem Kopf ab, um die Wirbelsäule zu dehnen.

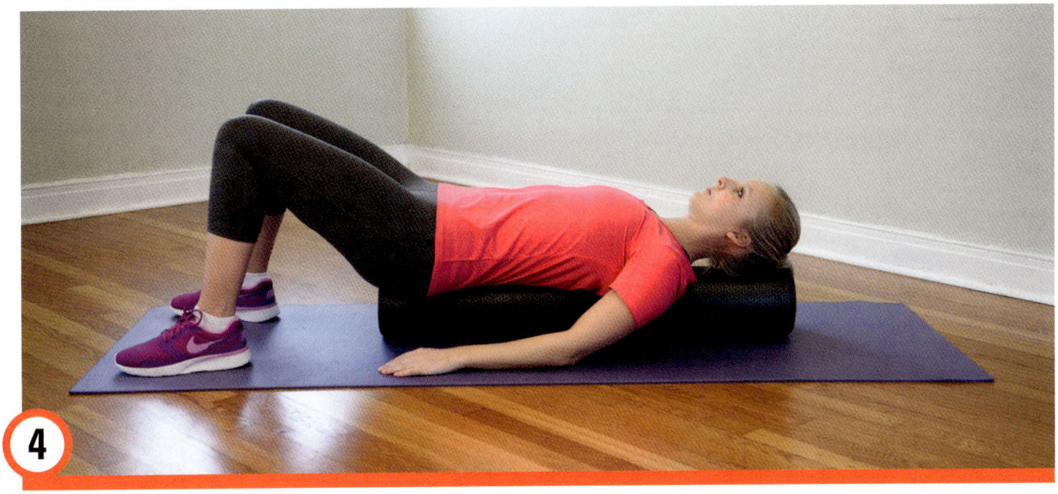
4

Bringen Sie die Arme zurück in die Ausgangsposition und wiederholen Sie die Übung 10 bis 15 Mal.

WIE ES WIRKT

Indem Sie den unteren Rücken auf die Rolle pressen, spannen Sie die Bauchmuskulatur an und erzielen einen zusätzlichen Trainingseffekt für den Rumpf.

VARIANTE

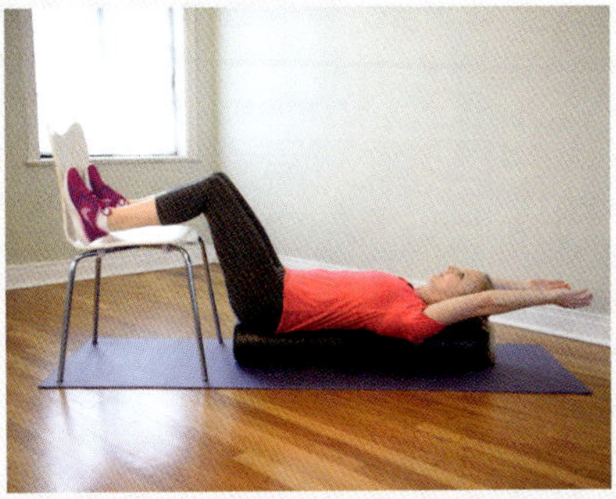

Um den Druck zu erhöhen, beugen Sie die Knie und legen Sie Ihre Füße auf einem Stuhl ab. So kann der Rücken leichter Kontakt zur Rolle halten und die Hüftspannung wird reduziert.

DEN UNTEREN RÜCKEN LOCKERN

Die Faszienrolle lockert ermüdete Muskeln im unteren Rücken und trägt zur Stabilisierung der Hüften bei. Die Muskeln rund um die Lendenwirbelsäule werden vor allem durch eine schlechte Haltung oder durch Laufen auf unebenem oder schiefem Untergrund geschwächt.

ZIELMUSKULATUR

Diese Übung spricht den *M. quadratus lumborum* an, der als Teil der Core-Muskulatur Brustkorb, Becken und Wirbelsäule miteinander verbindet. Er unterstützt die Wirbelsäule und die Atmung.

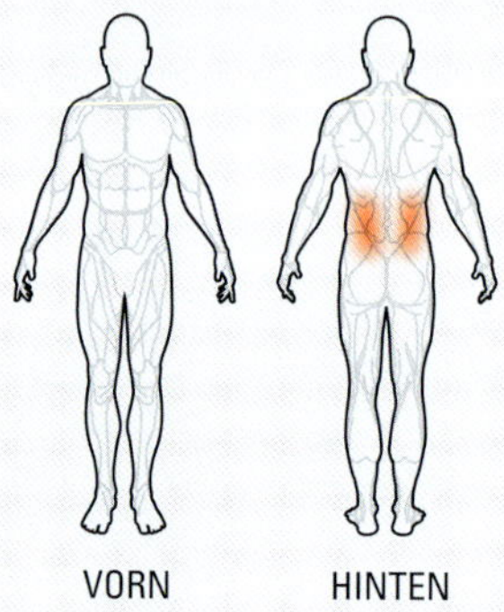

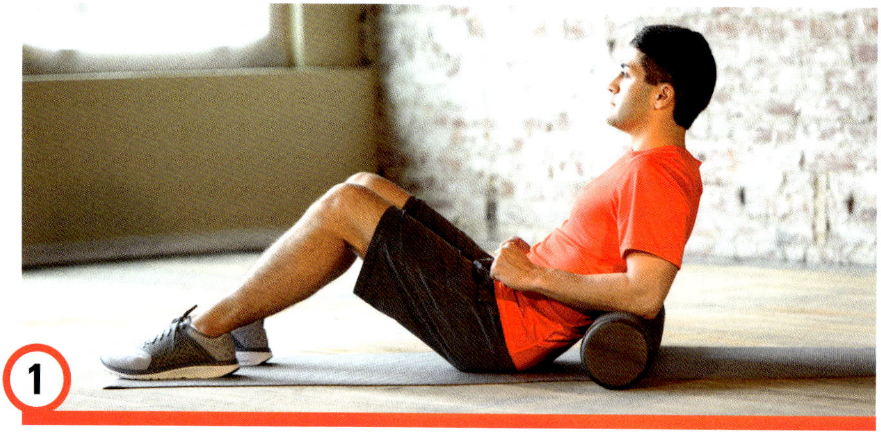

Setzen Sie sich auf den Boden und stellen Sie Ihre Beine gebeugt vor sich auf. Platzieren Sie die Faszienrolle hinter Ihrem unteren Rücken.

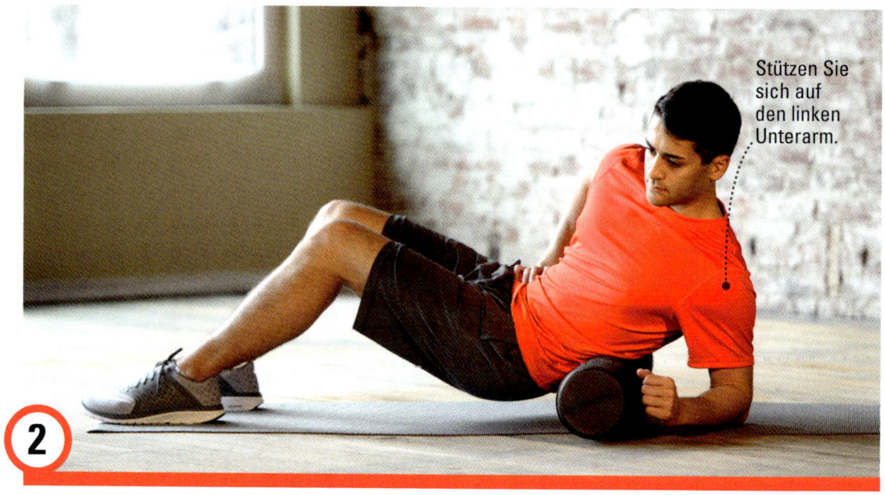

Drehen Sie den Rumpf nach links, heben Sie Ihre Hüften und üben Sie Druck auf das Gewebe oberhalb des Beckens und links von der Wirbelsäule aus.

ACHTUNG

Um die Lendenwirbelsäule zu schützen, dürfen Sie nur auf die Muskeln Druck ausüben. Wenden Sie die Faszienrolle nie auf Knochen und Gelenken an.

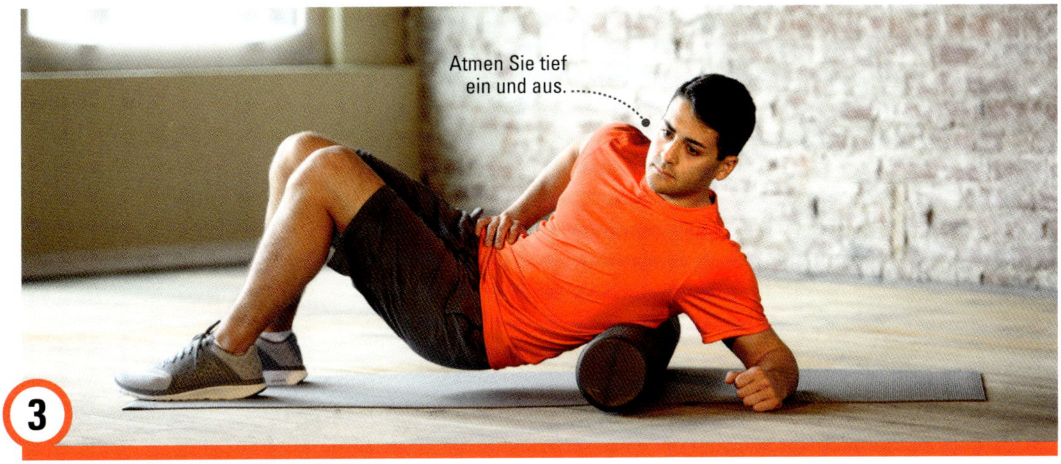

Rollen Sie behutsam 20 bis 30 Sekunden lang Ihren unteren Rücken hinauf und hinunter.

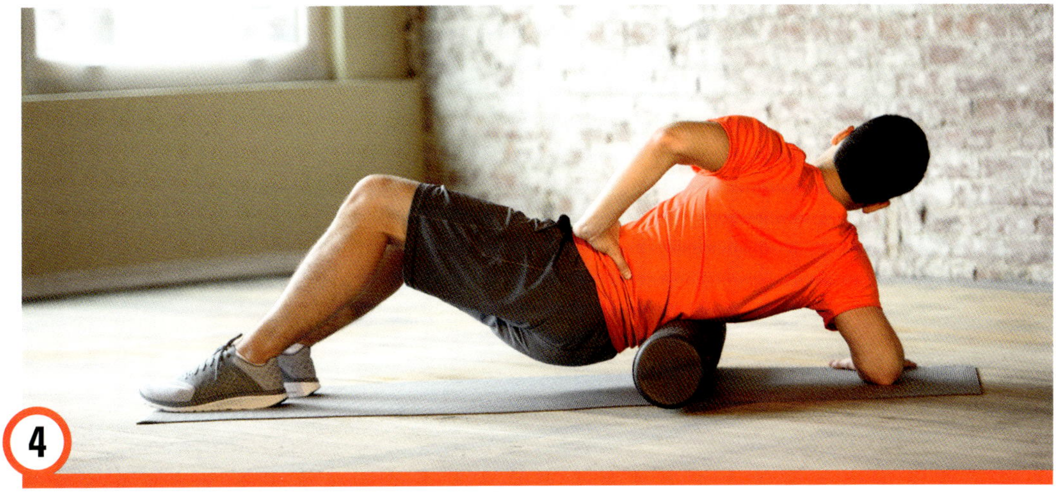

Drehen Sie Ihren Oberkörper nach rechts und wiederholen Sie die Übung mit dem rechten unteren Rücken.

TIPP

Diese Übung stärkt auch Beine und Hüfte – absolvieren Sie sie daher häufig. Bei schwachen Beinmuskeln wird der untere Rücken mit jeder Bewegung stark beansprucht.

VARIANTE

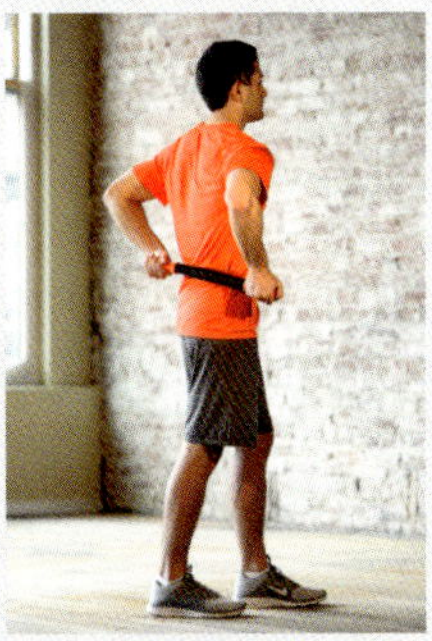

Die Übung wird einfacher, wenn Sie im aufrechten Stand das Gewebe neben der Lendenwirbelsäule mit einem Massagestick ausrollen.

DEN UNTEREN RÜCKEN GEZIELT LOCKERN

Die gezielte Massage der Lendenwirbelsäule verbessert ihre Flexibilität und wirkt effektiv gegen Schmerzen. Die Muskeln in dieser Region werden häufig durch eine schwache Gesäßmuskulatur oder Drehbewegungen unter Last, wie z.B. beim Hochheben eines Kindes, überlastet.

ZIELMUSKULATUR

Diese Übung spricht den *M. quadratus lumborum* an, der als Teil der Core-Muskulatur mit Brustkorb, Becken und Wirbelsäule verbunden ist. Er ist an Seitbeugen des Rumpfes beteiligt.

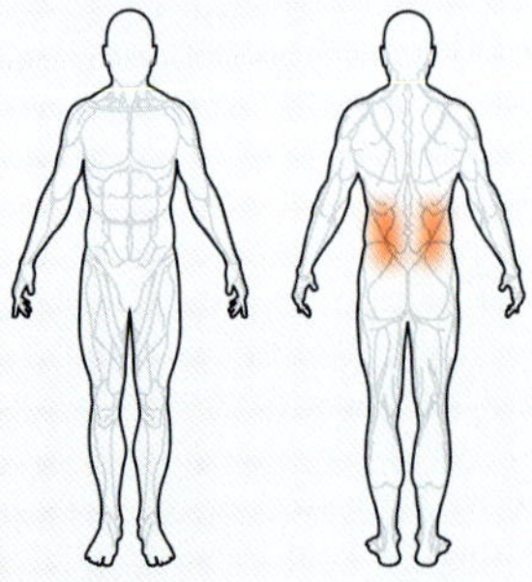

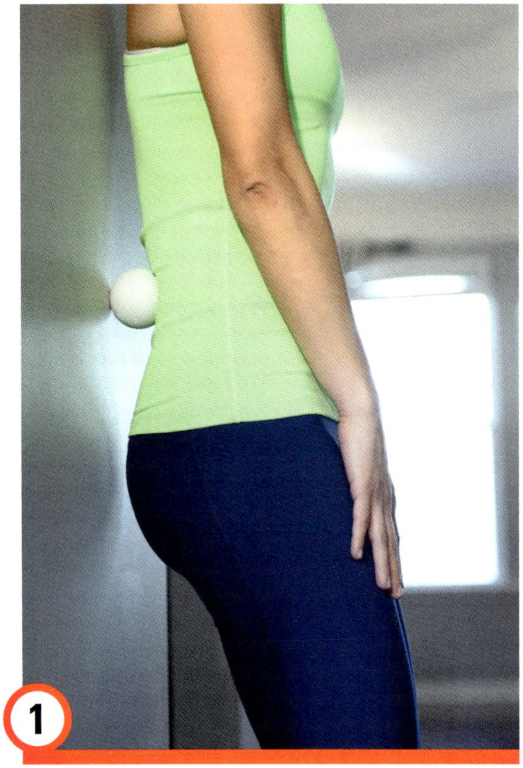

Stellen Sie sich aufrecht hin und klemmen Sie einen Massageball zwischen Wand und Rücken. Starten Sie im Bereich rechts neben Ihrer Wirbelsäule, unterhalb des Brustkorbs und oberhalb des Beckens.

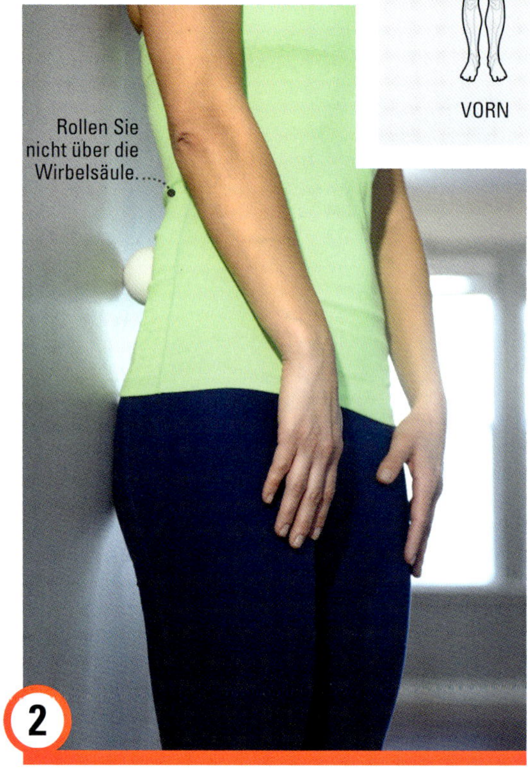

Drehen Sie sich nach rechts und rollen Sie den Ball horizontal von der Wirbelsäule zur rechten Körperseite. Massieren Sie schmerzhafte Stellen 20 bis 30 Sekunden lang kreisförmig.

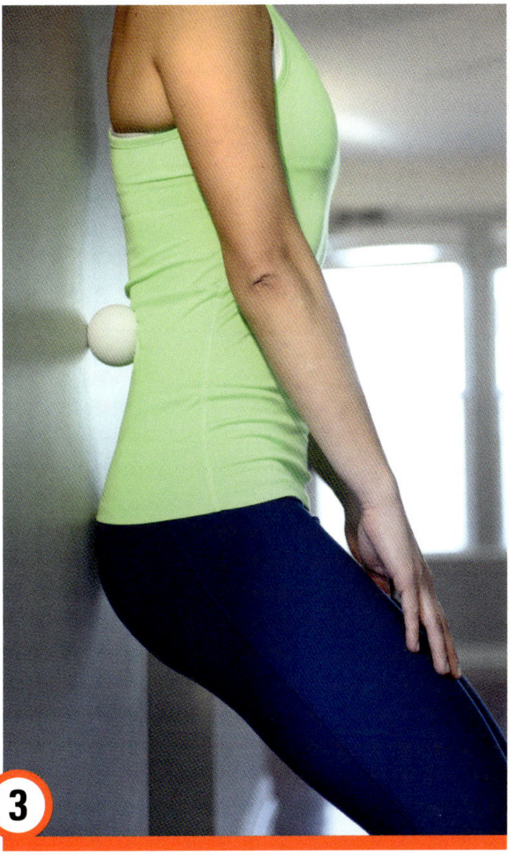

3

Beugen Sie die Knie und rollen Sie den unteren Rücken nach oben und unten aus. Massieren Sie besonders schmerzhafte Stellen 20 bis 30 Sekunden lang.

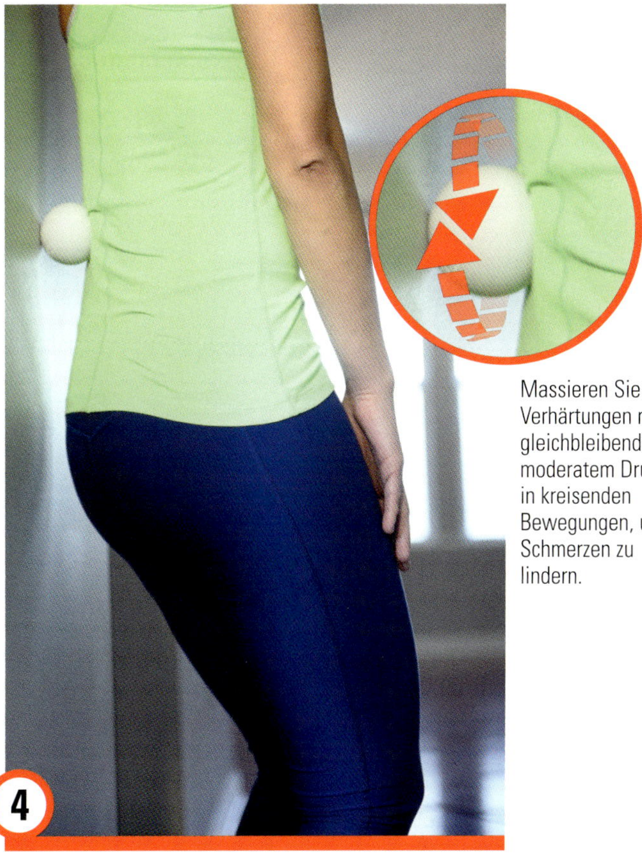

4

Massieren Sie Verhärtungen mit gleichbleibendem, moderatem Druck in kreisenden Bewegungen, um Schmerzen zu lindern.

Drehen Sie den Körper nach links und wiederholen Sie die Übung links von der Lendenwirbelsäule.

> **TIPP**
> **Massagen lindern Schmerzen im unteren Rücken zwar effektiv, aber nur kurzzeitig. Bei schwachen Muskeln und Haltungsproblemen hilft nur dauerhaftes Training.**

VARIANTE

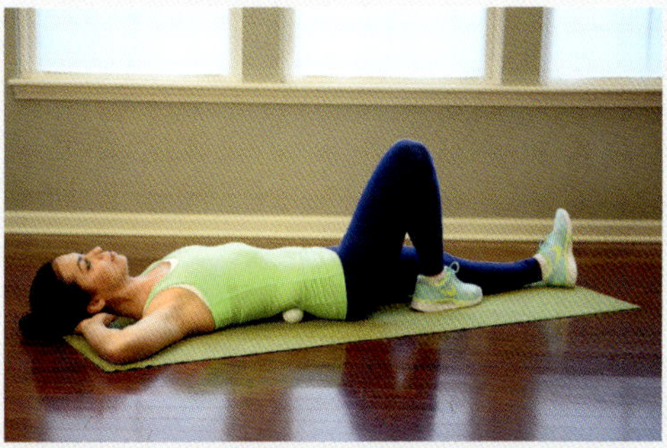

Um den Druck zu erhöhen, legen Sie sich auf den Boden und platzieren Sie den Ball unter Ihrem unteren Rücken.

DEN MITTLEREN RÜCKEN LOCKERN

Die Massage des mittleren Rückens gleicht Kopf- und Schulterregion wieder aus. Sinken Kopf, Schultern und Arme im Alltag gewohnheitsmäßig nach vorn, werden die Schultern überlastet. Das Ausrollen des mittleren Rückens lindert diese schmerzhaften Verspannungen.

ZIELMUSKULATUR

Diese Übung spricht den Trapezmuskel, den *M. rhomboideus major* und den *M. serratus posterior* an, die die Wirbelsäule im mittleren Rücken aufrichten. Sie unterstützen den Kopf und die Schulterblätter.

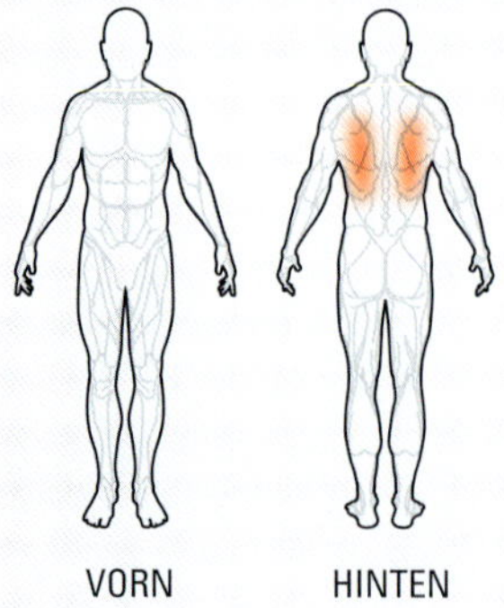

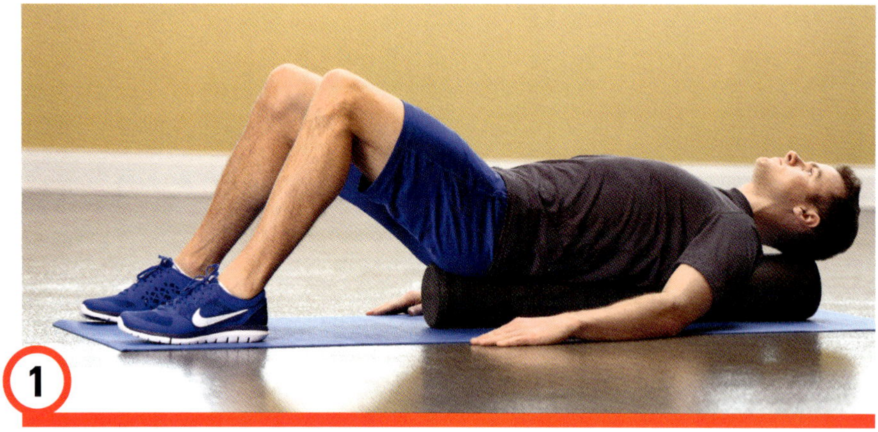

Legen Sie Rücken und Kopf auf der Faszienrolle ab. Die Beine werden gebeugt und aufgestellt.

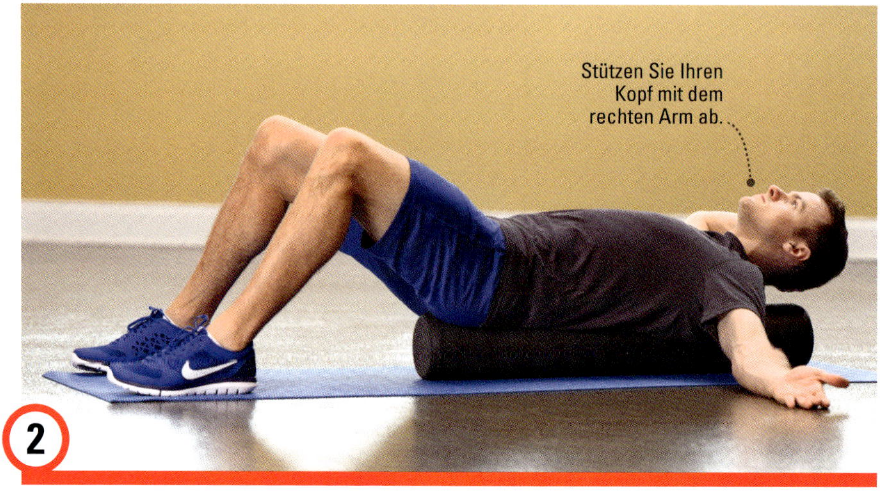

Drehen Sie sich leicht nach links, um den Druck auf die Muskeln links von der Wirbelsäule zu konzentrieren, und strecken Sie Ihren linken Arm seitlich auf dem Boden liegend ab.

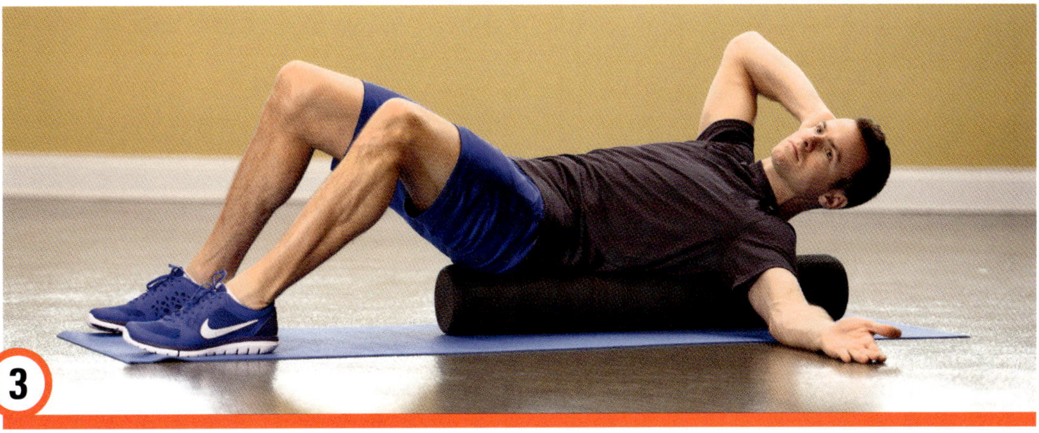

3

Rollen Sie langsam 20 bis 30 Sekunden lang zwischen Schulterblatt und Wirbelsäule hin und her. Steuern Sie die Bewegung mit den Beinen und dem Oberkörper.

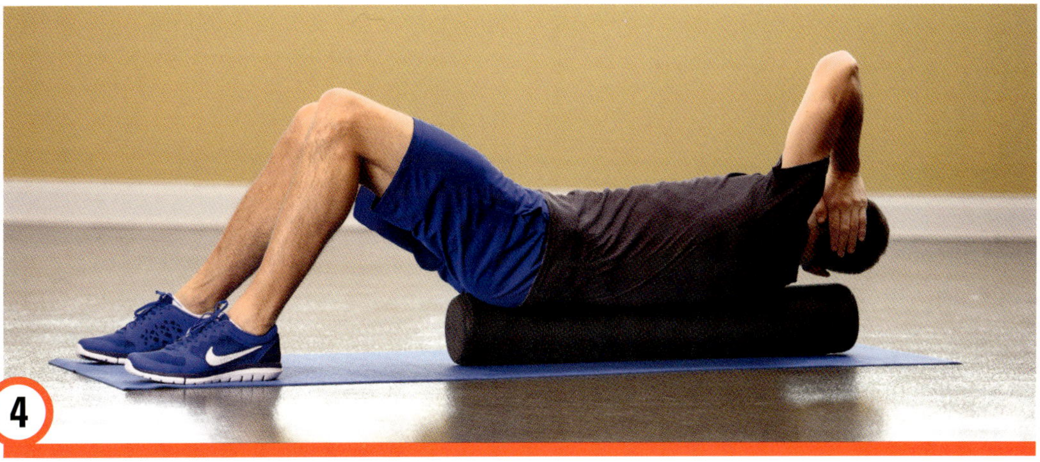

4

Drehen Sie Ihren Oberkörper nach rechts und wiederholen Sie die Übung.

WIE ES WIRKT

Die Übung ist durch die Kombination von Muskelentspannung und tiefem Atmen ideal geeignet, um Stress abzubauen.

VARIANTE

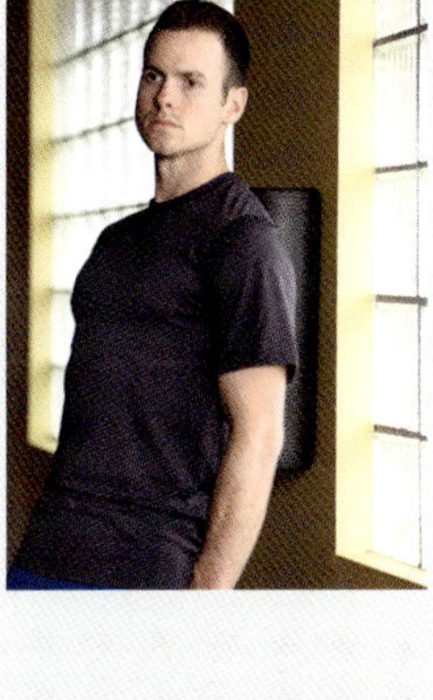

Um die Übung zu vereinfachen, drücken Sie sich mit der Rolle an eine Wand.

DEN MITTLEREN RÜCKEN GEZIELT LOCKERN

Viele Menschen leiden an schmerzhaften Verhärtungen im mittleren Rücken. Schweres Heben, exzessives Training, einseitige Belastungen und eine schlechte Haltung beeinträchtigen die aufrechte Haltung der Wirbelsäule und verursachen Schmerzen. Führen Sie diese Übung regelmäßig aus, um Ihre Beschwerden zu lindern.

ZIELMUSKULATUR

Diese Übung spricht die oberflächlichen Muskeln des mittleren Rückens an. Sie umspannen die Wirbel, schützen die Wirbelsäule und unterstützen ihre Aufrichtung.

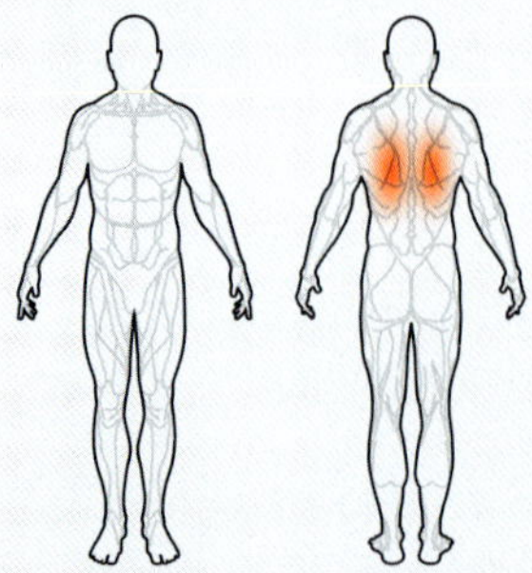

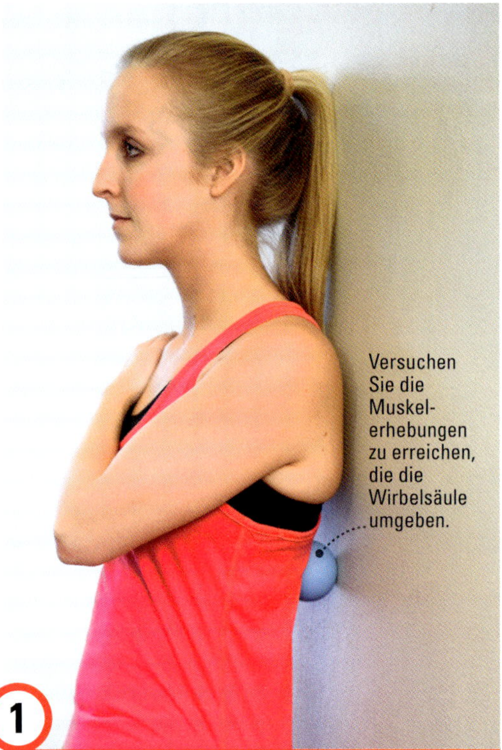

1

Stellen Sie sich aufrecht hin und klemmen Sie den Ball zwischen die Wand und den Bereich links von der Wirbelsäule unter dem Schulterblatt. Legen Sie den linken Arm quer über Ihre Brust und lehnen Sie sich gegen den Ball.

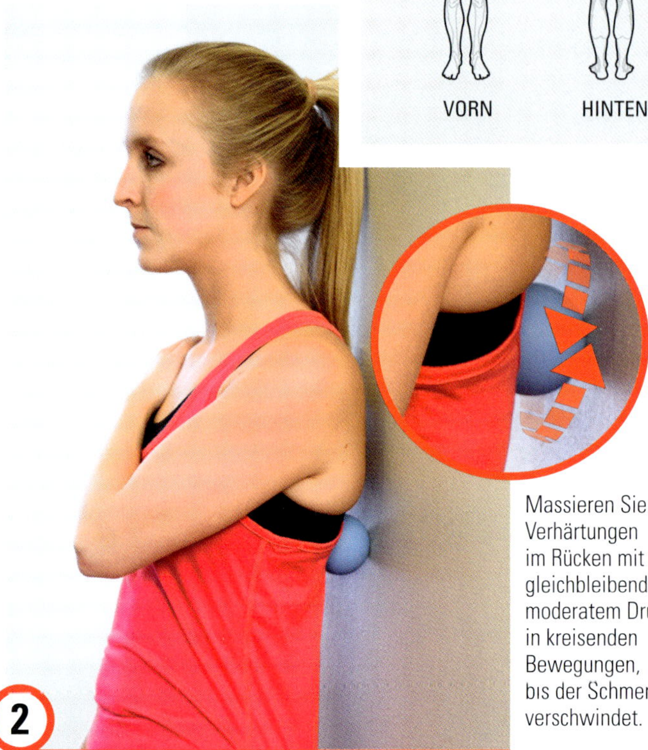

Massieren Sie Verhärtungen im Rücken mit gleichbleibendem, moderatem Druck in kreisenden Bewegungen, bis der Schmerz verschwindet.

2

Beugen Sie die Knie, um den Ball über den mittleren Rücken zu rollen. Massieren Sie schmerzhafte Stellen 20 bis 30 Sekunden lang mit kreisenden Bewegungen.

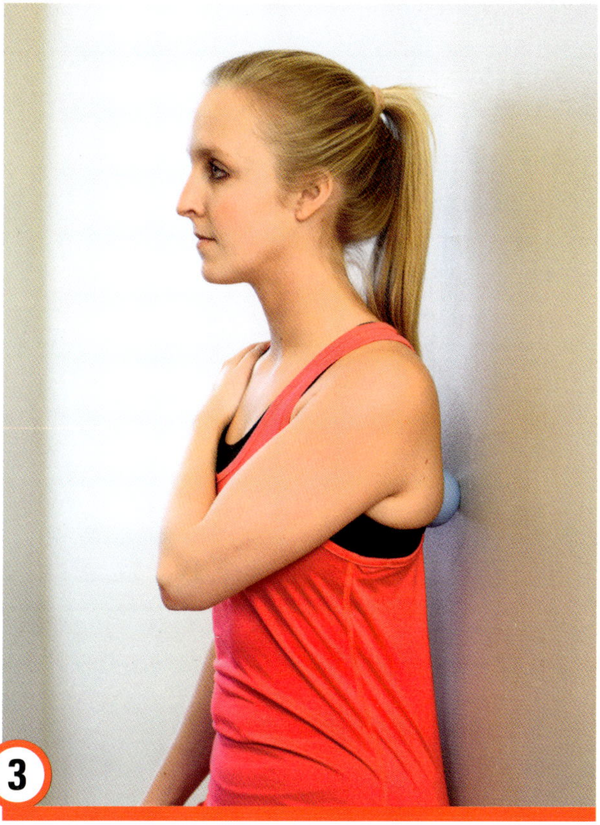

3

Drehen Sie den Oberkörper etwas nach rechts und üben Sie näher an der Wirbelsäule Druck aus. Massieren Sie besonders schmerzhafte Stellen 20 bis 30 Sekunden lang.

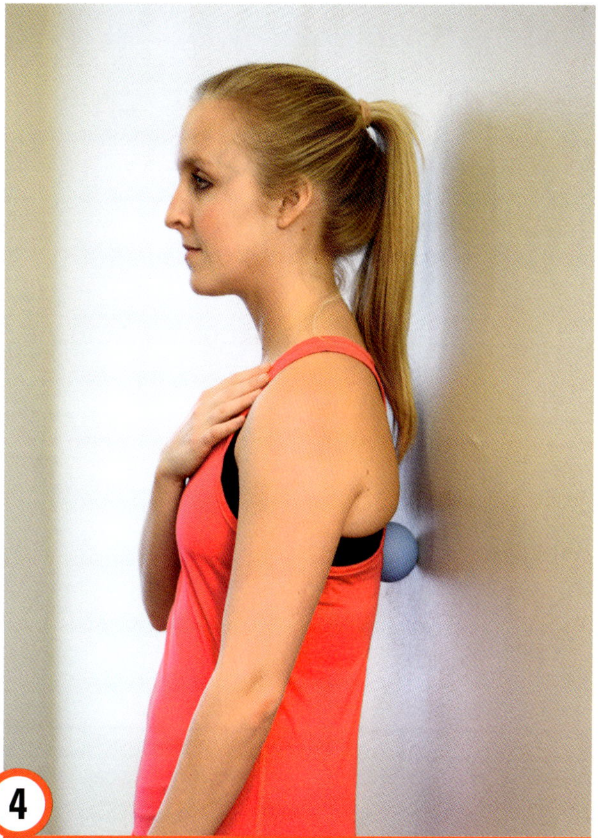

4

Wechseln Sie mit dem Ball zum rechten mittleren Rücken und wiederholen Sie die Übung.

WIE ES WIRKT

Massieren Sie den mittleren Rücken auch bei Schmerzen im unteren Rücken, im Gesäß und den Beinen – die Massage lindert auch Beschwerden in diesen Bereichen.

VARIANTE

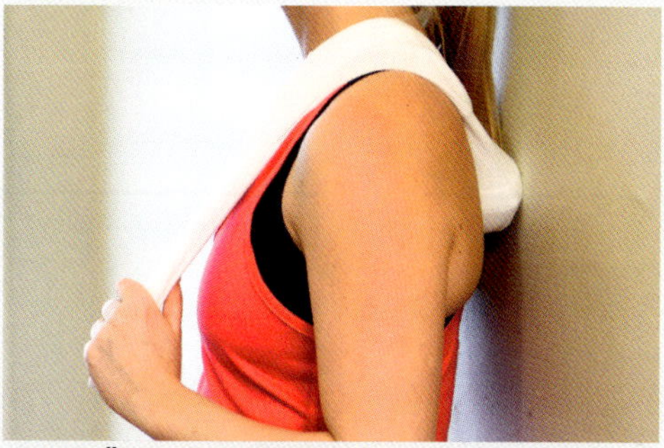

Um die Übung zu vereinfachen, stecken Sie den Ball in einen Strumpf und legen Sie sich diesen über die Schulter.

DEN MITTLEREN RÜCKEN AKTIVIEREN

Diese einfache Übung bringt straffe Rückenmuskeln, die den Schulterbereich negativ beeinflussen, wieder in die Balance. Ein schwacher mittlerer Rücken verursacht Schmerzen in Nacken, Schultern und Armen. Das spüren besonders Menschen, die oft eine vorgebeugte Haltung einnehmen.

ZIELMUSKULATUR

Diese Übung zielt auf den Trapezmuskel, der sich rautenförmig vom Nackenansatz zu den Schultern und in Richtung des unteren Rückens zieht. Er unterstützt die Schulterblätter und die Arme.

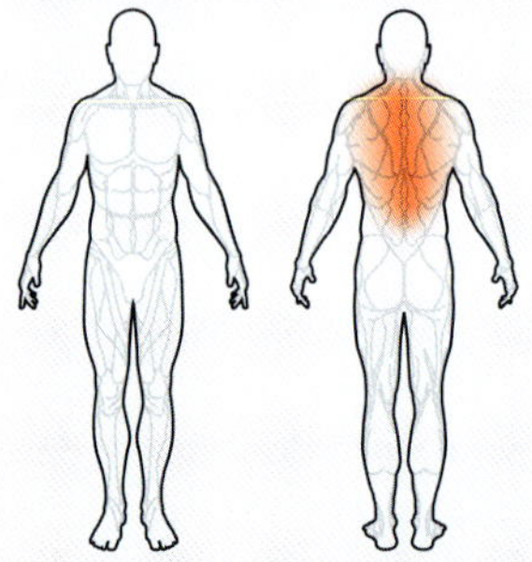

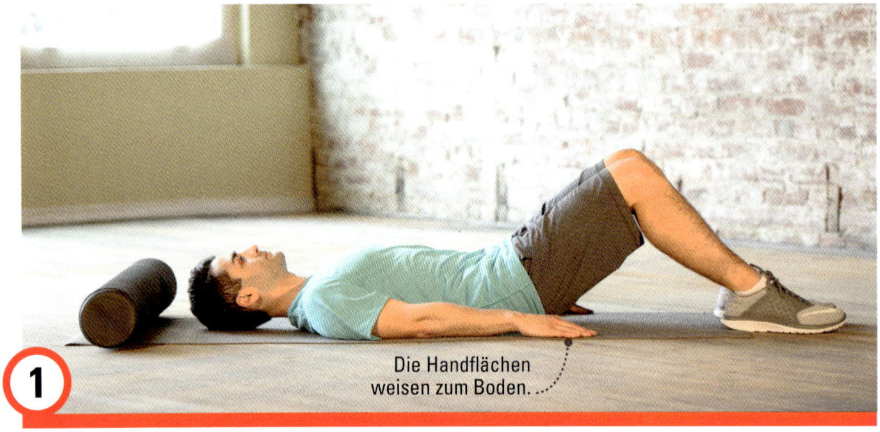

Legen Sie sich auf den Rücken und stellen Sie die Beine auf. Platzieren Sie die Faszienrolle oberhalb Ihres Kopfes.

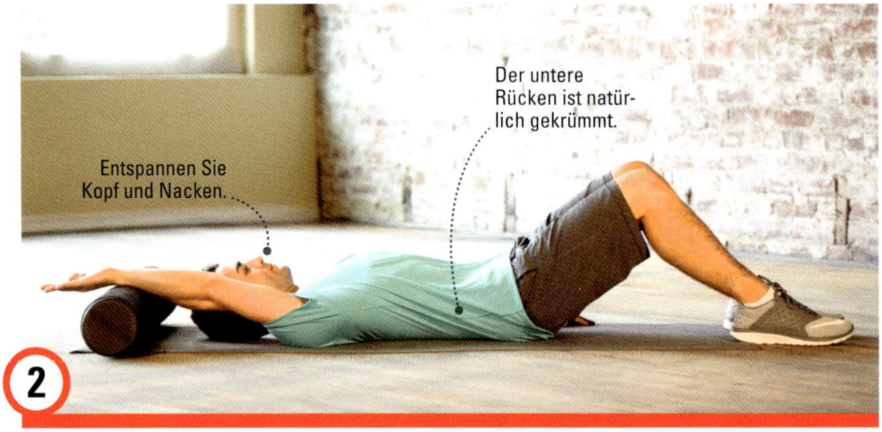

Führen Sie Ihren rechten Arm gestreckt in einem großen Bogen nach hinten. Drücken Sie ihn gegen die Rolle, bis sich der mittlere Rücken anspannt, und halten Sie die Stellung 3 Sekunden lang.

TIPP

Um die Schulterblätter in eine gute Ausgangsposition zu bringen, strecken Sie die Hände vor jeder Wiederholung in Richtung der Füße.

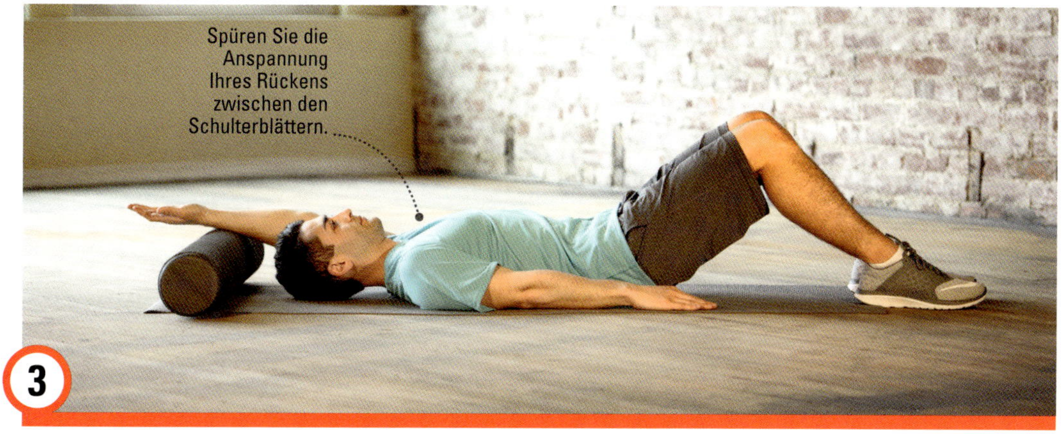
Spüren Sie die Anspannung Ihres Rückens zwischen den Schulterblättern.
3

Kehren Sie mit dem rechten Arm in die Ausgangsposition zurück und führen Sie den linken Arm in einem großen Bogen nach hinten.

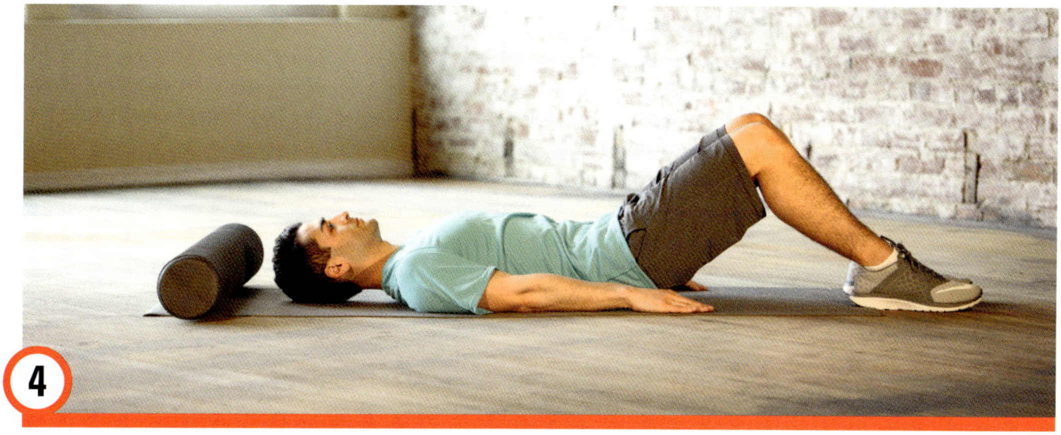
4

Kehren Sie mit dem linken Arm in die Ausgangsposition zurück. Wiederholen Sie die Übung 10 Mal.

VARIANTEN

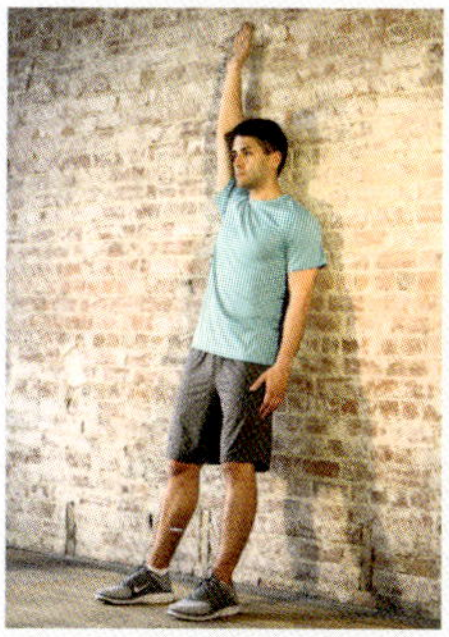

Um die Übung zu vereinfachen, lehnen Sie sich gegen eine Wand und heben Sie Ihre Arme über den Kopf bis an die Wand.

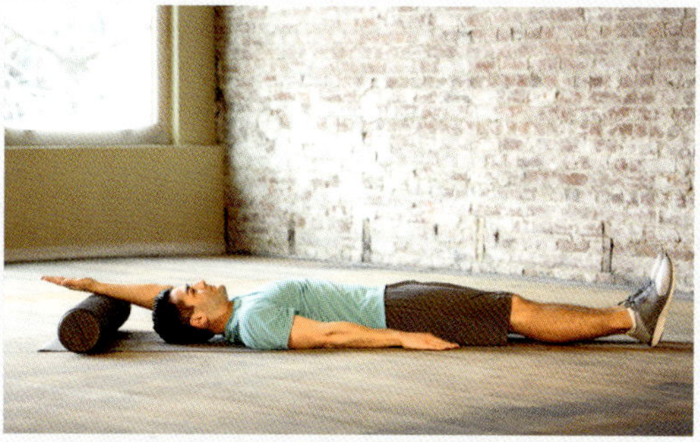

Um den Rücken stärker zu fordern, absolvieren Sie die Übung mit ausgestreckten Beinen.

SCHULTERN GEZIELT LOCKERN

Wenn Sie sich bei der Arbeit häufig nach hinten, oben oder vorn strecken müssen, kann das die Schulterregion überanstrengen. Diese Massage löst dadurch entstehende Verhärtungen auf, lockert die verspannten Muskeln, lindert Schmerzen und verbessert die Beweglichkeit.

ZIELMUSKULATUR

Diese Massage spricht die drei Bereiche des Deltamuskels an: den vorderen, mittleren und hinteren Deltamuskel Sie liegen über dem Schultergelenk und sind an Armstreckungen beteiligt.

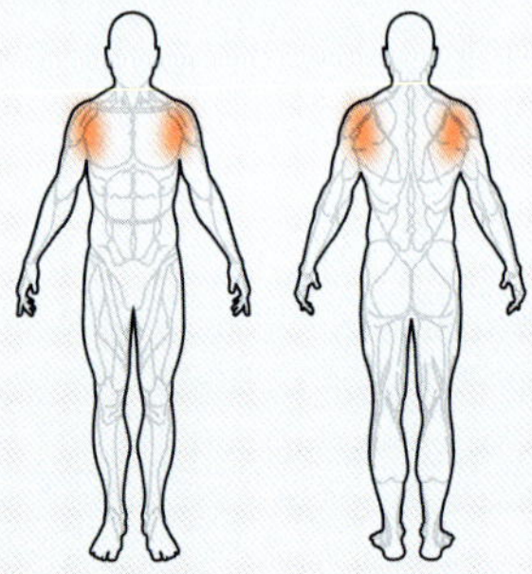

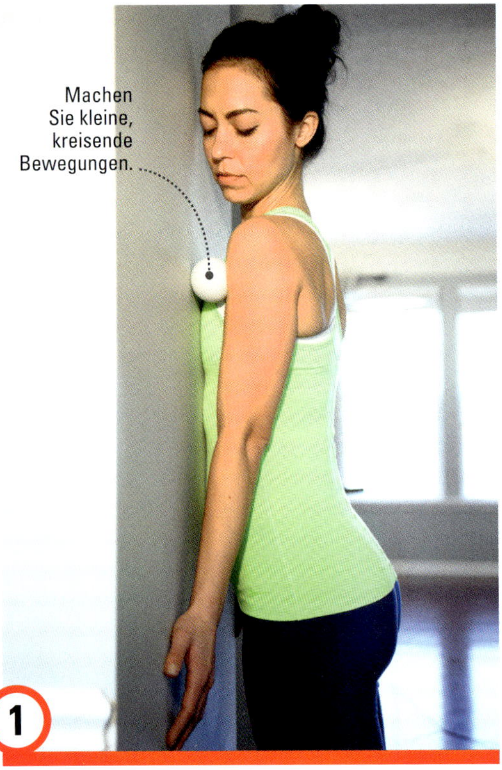

Stellen Sie sich aufrecht hin und klemmen Sie den Massageball zwischen eine Wand und die Vorderseite Ihrer linken Schulter. Rollen Sie diese Stelle 25 Sekunden lang aus.

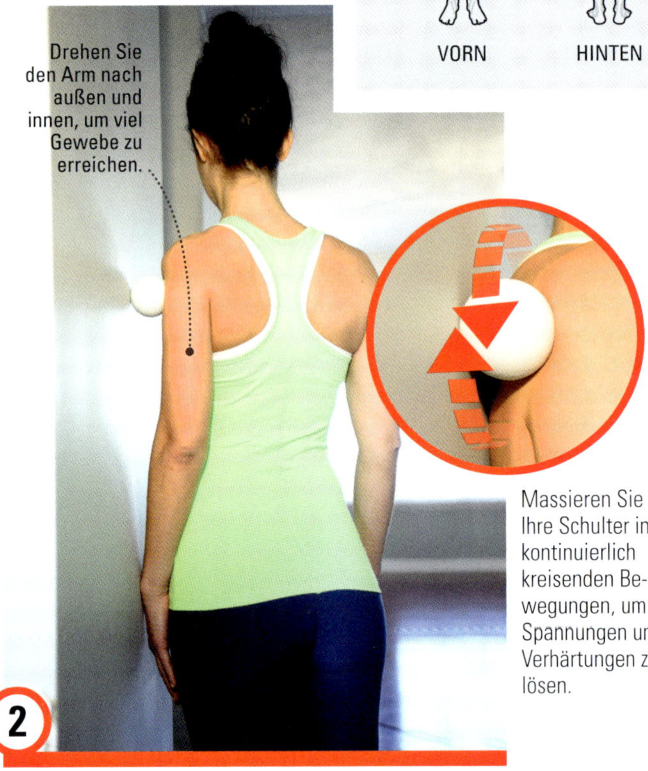

Massieren Sie Ihre Schulter in kontinuierlich kreisenden Bewegungen, um Spannungen und Verhärtungen zu lösen.

Drehen Sie den Körper, um den Bereich seitlich unter der Schulter 20 bis 30 Sekunden lang auszurollen.

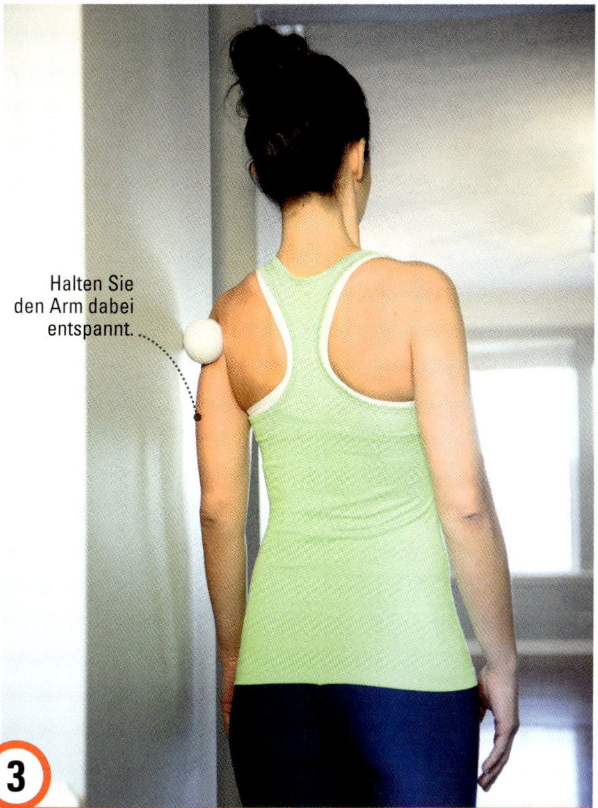

3

Drehen Sie Ihren Körper etwas weiter und massieren Sie die Rückseite Ihrer linken Schulter 20 bis 30 Sekunden lang.

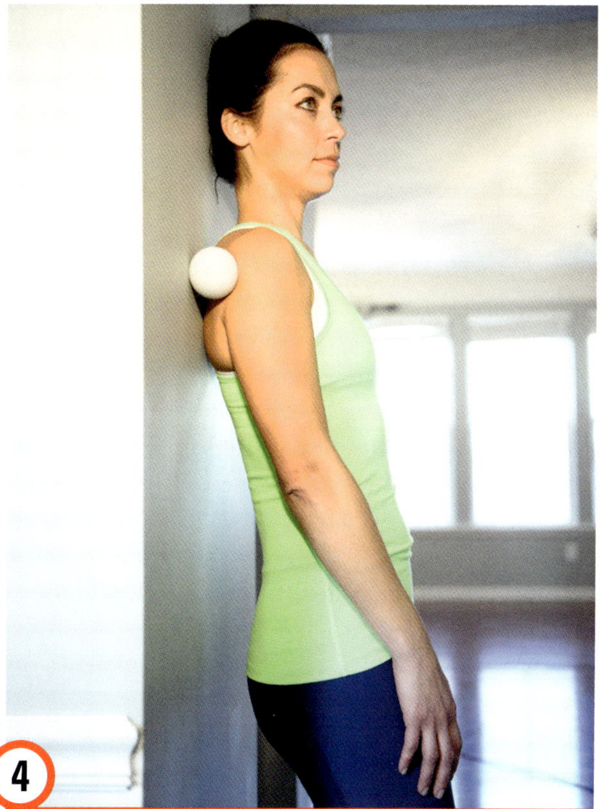

4

Wechseln Sie zur rechten Schulter und wiederholen Sie die Übung.

TIPP

Verhärtungen in Brustmuskulatur oder Unterarmen können ebenfalls Schulterschmerzen auslösen. Massieren Sie daher bei fortdauernden Schmerzen auch diese Regionen.

VARIANTE

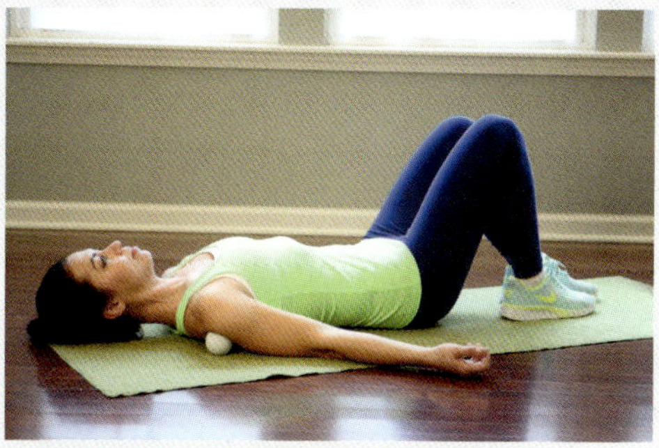

Um den Druck zu verstärken, legen Sie sich auf den Rücken und platzieren Sie den Ball unter Ihrer Schulter.

SCHULTERBLÄTTER LOCKERN

Die Schulterblätter sind an den unterschiedlichsten Bewegungen beteiligt, daher sind die mit ihnen verbundenen Muskeln leicht überlastet oder gereizt. Wenn Sie Ihre Arme häufig vor dem Körper halten – weil Sie etwa an Handy oder Computer arbeiten –, wird diese Dehnung Ihnen sehr guttun.

ZIELMUSKULATUR

Diese Übung aktiviert die Muskeln der Rotatorenmanschette: *M. infraspinatus, supraspinatus* und *teres minor.* Sie stabilisieren die Schultern.

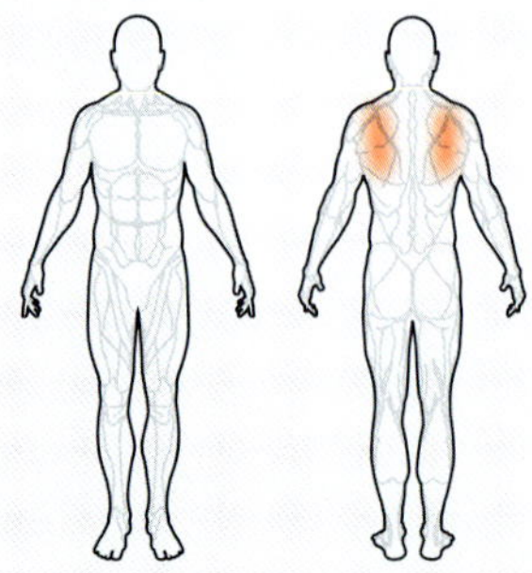

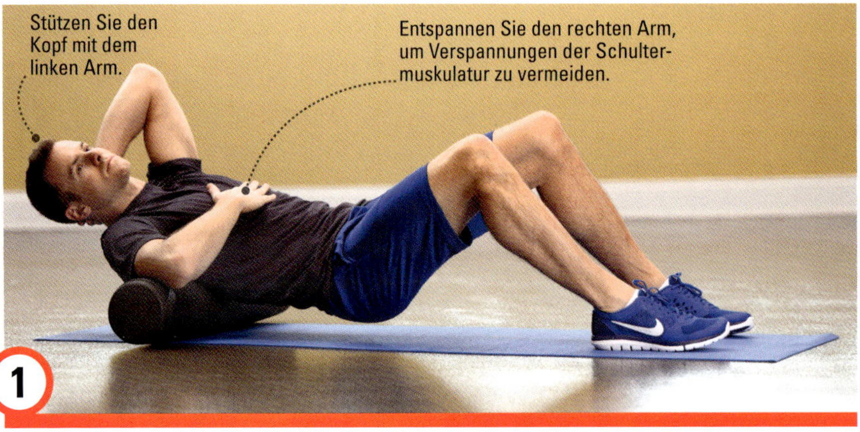

Legen Sie sich auf den Rücken und platzieren Sie die Faszienrolle unter der rechten Schulter. Stellen Sie die Beine gebeugt auf, heben Sie die Hüften und drehen Sie den Oberkörper nach rechts.

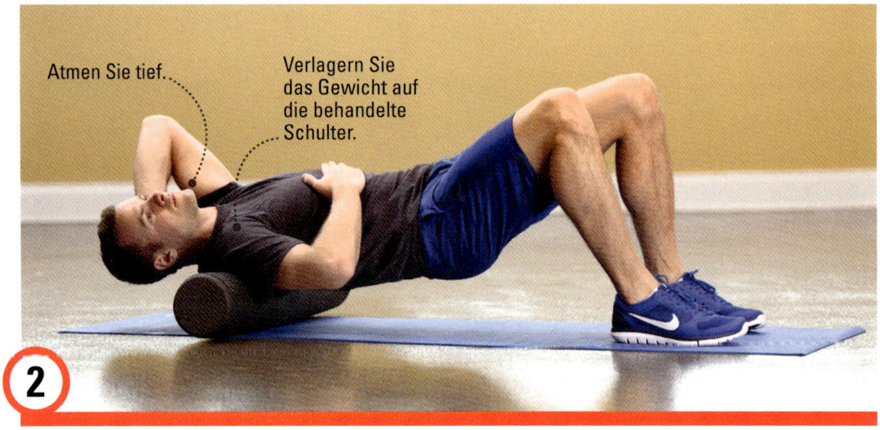

Rollen Sie 20 bis 30 Sekunden lang über das rechte Schulterblatt hin und her. Steuern Sie die Bewegung mit den Beinen. Drehen Sie anschließend Ihren Rumpf nach links und wiederholen Sie die Übung mit der linken Schulter.

TIPP

Für dauerhaft schmerzfreie Schultern müssen Sie Ihre Gewohnheiten ändern. Ziehen Sie z. B. Ihre Tastatur beim Arbeiten näher an sich heran.

SCHULTERN VORNE LOCKERN

Das Lockern der Schultervorderseite stellt die gesunde Beweglichkeit der Arme wieder her und lindert Schmerzen in den angrenzenden Bereichen. Für Basketball-, Tennis- und Volleyballspieler, die häufig ihre Arme in die Höhe recken, ist diese Übung besonders wohltuend.

ZIELMUSKULATUR

Diese Übung spricht den vorderen Deltamuskel an. Er hebt den Arm vom Körper weg.

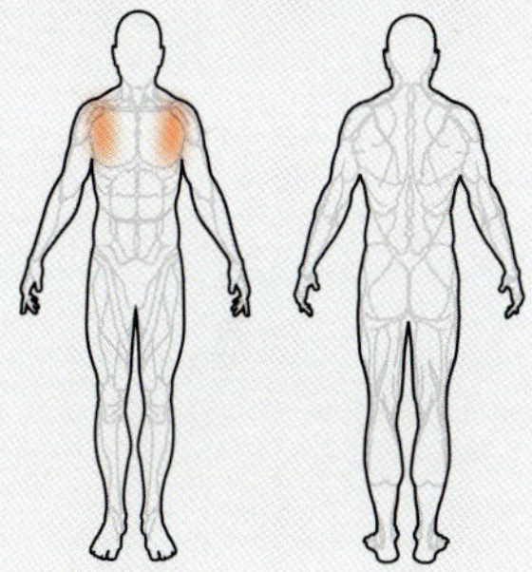

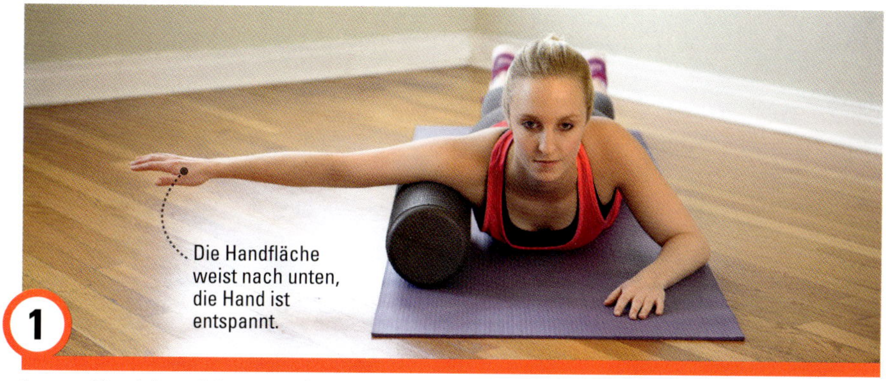

Legen Sie sich auf den Bauch und strecken Sie den rechten Arm seitlich im rechten Winkel zum Körper ab. Platzieren Sie die Faszienrolle vorn unter der rechten Schulter.

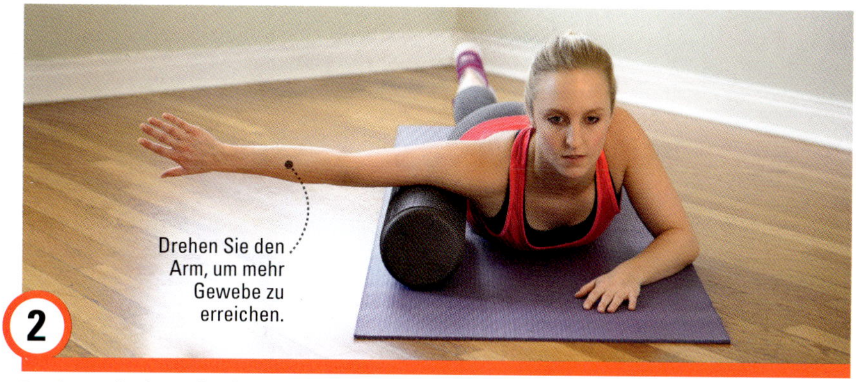

Drehen Sie den Oberkörper hin und her und rollen Sie dabei 20 bis 30 Sekunden lang die rechte Schulter über ihre ganze Breite aus. Wechseln Sie anschließend die Seiten und wiederholen Sie die Übung mit der linken Schulter.

VARIANTE

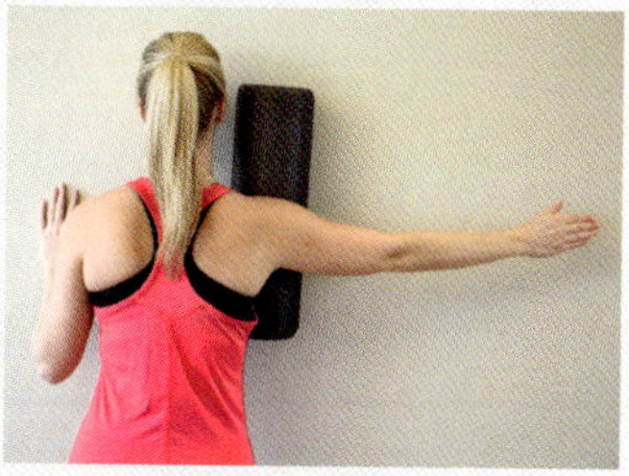

Um den Druck zu reduzieren, machen Sie die Übung vor einer Wand stehend und klemmen Sie sich die Rolle zwischen den vorderen Schulterbereich und die Wand.

SCHULTERBLÄTTER MOBILISIEREN

Diese Übung verbessert die Stabilität und Mobilität im Schulterblatt und sorgt für effektivere Drück- und Ziehbewegungen der Rotatorenmanschette. Stabile Schulterblätter senken die Schmerzanfälligkeit im Bereich von Schultern, Rücken und Nacken.

ZIELMUSKULATUR

Diese Übung spricht den *M. serratus anterior* und den *M. rhomboideus major* an. Sie stabilisieren die Schulterblätter.

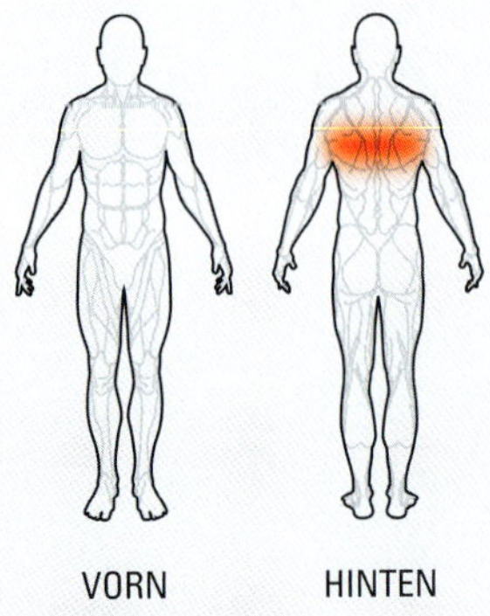

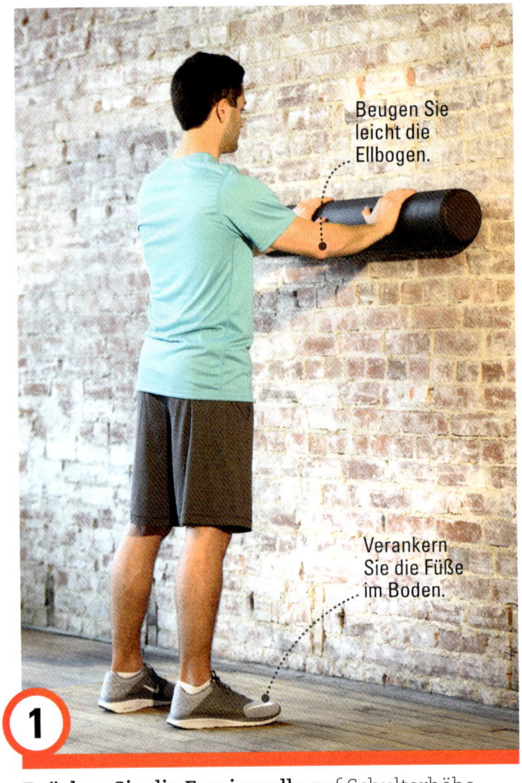

Drücken Sie die Faszienrolle auf Schulterhöhe mit den Händen gegen eine Wand. Strecken Sie die Arme und lehnen Sie sich nach vorn.

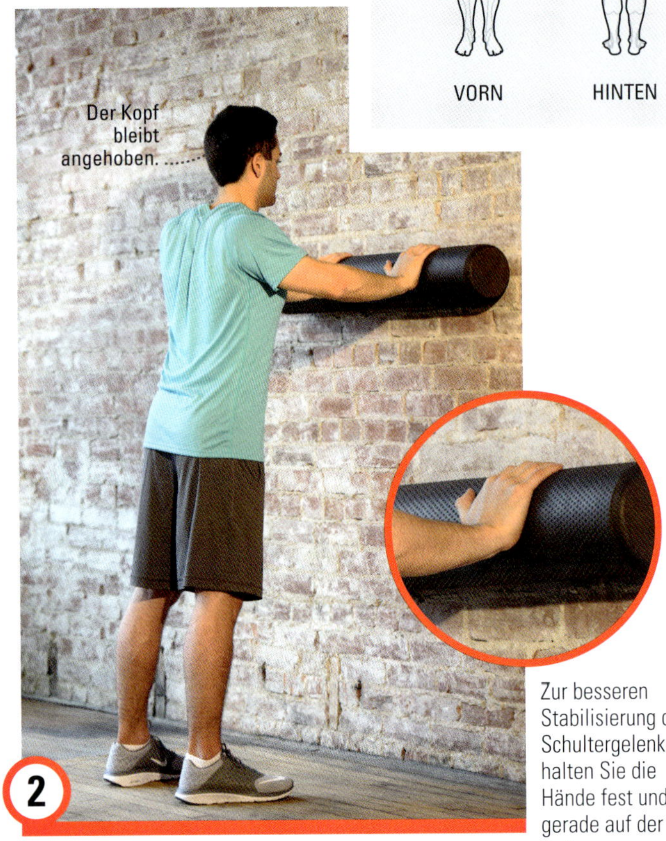

Zur besseren Stabilisierung der Schultergelenke halten Sie die Hände fest und gerade auf der Rolle.

Ziehen Sie die Schulterblätter zusammen, sodass sich der Körper leicht Richtung Wand bewegt.

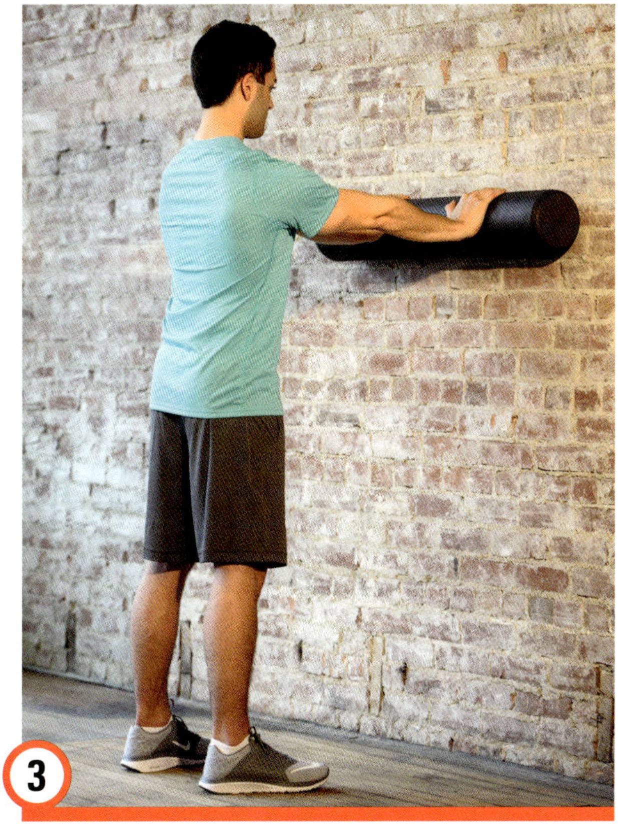

3 **Ziehen Sie die Schulterblätter auseinander,** sodass Sie sich von der Wand wegbewegen. Drehen Sie die Ellbogen nach innen und halten Sie die Position 2 Sekunden lang.

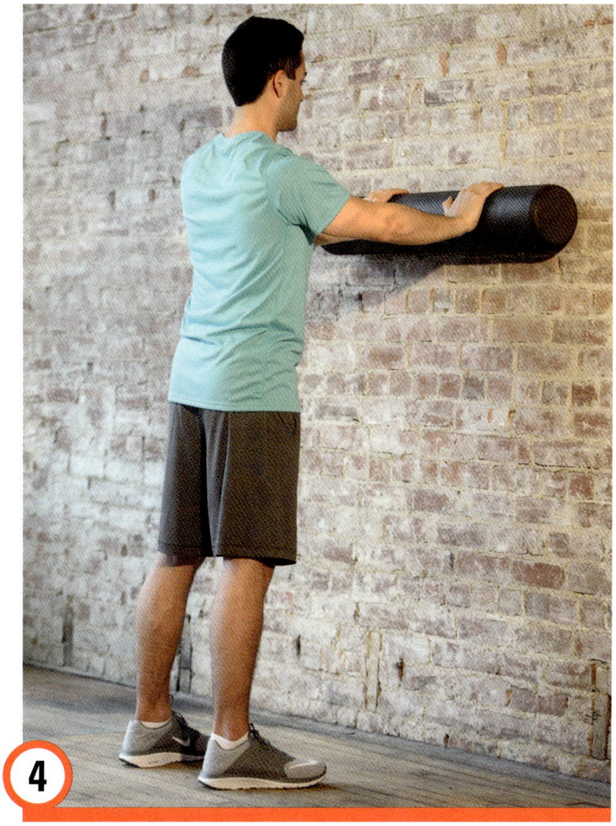

4 **Kehren Sie in die Ausgangsposition zurück** und wiederholen Sie die Übung 10 Mal.

VARIANTEN

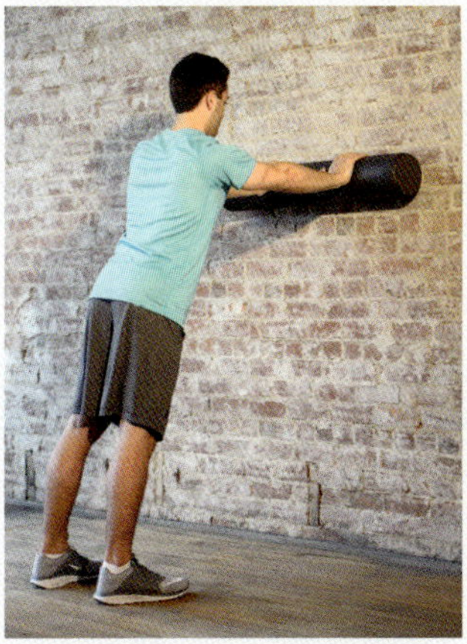

Um den Druck zu verstärken, stellen Sie Ihre Füße in größerem Abstand zur Wand auf.

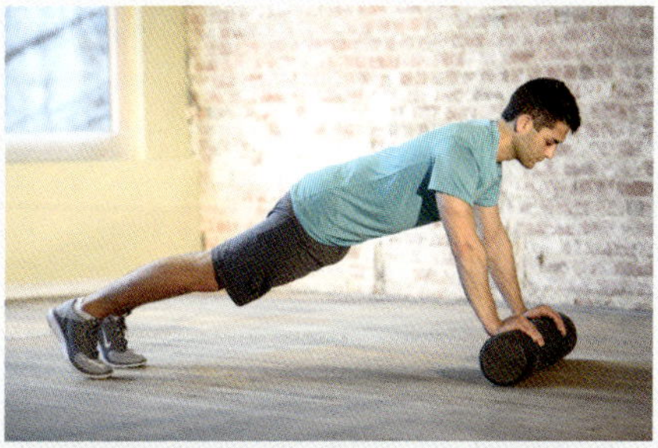

Um die Übung zu erschweren, absolvieren Sie sie in Liegestützposition.

BRUSTMUSKULATUR LOCKERN

Verspannungen in einer Muskelgruppe können Schmerzen in den antagonistischen Muskeln verursachen. So können straffe Brustmuskeln z.B. Ursache für Verhärtungen in oberem Rücken und Schultern sein. Diese Übung verringert solche Schmerzen und unterstützt die Durchblutung im gesamten Oberkörper.

ZIELMUSKULATUR

Diese Übung spricht den großen und den kleinen Brustmuskel an, *M. pectoralis major* und *minor*. Diese Muskeln ziehen die Arme nach vorn.

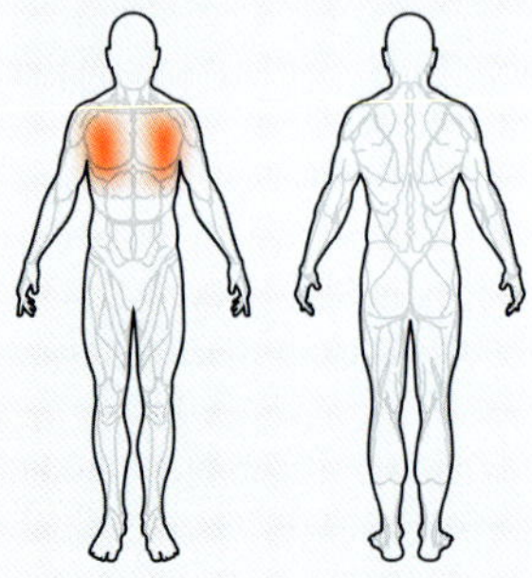

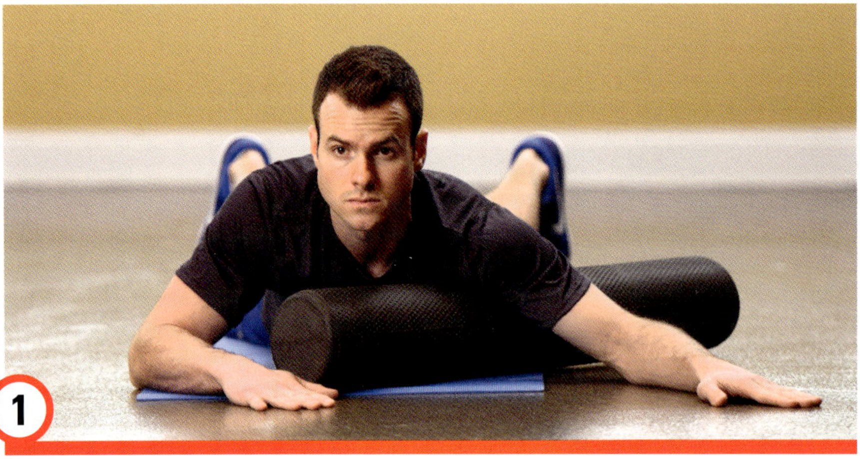

1

Legen Sie sich auf den Bauch und strecken Sie den linken Arm seitlich ab. Platzieren Sie die Faszienrolle unter dem linken Oberarm.

TIPP

Die Übung wird einfacher, wenn Sie die Rolle mit der anderen Hand drehen, um die Bewegung zu unterstützen.

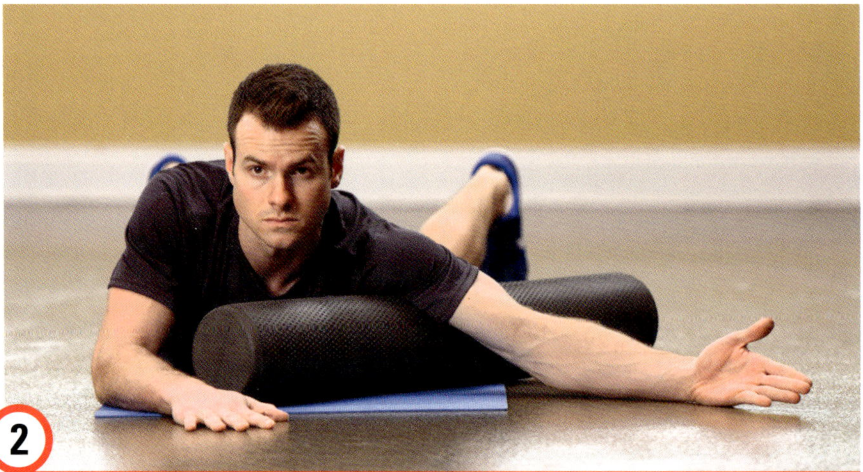

2

Rollen Sie die Brustmuskulatur nach oben aus, indem Sie mit den Füßen ziehen. Drehen Sie die linke Handfläche nach oben.

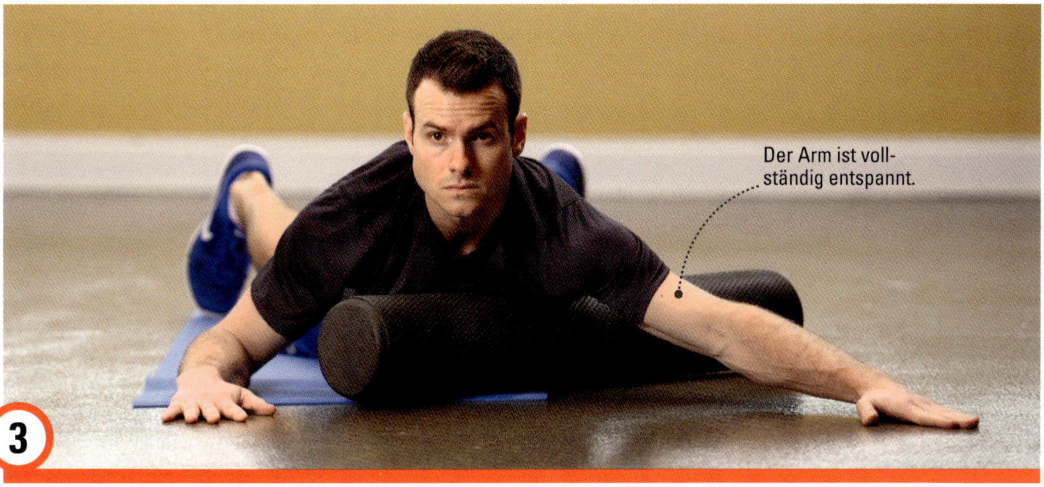

Rollen Sie bis zum Brustbein hinunter und drehen Sie die linke Handfläche nach unten. Setzen Sie die Übung 20 bis 30 Sekunden lang fort.

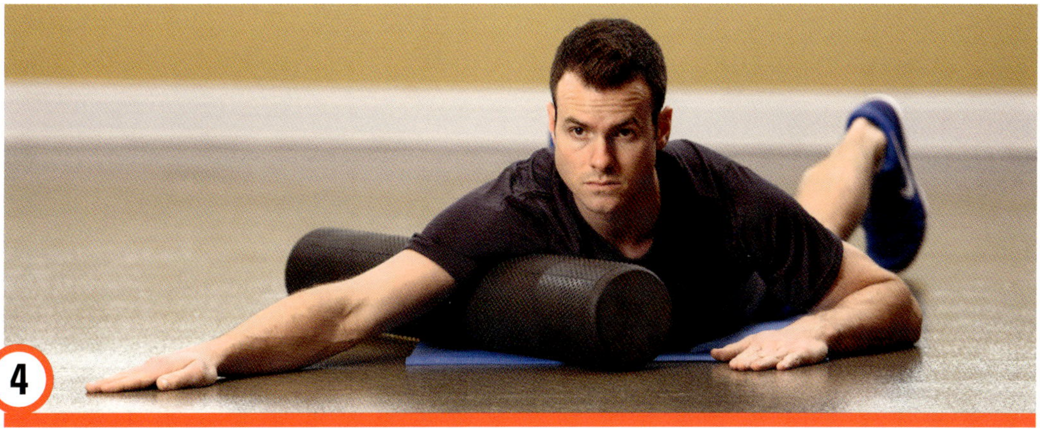

Wechseln Sie zum rechten Arm und wiederholen Sie die Übung.

WIE ES WIRKT

Die Massage der Brustmuskulatur hilft bei Unbeweglichkeit und Schmerzen, die durch eine einseitige Armhaltung beim Autofahren oder am Schreibtisch verursacht sind.

VARIANTE

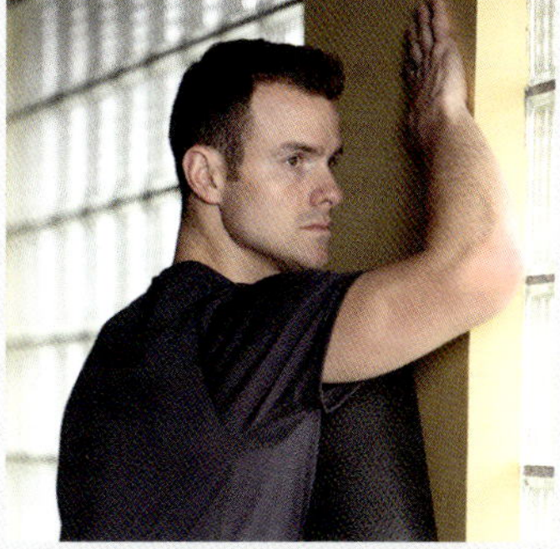

Die Übung ist einfacher, wenn Sie die Rolle mit dem Brustkorb gegen eine Wand pressen.

BRUSTMUSKULATUR GEZIELT LOCKERN

Wenn Sie viel am Schreibtisch sitzen, haben Sie möglicherweise Verhärtungen in der Brustmuskulatur. Bei langem Sitzen sinken die Schultern nach vorn, die Brustmuskulatur verkürzt sich und Schmerzen sind die Folge. Massagen mit dem Ball lösen Verspannungen und verbessern die Beweglichkeit.

ZIELMUSKULATUR

Diese Massage zielt auf den großen und kleinen Brustmuskel, *M. pectoralis major* und *minor*. Diese Muskeln ziehen und drehen die Arme zur Körpermitte hin.

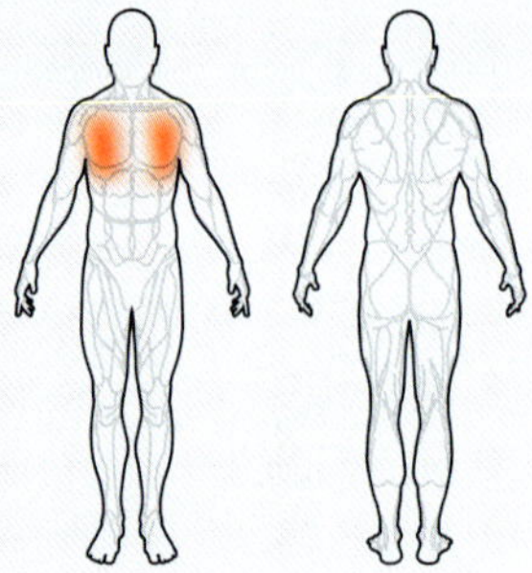

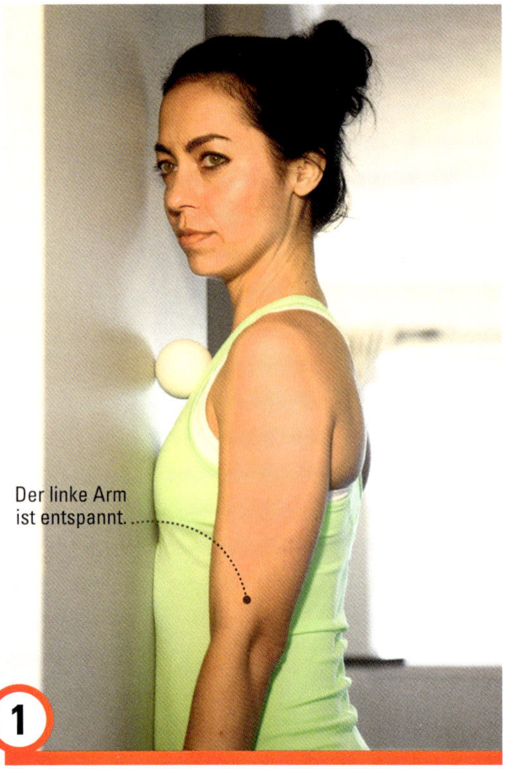

Stellen Sie sich aufrecht hin und klemmen Sie den Ball zwischen die Wand und die Brustmuskulatur unterhalb des linken Schlüsselbeins. Lehnen Sie sich gegen den Ball.

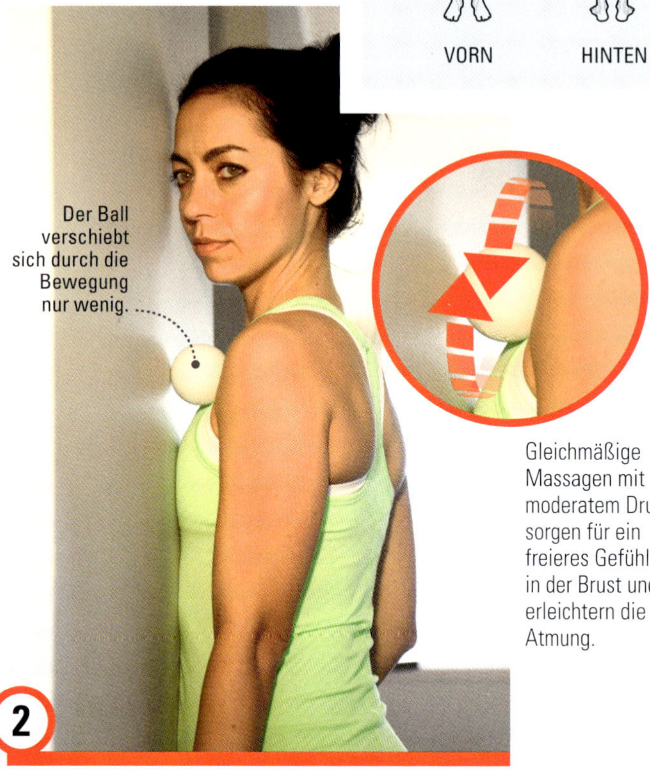

Gleichmäßige Massagen mit moderatem Druck sorgen für ein freieres Gefühl in der Brust und erleichtern die Atmung.

Bewegen Sie sich seitlich hin und her, um den Ball über Ihre obere Brust zu rollen. Massieren Sie schmerzhafte Stellen 20 bis 30 Sekunden mit kreisenden Bewegungen.

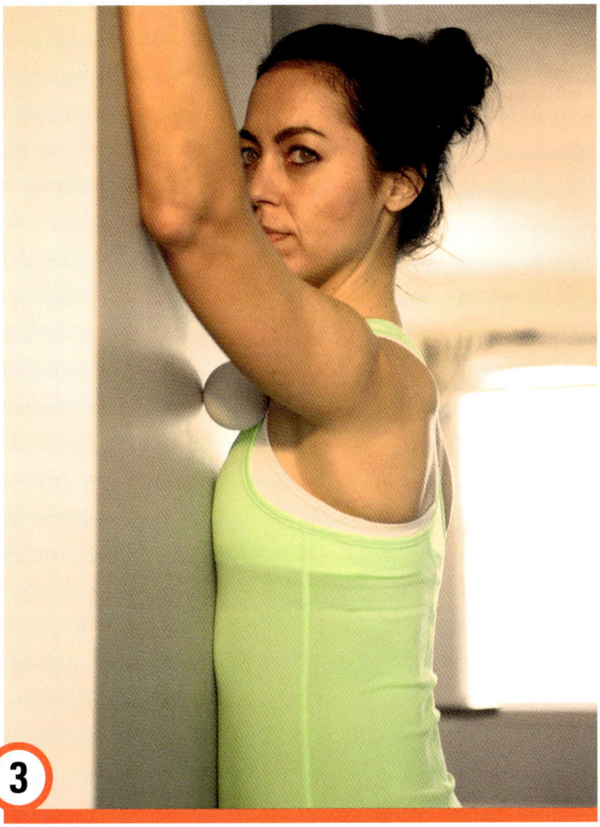

3

Bewegen Sie den Ball zur unteren Brust und heben Sie den linken Arm. Bewegen Sie sich seitlich hin und her und massieren Sie besonders schmerzhafte Stellen 20 bis 30 Sekunden lang.

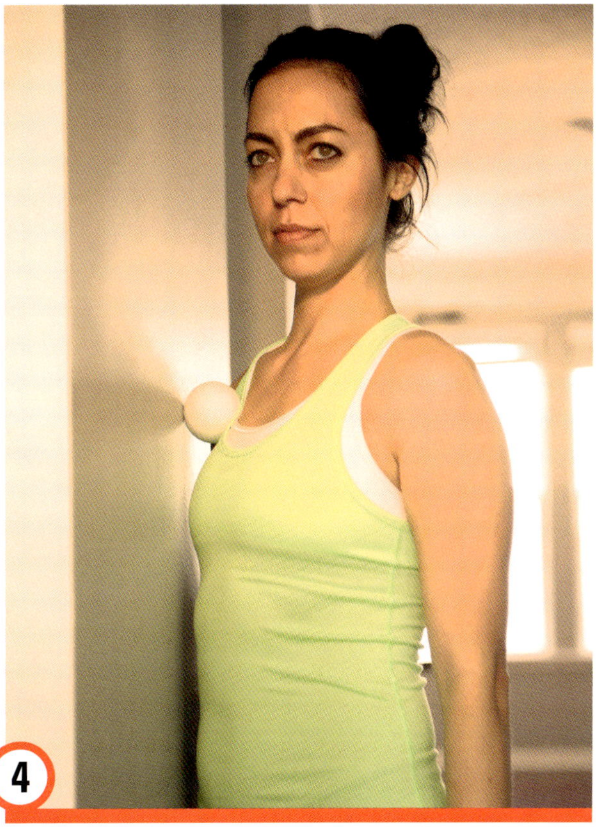

4

Wechseln Sie mit dem Ball zur rechten Seite und wiederholen Sie die Übung.

WIE ES WIRKT

Diese Übung lindert Schmerzen im Oberkörper, die z. B. durch das Tragen schwerer Taschen verursacht wurden. Für eine dauerhafte Besserung müssen Sie Ihre Gewohnheiten ändern.

VARIANTE

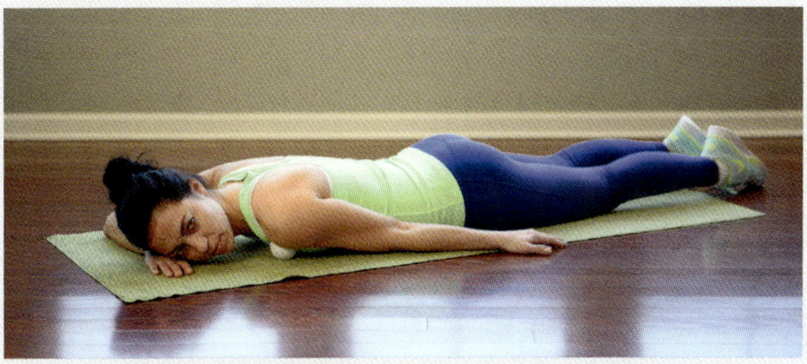

Um weitere Triggerpunkte zu erreichen, legen Sie sich auf den Boden, platzieren Sie den Ball unter der Brust und drehen Sie den Arm langsam in einer Kreisbewegung nach oben.

DEN BREITEN RÜCKEN-MUSKEL LOCKERN

Diese Übung lockert den breiten Rückenmuskel und verringert damit Verspannungen in der Schulterregion. Wenn Sie Ihre Arme häufig über den Kopf heben oder lange Zeit seitlich am Körper halten, werden Sie diese Lockerungsübung als sehr wohltuend empfinden.

ZIELMUSKULATUR

Diese Übung zielt auf den *M. latissimus dorsi*, den breiten Rückenmuskel. Er kontrolliert die Schultern und ist für Zugbewegungen verantwortlich.

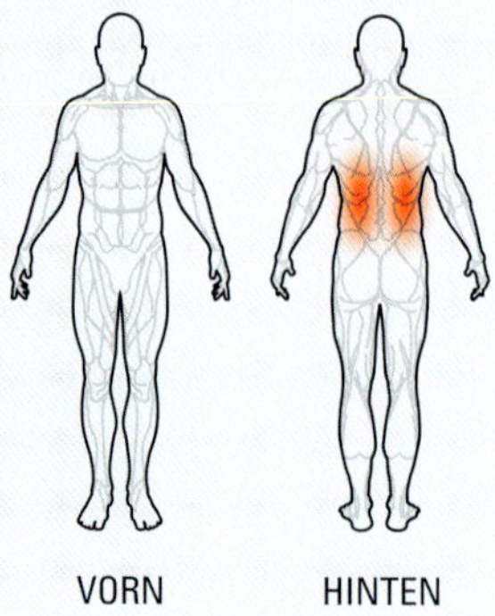

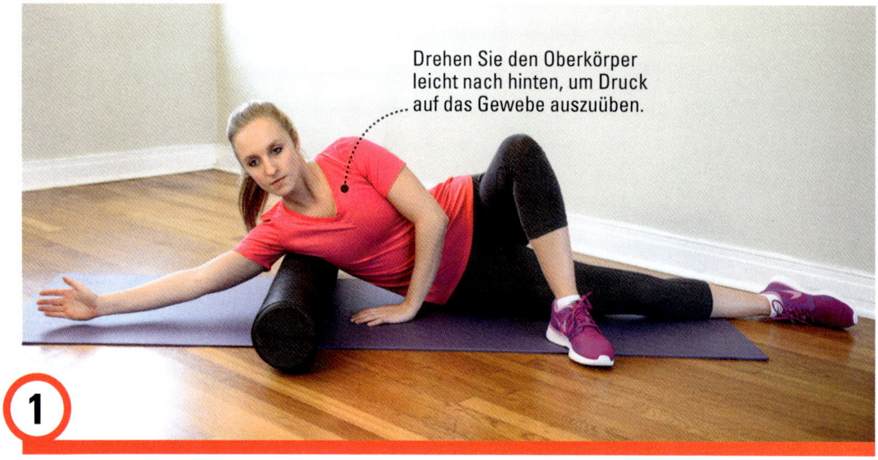

Legen Sie sich auf die rechte Seite und platzieren Sie die Faszienrolle unter der rechten Achsel. Stellen Sie Ihren linken Fuß als Stütze vor dem Körper auf.

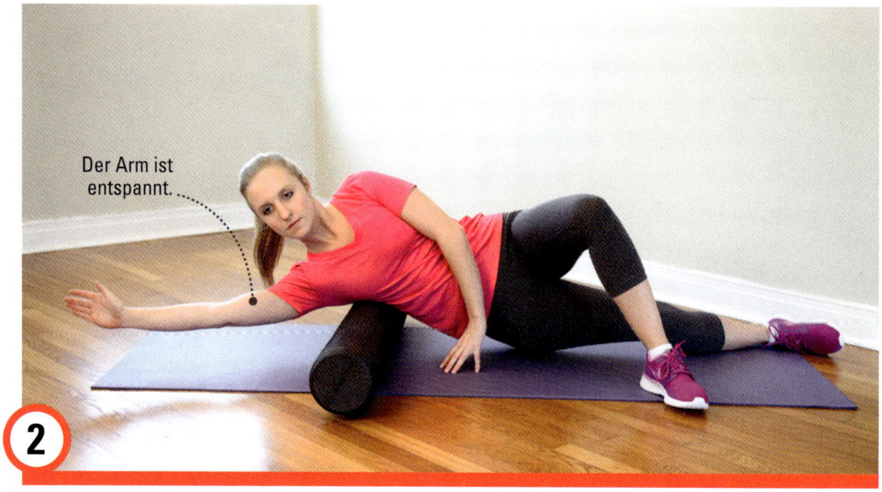

Heben Sie die Hüften und rollen Sie mithilfe von Druck aus dem linken Arm und dem linken Bein zum Schulterblatt hinunter.

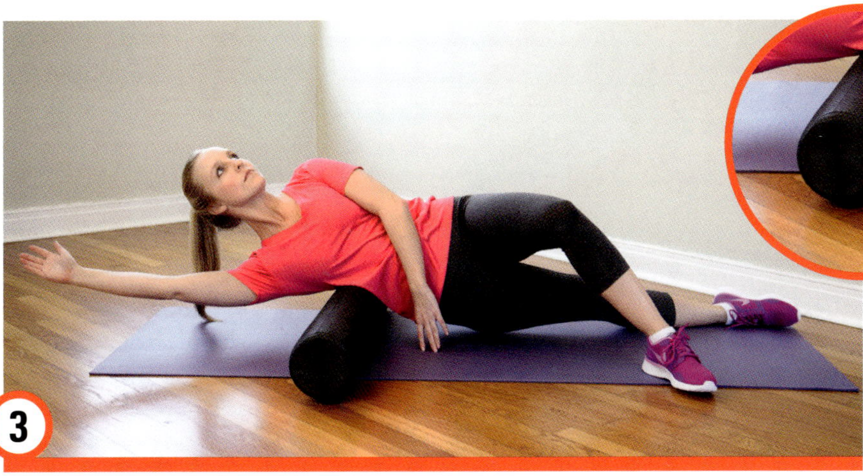

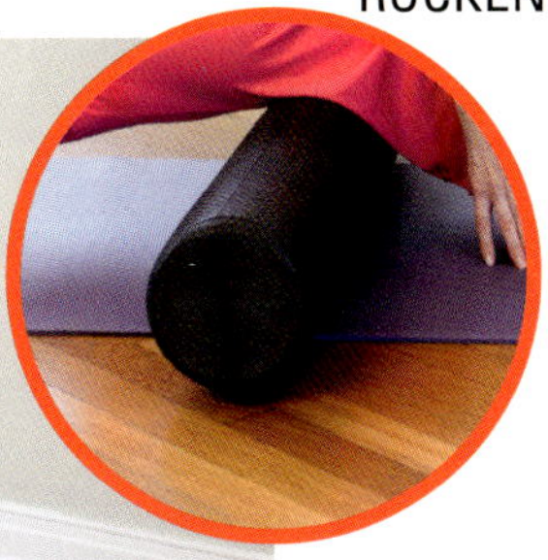

Druck auf die Muskeln am unteren Ende des Brustkorbes bringt die Muskeln ins Gleichgewicht, die Zug auf die Schultern ausüben.

3

Drehen Sie den Oberkörper weiter nach hinten und rollen Sie bis zum unteren Ende des Brustkorbs. Rollen Sie die Muskulatur rechts von der Wirbelsäule auf diese Weise 20 bis 30 Sekunden lang aus.

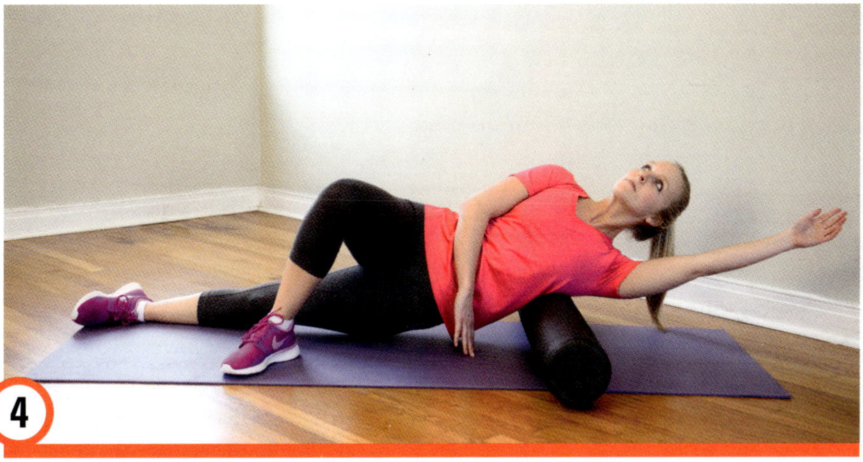

4

Wechseln Sie die Seite und wiederholen Sie die Übung mit der Muskulatur links von der Wirbelsäule.

TIPP

Durch die Drehung des Oberkörpers bei der Übung lockert die Rolle den gesamten breiten Rückenmuskel, der sich von der Achsel hinunter zur Beckenmitte und über die Körperseiten erstreckt.

VARIANTE

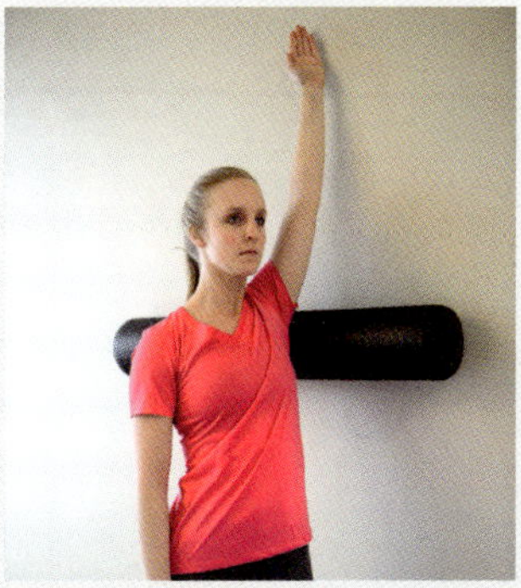

Um die Übung zu vereinfachen, strecken Sie den Arm an einer Wand entlang nach oben, klemmen Sie die Rolle zwischen Achsel und Wand und beugen Sie die Knie, um die Rolle zu bewegen.

ACHSELBEREICH LOCKERN

ZIELMUSKULATUR

Diese Übung spricht die Muskulatur der Achselregion an: *M. infraspinatus, teres major* und *teres minor*. Sie sind an der Stabilisierung des Oberarmknochens beteiligt.

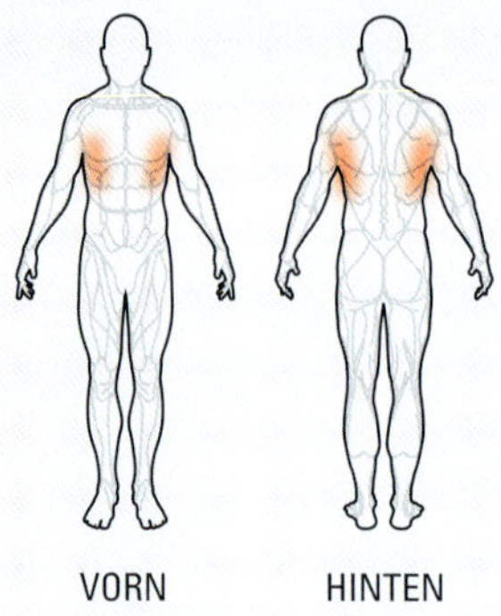

Die kleine Bewegung in dieser Übung zielt auf den Bereich, wo die Arme auf den Brustkorb treffen. Wenn Sie Ihre Arme oft nah am Körper halten, werden diese Muskeln unbeweglich und schmerzen. Das Ausrollen der Achselregion stellt die volle Länge dieser Muskeln wieder her und fördert ihre Durchblutung.

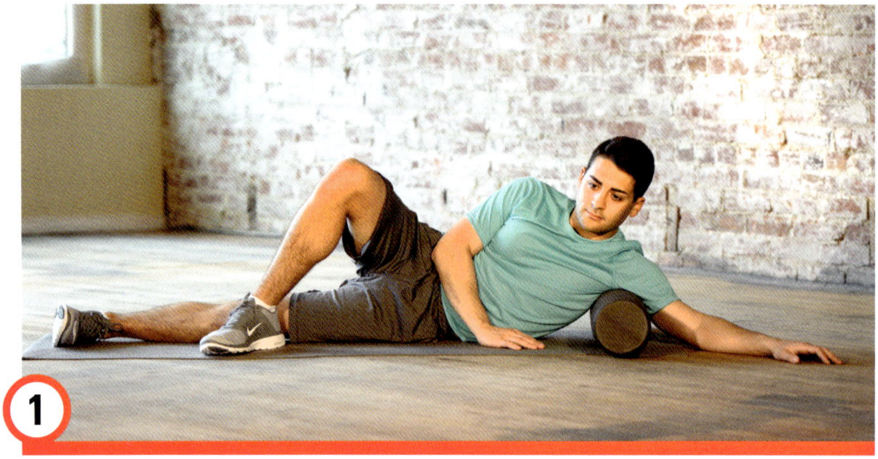

1

Legen Sie sich auf die linke Seite, platzieren Sie die Faszienrolle unter dem linken Oberarm und stellen Sie den rechten Fuß als Stütze vor dem Körper auf.

Unterstützen Sie die Drehung des Oberkörpers und die Bewegung der Rolle mit dem freien Arm.

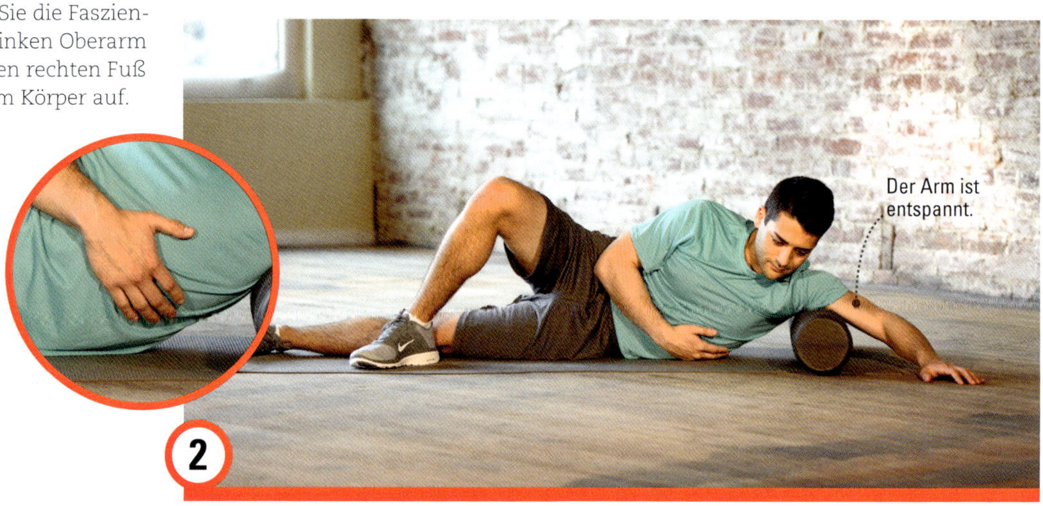

2

Drehen Sie den Oberkörper nach vorn und rollen Sie den Oberarm hinauf, indem Sie mit dem rechten Fuß ziehen.

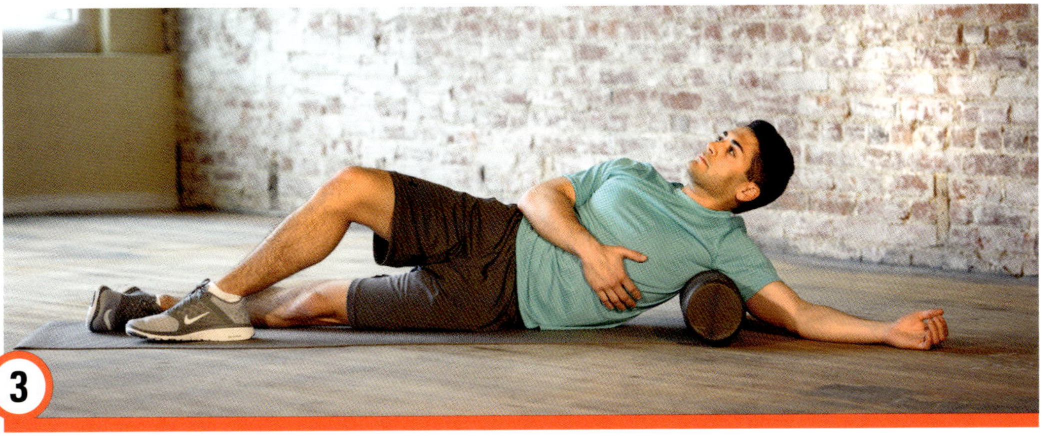

3

Drehen Sie den Oberkörper nach hinten und rollen Sie bis zur Achsel hinauf. Rollen Sie auf diese Weise 20 bis 30 Sekunden lang den Achselbereich aus.

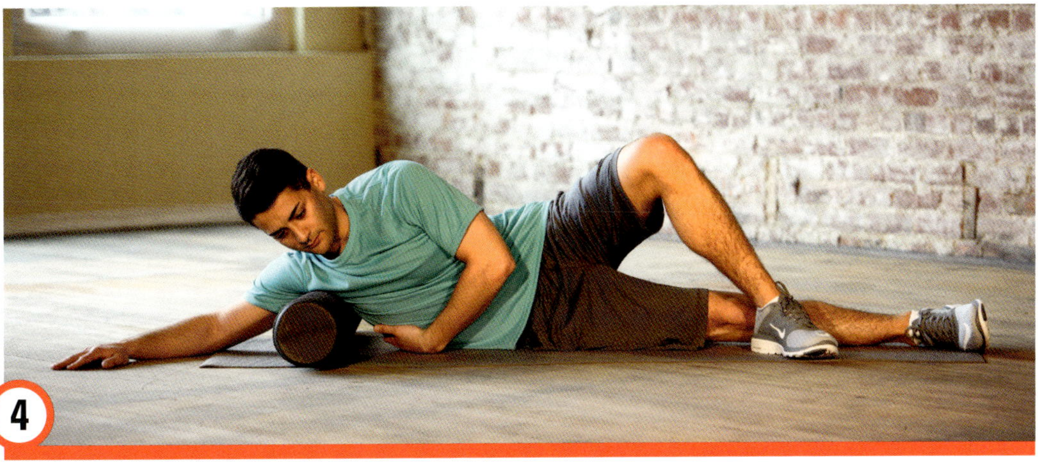

4

Wechseln Sie zur rechten Achsel und wiederholen Sie die Übung.

VARIANTE

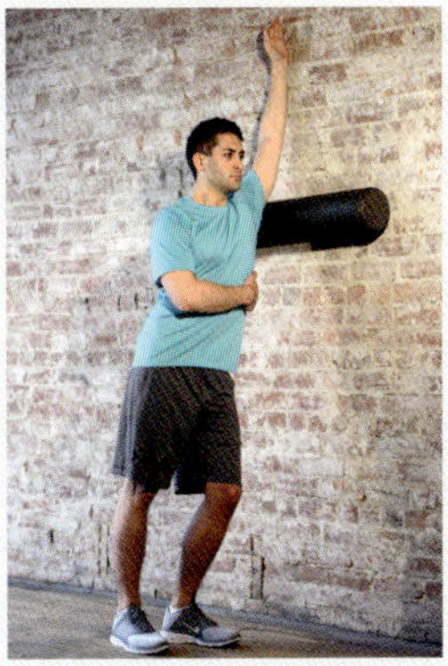

Um die Übung zu vereinfachen, strecken Sie Ihren Arm an einer Wand entlang nach oben und pressen Sie die Rolle mit der Achsel gegen die Wand.

WIE ES WIRKT

Diese Lockerungsübung stellt die Balance innerhalb der Schulterregion wieder her, indem gegenüberliegende Muskeln verlängert bzw. entspannt werden.

BIZEPS LOCKERN

Wenn Sie mit gebeugtem Ellbogen schwere Gegenstände heben, können schmerzhafte Verspannungen im Bizeps entstehen und die Funktion von Händen, Handgelenken, Ellbogen und Schultern beeinträchtigen. Massagen verbessern die Durchblutung und lösen Verspannungen.

ZIELMUSKULATUR

Diese Übung zielt auf den Bizeps, der sich innen am Oberarm befindet. Dieser zweiköpfige Muskel beugt den Ellbogen, dreht den Unterarm und stabilisiert die Schulterblätter.

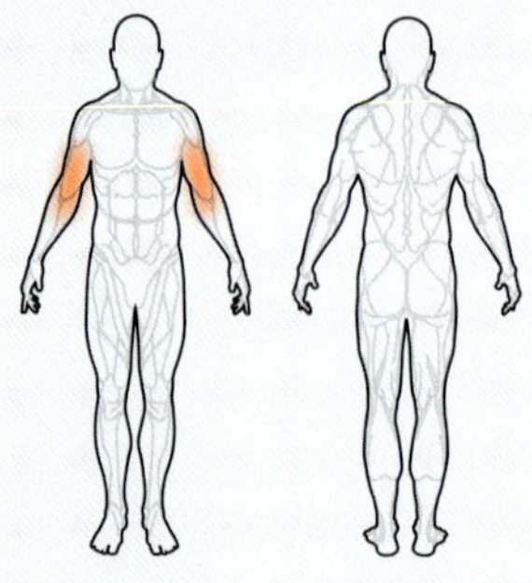

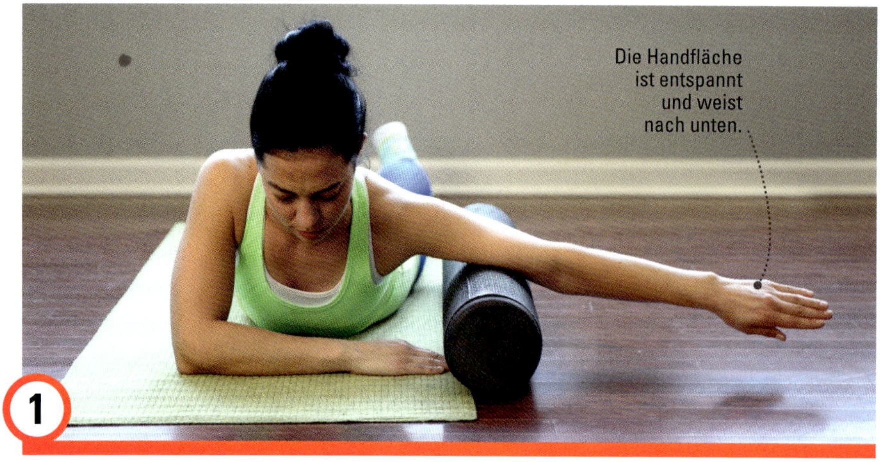

Legen Sie sich auf den Bauch und strecken Sie Ihren linken Arm im 90-Grad-Winkel zum Körper ab. Platzieren Sie die Faszienrolle unter Ihrem linken Bizeps.

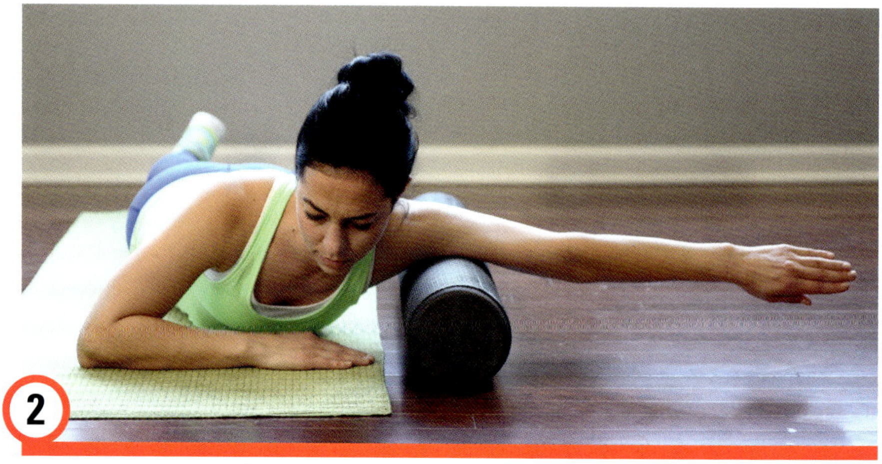

Bewegen Sie den Oberkörper seitlich hin und her und rollen Sie den linken Bizeps 20 bis 30 Sekunden lang von der Schulter bis zum Ellbogen aus.

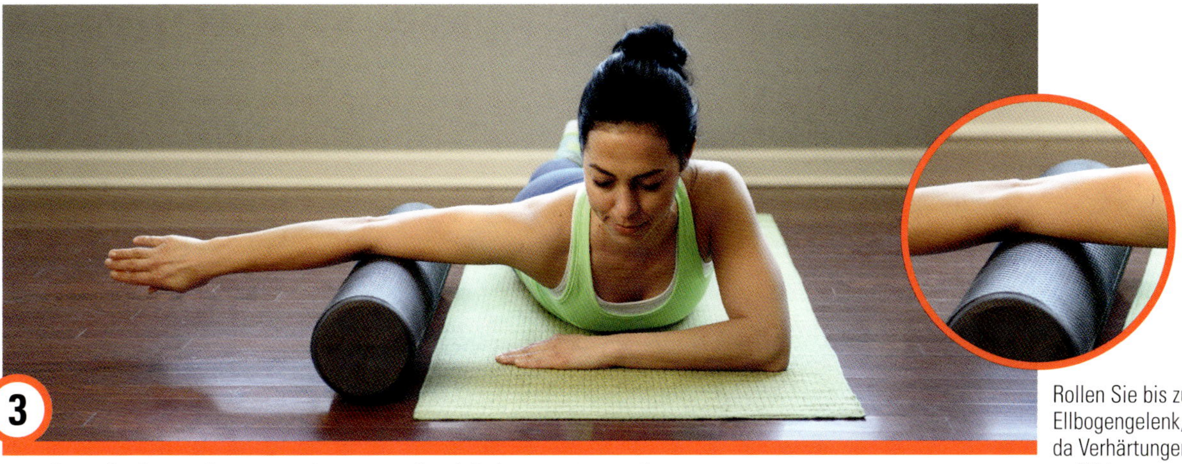

3

Rollen Sie bis zum Ellbogengelenk, da Verhärtungen und Schmerzen hier häufig auftreten.

Strecken Sie den rechten Arm im 90-Grad-Winkel zum Körper ab und wechseln Sie mit der Rolle zu Ihrem rechten Bizeps.

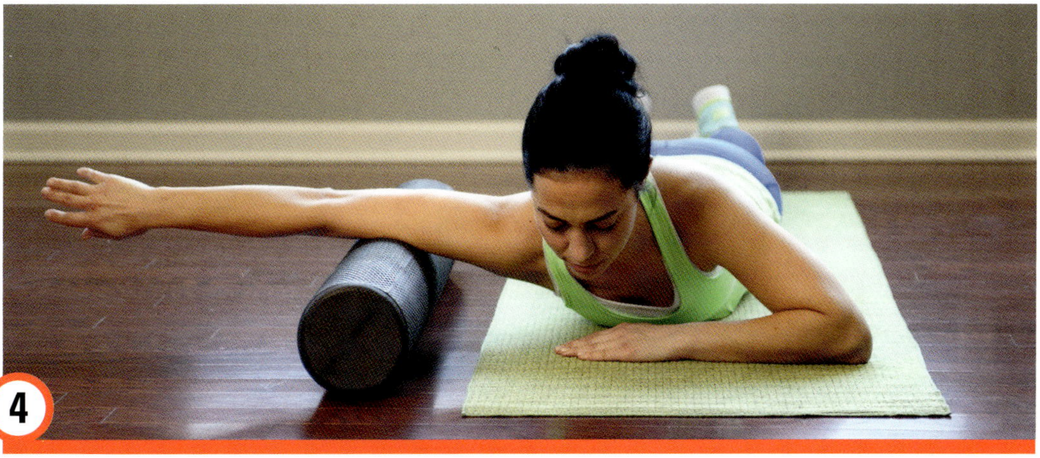

4

Bewegen Sie Ihren Oberkörper hin und her und rollen Sie den rechten Bizeps 20 bis 30 Sekunden lang von der Schulter bis zum Ellbogen aus.

TIPP

Zur Wiederherstellung der Beweglichkeit von Armen und Oberkörper sind zusätzlich die Übungen zum Lockern der Schulter- und Brustkorbmuskulatur zu empfehlen.

VARIANTE

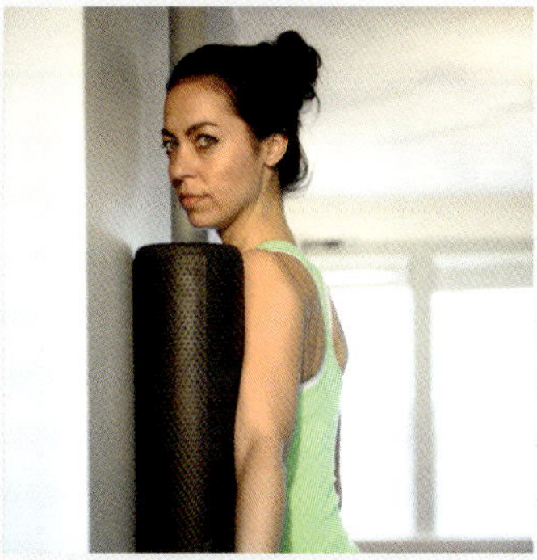

Um die Übung zu vereinfachen, pressen Sie die Rolle mit dem Bizeps gegen eine Wand.

TRIZEPS LOCKERN

Bei Ellbogen- und Schulterschmerzen kann die Lockerung des Trizeps Besserung bringen. Häufiges Durchstrecken des Ellbogengelenks bei Arbeit oder Sport kann empfindliche und schmerzhafte Verhärtungen im Trizeps verursachen, die die Faszienrolle lösen kann.

ZIELMUSKULATUR

Diese Übung spricht den Trizeps an, der auf der Oberarmrückseite liegt. Er streckt den Ellbogen und stabilisiert die Schultern.

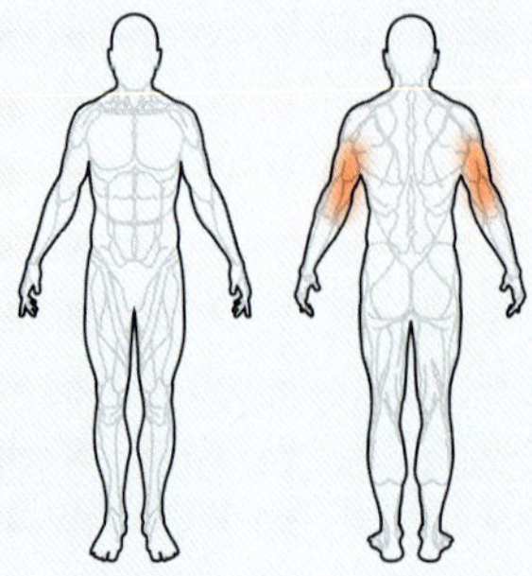

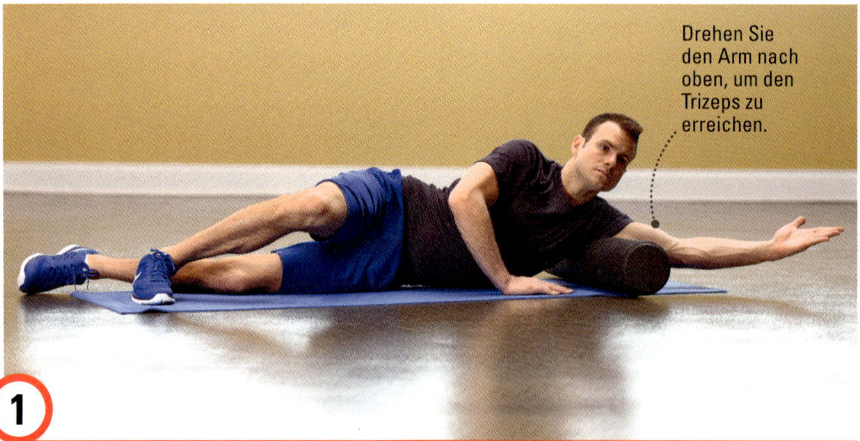

1

Legen Sie sich auf die linke Seite, platzieren Sie die Schaumstoffrolle unter dem linken Arm und stellen Sie Ihren rechten Fuß vor dem linken Schienbein als Stütze auf.

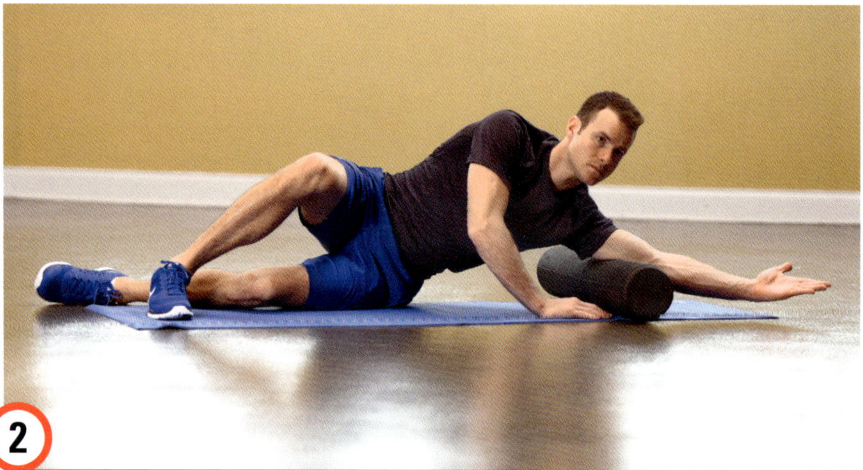

2

Rollen Sie zum rechten Ellbogengelenk, indem Sie mit dem rechten Arm und Bein Druck ausüben.

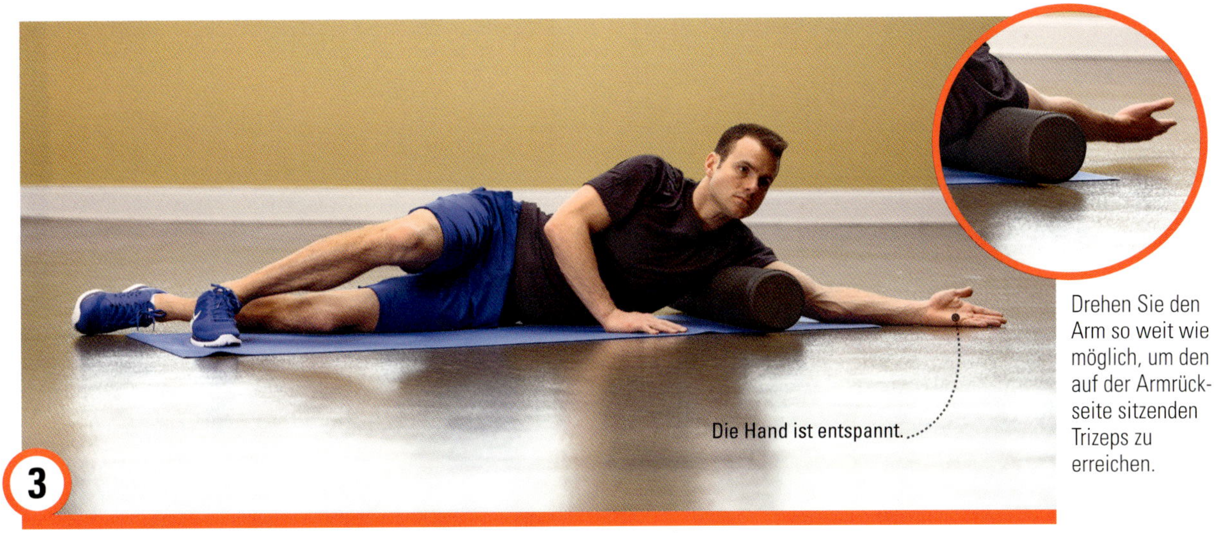

Drehen Sie den Arm so weit wie möglich, um den auf der Armrückseite sitzenden Trizeps zu erreichen.

Rollen Sie den ganzen Unterarm hinauf. Rollen Sie auf diese Weise den Trizeps 20 bis 30 Sekunden lang aus.

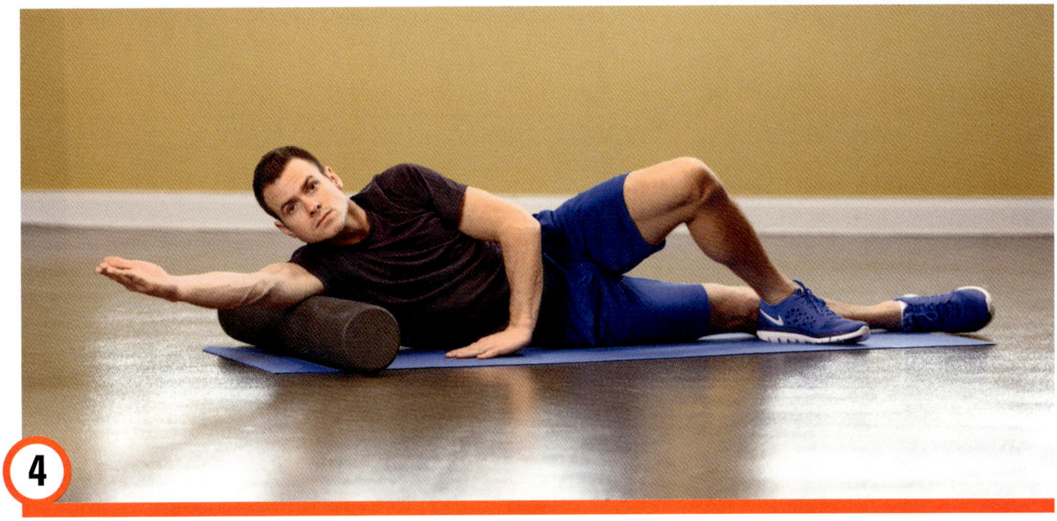

Wechseln Sie zum rechten Trizeps und wiederholen Sie die Übung.

WIE ES WIRKT

Diese Übung löst Schmerzen im Ellbogengelenk. Diese treten häufig bei Tennisspielern und Golfern auf, weil sie ihre Ellbogen in gestrecktem Zustand belasten.

UNTERARME AN DER WAND LOCKERN

Diese Übung an der Wand verbessert die Beweglichkeit der Schulter bei gehobenen Armen. Machen Sie sie vor Aktivitäten, bei denen Sie die Schultern belasten, etwa Streichen von Wänden. Die Mobilisierung der Schultern verringert die Verletzungsgefahr.

ZIELMUSKULATUR

Diese Übung zielt auf den *M. serratus anterior*. Er sitzt fächerförmig seitlich am Brustkorb und dreht die Schulterblätter nach oben.

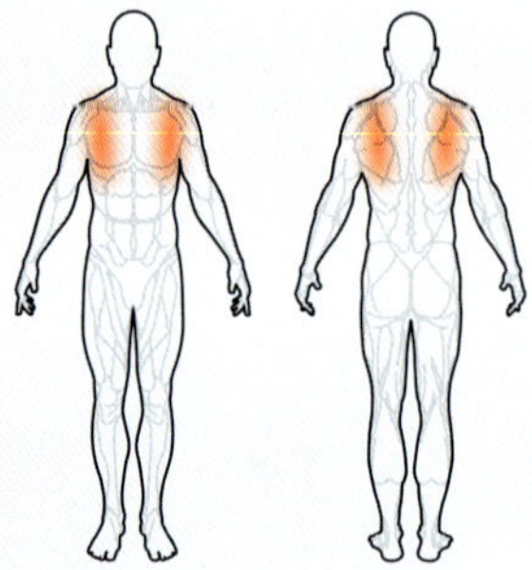

VORN HINTEN

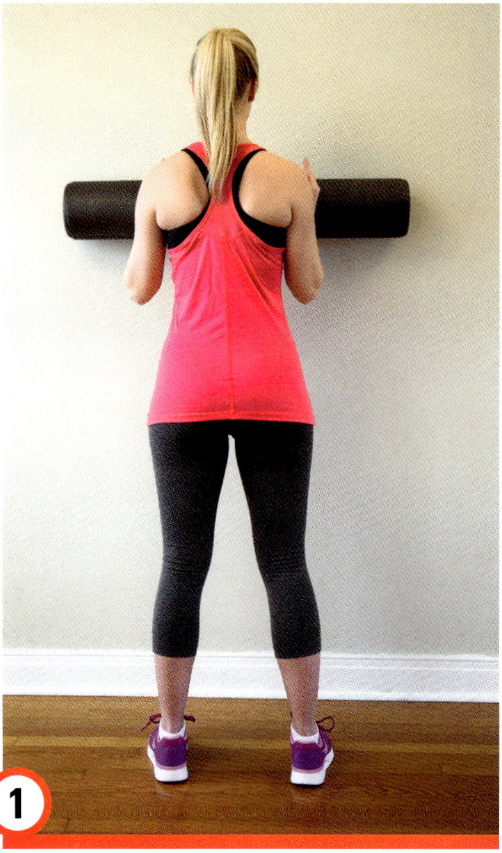

1

Stellen Sie sich etwa 30 cm von einer Wand entfernt auf, die Füße stehen schulterbreit. Drücken Sie die Rolle mit den Handkanten gegen die Wand.

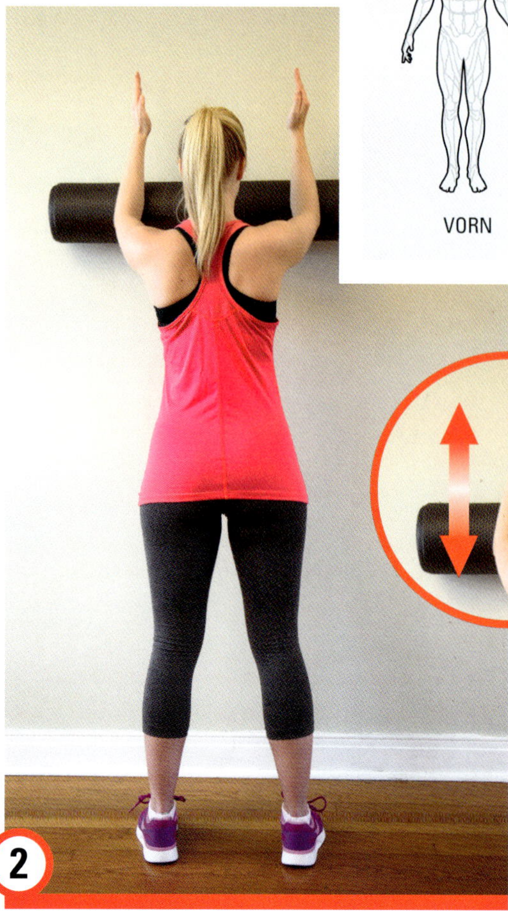

2

Üben Sie Druck gegen die Rolle aus und rollen Sie langsam die Unterarme nach oben. Die Schultern bleiben unten.

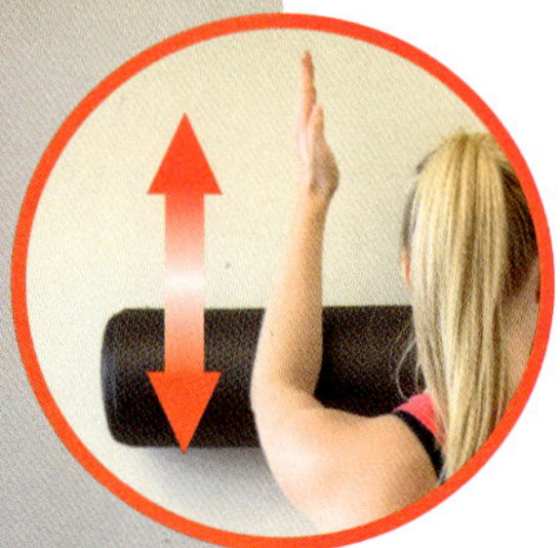

Üben Sie gleichbleibenden Druck auf die Rolle aus, ohne sich daraufzulehnen.

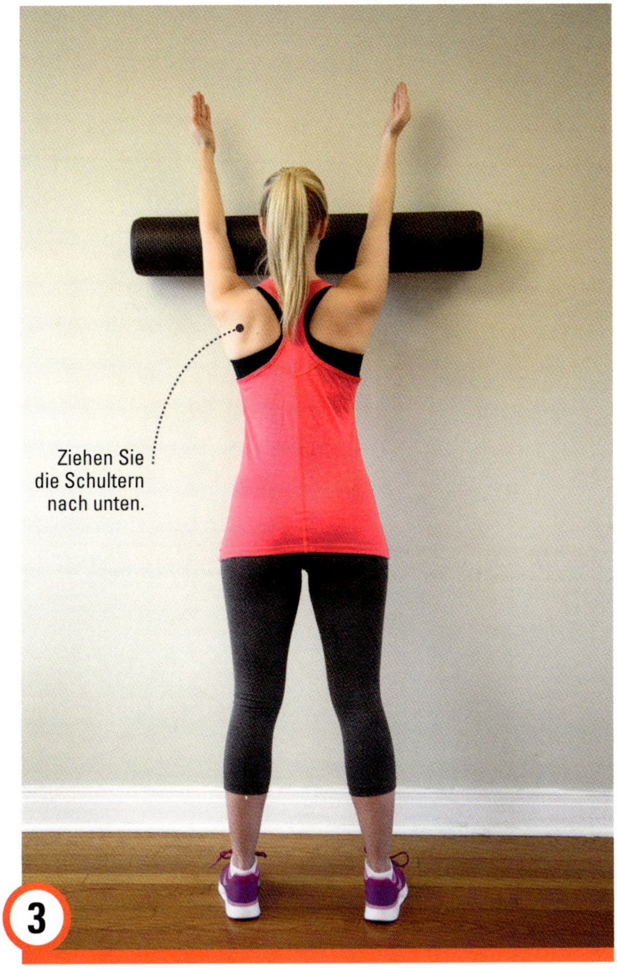

Drehen Sie Ihre Handflächen nach innen, während Sie die Arme nach oben rollen, bis die Arme vollständig gestreckt sind.

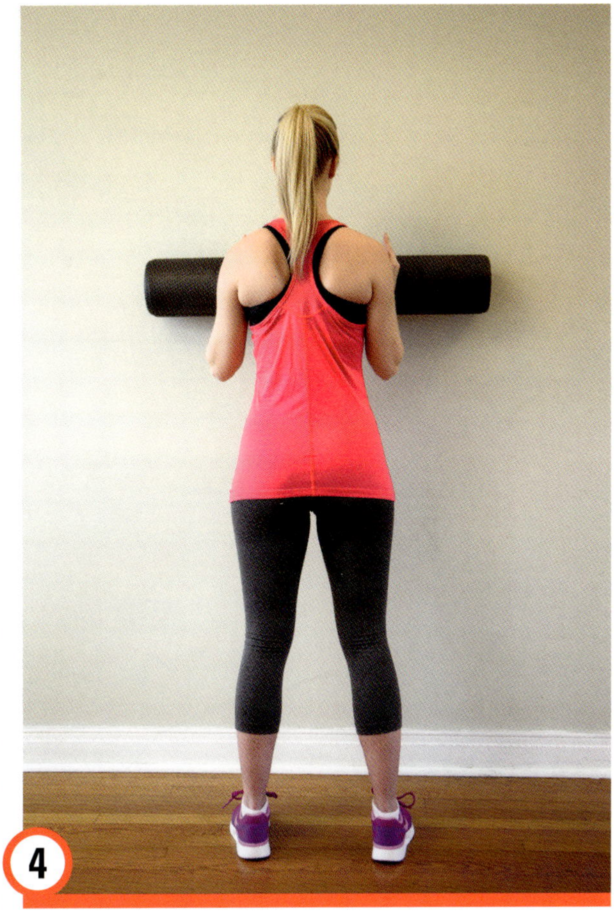

Kehren Sie zur Ausgangsposition zurück. Wiederholen Sie die Übung 10 Mal.

TIPP

Ziehen Sie zu Beginn Ihre Schulterblätter zusammen, um die richtigen Muskeln anzusprechen. Gleiten Sie möglichst weit nach oben, ohne die Schultern mit nach oben zu ziehen.

NACKEN LOCKERN

Den Nacken auszurollen ist wohltuend, wenn man den Kopf häufig gesenkt hält. Bei dieser Kopfhaltung werden auf Dauer die Muskeln am Schädelansatz überanstrengt. Diese Lockerungsübung kann auch bewirken, dass Sie seltener Kopfschmerzen haben.

ZIELMUSKULATUR

Diese Übung zielt auf den oberen Trapezmuskel, den *M. levator scapulae,* und die Streckmuskeln im Nacken. Diese haben Einfluss auf die Kopfhaltung.

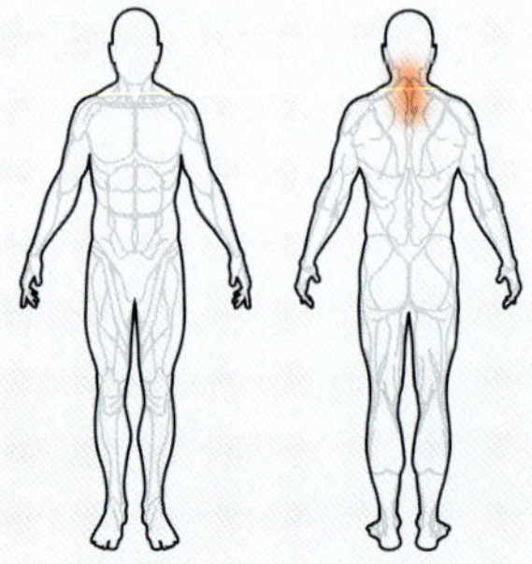

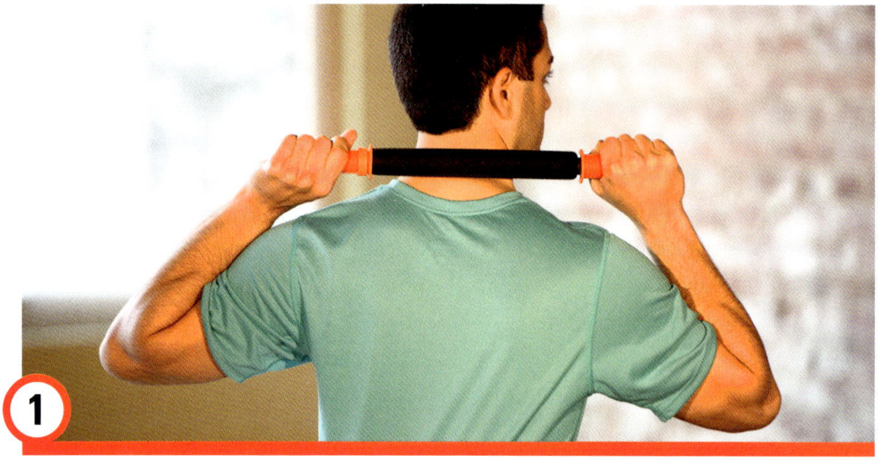

Stellen Sie sich bequem hin und halten Sie den Massagestick an die rechte Nackenseite.

Üben Sie moderaten Druck auf das Gewebe aus, nicht jedoch auf die Wirbelsäule.

Halten Sie den Stab gut fest und drücken Sie ihn nach vorn, um mäßigen Druck zu erzeugen.

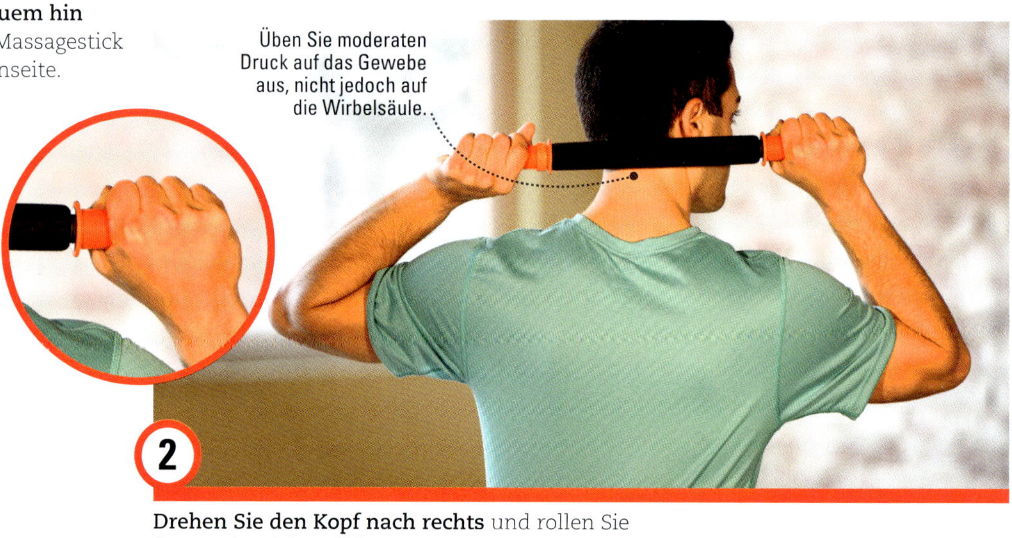

Drehen Sie den Kopf nach rechts und rollen Sie den Nacken hinauf bis zum Ohr.

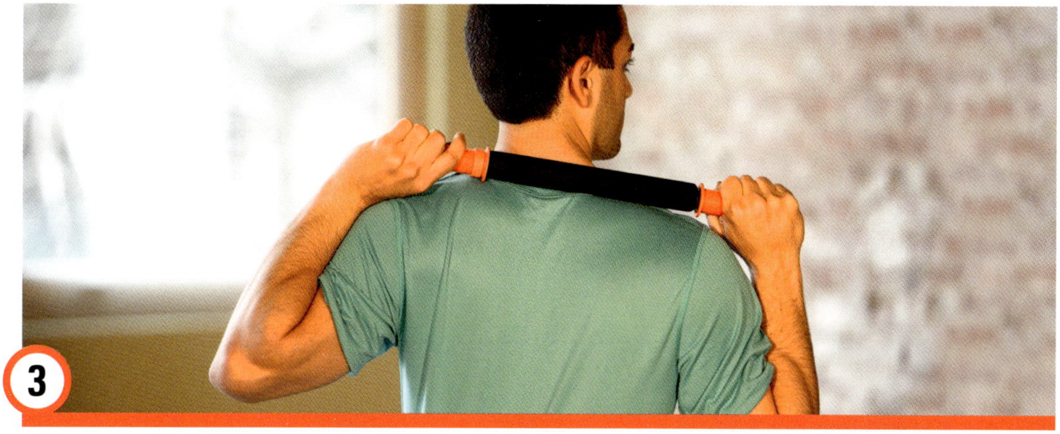

Rollen Sie die rechte Nackenseite bis zu den Schultern hinunter aus. Rollen Sie den Nacken in seiner gesamten Länge 20 bis 30 Sekunden lang aus.

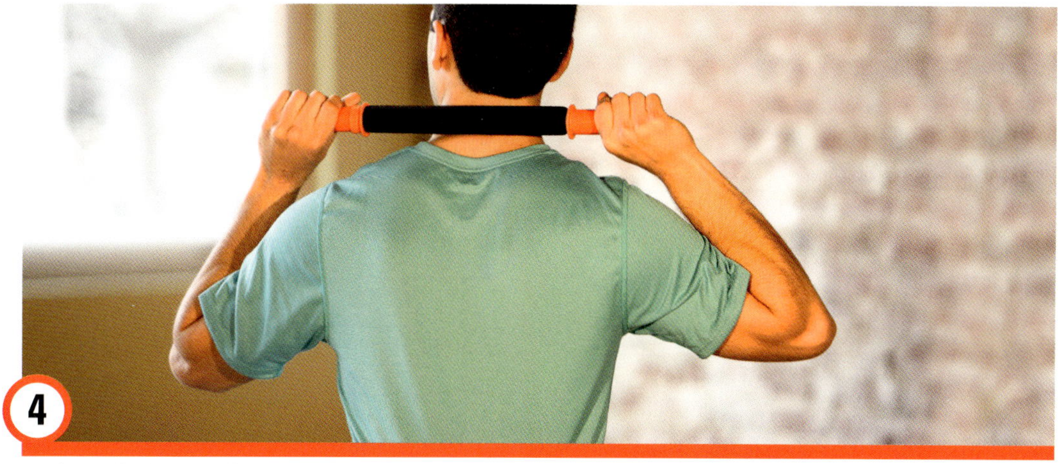

Drehen Sie den Kopf nach links und wiederholen Sie die Übung auf der linken Nackenseite.

WIE ES WIRKT

Diese Übung reduziert Verspannungen, die entstehen, wenn Sie sich häufig über das Display Ihres Smartphones beugen. Senken Sie besser den Blick, als den Nacken zu beugen.

VARIANTE

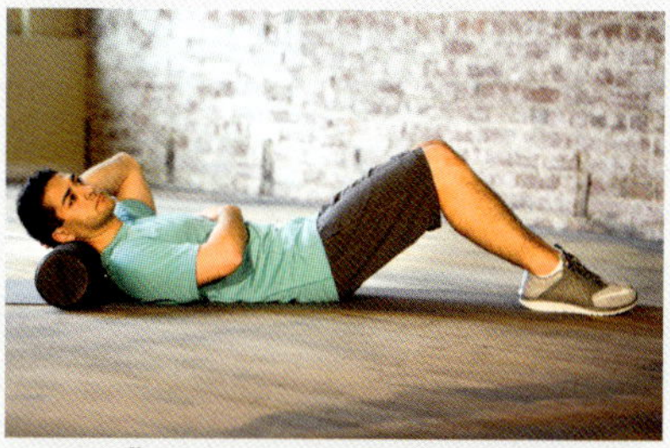

Um die Übung zu vereinfachen, legen Sie sich die Rolle unter den Nacken und drehen Sie den Kopf langsam von einer Seite zur anderen.

HANDBEUGEMUSKELN LOCKERN

Ein komplexes Netzwerk aus Hand- und Fingerbeugemuskeln hilft Ihnen, eine Tasche zu tragen, zu tippen oder Hände zu schütteln. Bei einseitiger Belastung entstehen Verspannungen. Mit dieser Übung bekommen Sie sie samt der damit verbundenen Schmerzen in den Griff.

ZIELMUSKULATUR

Diese Übung spricht die Hand- und Fingerbeugemuskeln an, die ihren Ursprung nahe der Armbeuge haben. Diese Muskeln beugen die Handgelenke nach innen und bilden eine Faust.

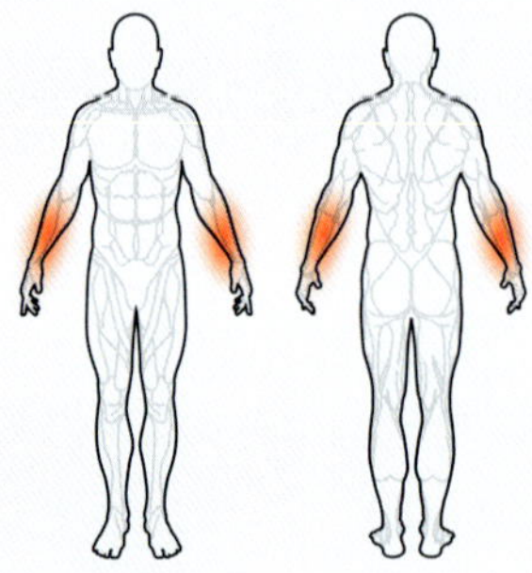

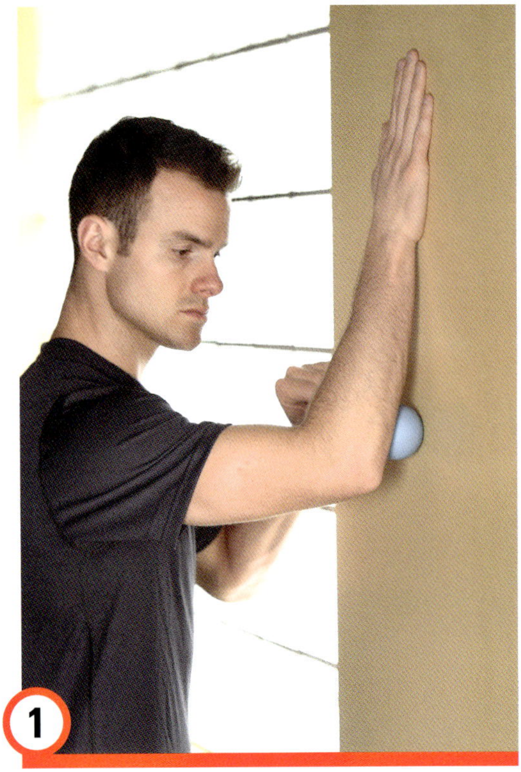

Klemmen Sie den Ball zwischen die Wand und die Unterseite Ihres rechten Unterarms. Pressen Sie die Handfläche gegen die Wand und lehnen Sie sich gegen den Ball.

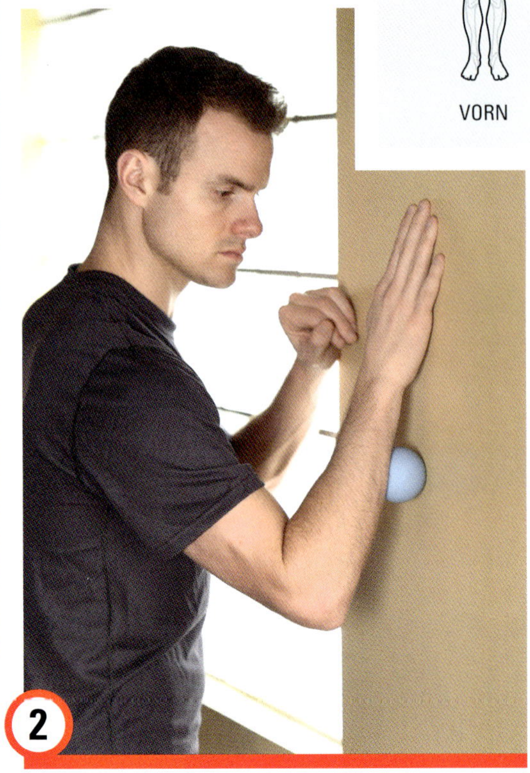

Bewegen Sie den rechten Unterarm über den Ball nach oben. Massieren Sie schmerzhafte Stellen 20 bis 30 Sekunden lang mit kreisenden Bewegungen. Wechseln Sie dann zum linken Arm.

FINGERSTRECKER LOCKERN

Wenn Sie Ihre Finger strecken, heben oder auf etwas zeigen, benutzen Sie die Streckmuskulatur der Finger und Handgelenke. Diese sind anfällig für Überbeanspruchung und Verletzungen. Diese Übung lindert Schmerzen, die z. B. entstehen, wenn Sie auf einer zu tief positionierten Tastatur tippen.

ZIELMUSKULATUR

Diese Übung spricht die Streckmuskulatur der Finger und Handgelenke an, die nahe der Ellbogenaußenseite entspringt. Sie beugt die Handgelenke nach hinten und hebt die Finger und Daumen.

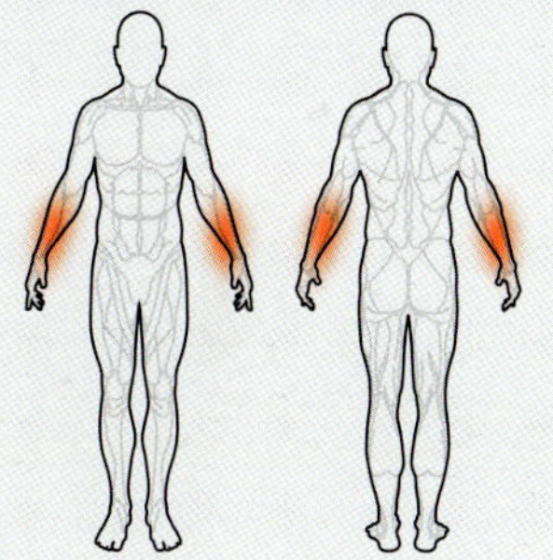

VORN HINTEN

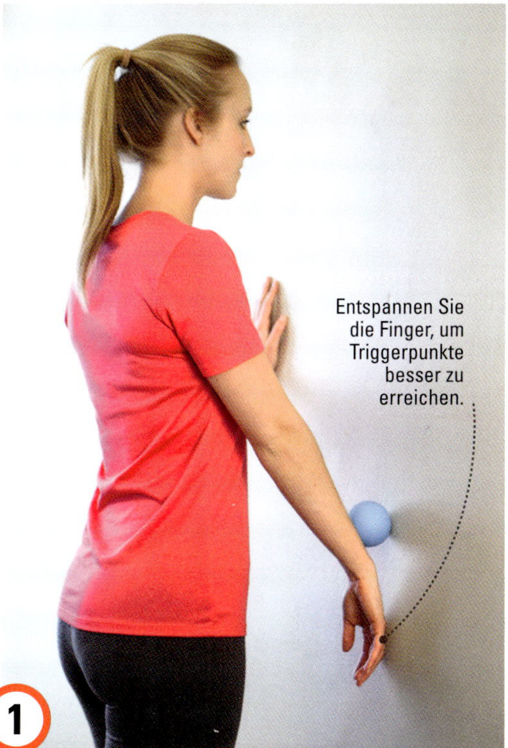

1

Klemmen Sie den Ball zwischen eine Wand und die Außenseite Ihres rechten Unterarms. Lehnen Sie sich gegen den Ball.

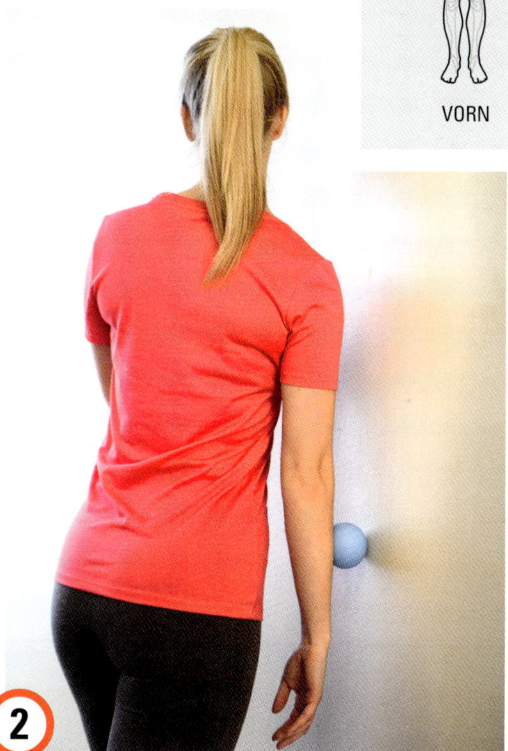

2

Beugen Sie die Knie, um den Ball nach oben zu rollen. Massieren Sie schmerzhafte Stellen 20 bis 30 Sekunden lang mit kreisenden Bewegungen. Wechseln Sie anschließend zum linken Unterarm.

HANDFLÄCHEN GEZIELT LOCKERN

Wir nutzen unsere Hände den ganzen Tag für alle möglichen Aktivitäten – vom Schreiben bis zum Taschentragen. Gönnen Sie Ihren Handflächen eine regelmäßige Massage, um Verspannungen und Überlastungen entgegenzuwirken und Gewebeverhärtungen zu lösen.

ZIELMUSKULATUR

Diese Massage spricht die vier größten Muskeln der Hand an, die die Daumenbewegung steuern.

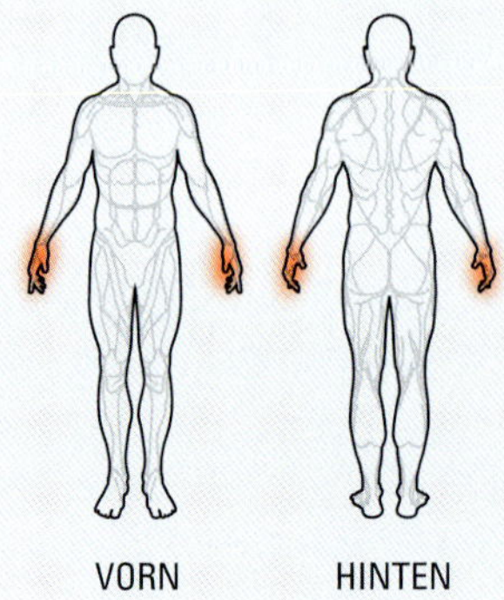

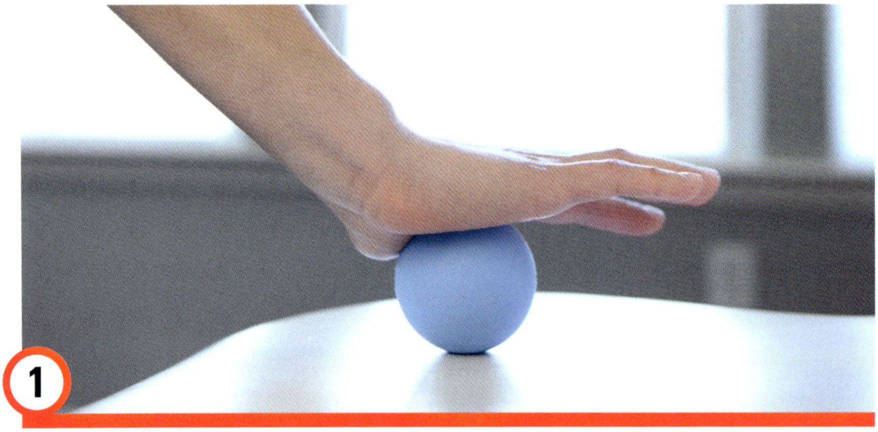

Platzieren Sie den Ball auf einem Tisch und legen Sie Ihre rechte Handfläche darauf.

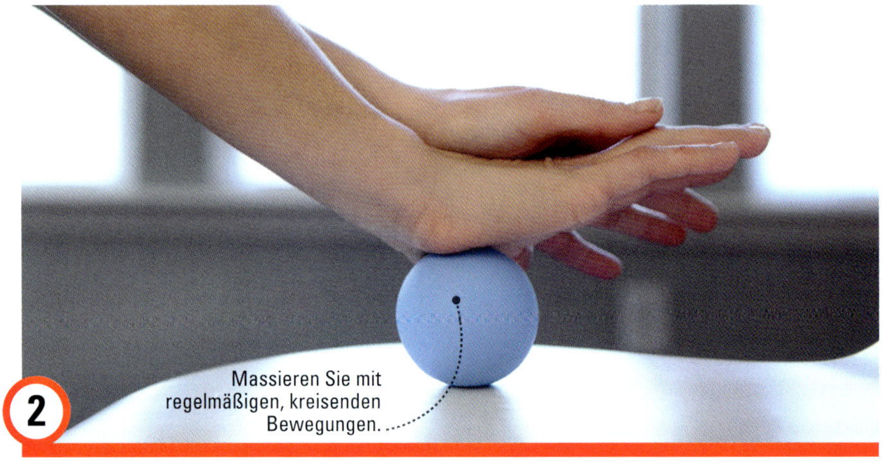

Drücken Sie die rechte Hand mit der linken auf den Ball und massieren Sie die Fläche bis zum Daumenansatz 20 bis 30 Sekunden lang.

WIE ES WIRKT

Weil diese Massage die Nerven stimuliert, verbessert sie auch die Koordination der Bewegungen.

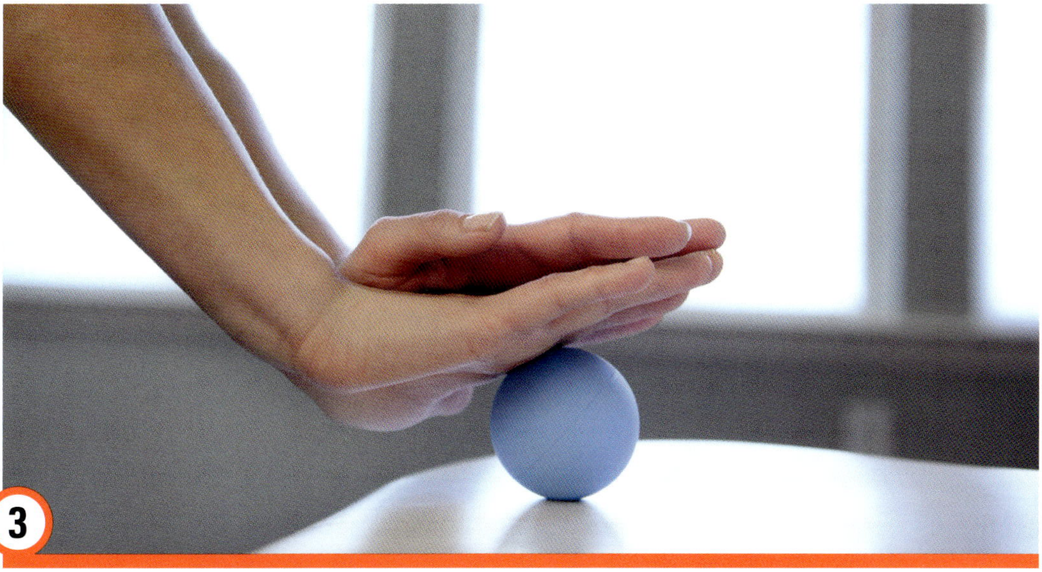

3

Widmen Sie sich nun dem Rest der Handfläche. Massieren Sie besonders schmerzhafte Stellen 20 bis 30 Sekunden lang mit kreisenden Bewegungen.

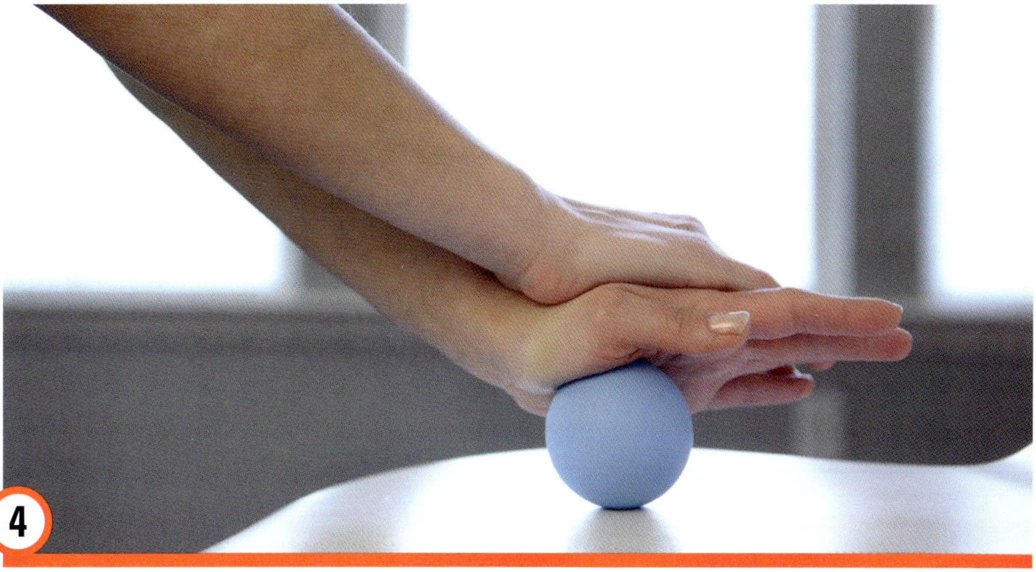

4

Wechseln Sie mit dem Ball zur anderen Hand und wiederholen Sie die Übung.

ANTISCHMERZ-PROGRAMME

OBERER RÜCKEN

Stundenlang die Arme zu einer Tastatur zu strecken oder auf ein Handydisplay zu schauen schadet dem oberen Rücken: Einige Muskeln werden überlastet, andere geschwächt. Diese Übungen lindern Schmerzen, indem sie den Rücken kräftigen und beweglich machen.

DAS BRAUCHEN SIE

- Faszienrolle
- Stuhl
- Yogamatte

SO GEHT ES

- Machen Sie die Übungen der Reihe nach.
- Widmen Sie jeder Übung 30 bis 45 Sekunden.
- Atmen Sie tief und entspannen Sie die Muskeln.
- Verwenden Sie zusätzliche Zeit darauf, besonders schmerzhaft verspannte Muskeln zu lockern.

	ÜBUNG	HILFSMITTEL	SEITE
1	BRUSTMUSKULATUR LOCKERN		118
2	SCHULTERN VORNE LOCKERN		115
3	BRUSTWIRBELSÄULE LOCKERN		98
4	WIRBELSÄULEN-STRECKUNG		100
5	ROTATION IM SITZEN		34
6	DEN MITTLEREN RÜCKEN AKTIVIEREN		110
7	BRETTHALTUNG MIT STEIGERUNGEN		24

WIRBELSÄULEN-STRECKUNG

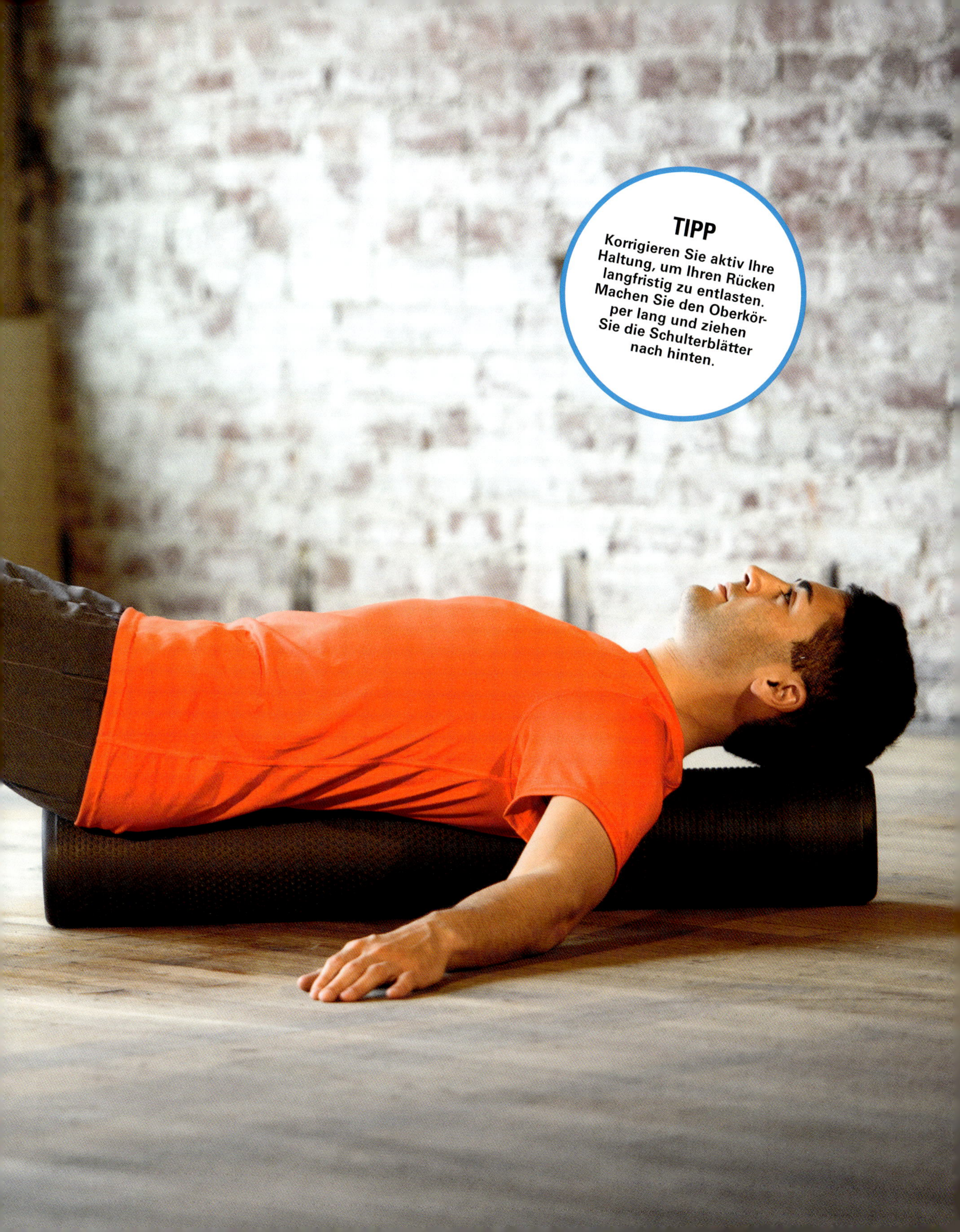

TIPP

Korrigieren Sie aktiv Ihre Haltung, um Ihren Rücken langfristig zu entlasten. Machen Sie den Oberkörper lang und ziehen Sie die Schulterblätter nach hinten.

UNTERER RÜCKEN

Sind die Hüften steif und unbeweglich, kompensiert das der untere Rücken. Die Folgen sind Verspannungen und Fehlhaltungen. Indem Sie die Hüftmuskeln aktivieren und die angrenzenden Muskeln massieren, lindern Sie Beschwerden im unteren Rücken.

DAS BRAUCHEN SIE

- Faszienrolle
- Massageball
- Yogamatte

SO GEHT ES

- Machen Sie die Übungen der Reihe nach.
- Widmen Sie jeder Übung 30 bis 45 Sekunden.
- Achten Sie auf Ihr Schmerzempfinden und passen Sie den Druck entsprechend an.
- Behandeln Sie mit der Rolle das Gewebe, aber niemals knöcherne Strukturen.

	ÜBUNG	HILFSMITTEL	SEITE
1	HÜFTBEUGER LOCKERN	Faszienrolle	50
2	OBERSCHENKELRÜCKSEITEN LOCKERN	Faszienrolle	72
3	BRUSTWIRBELSÄULE LOCKERN	Faszienrolle	98
4	DEN UNTEREN RÜCKEN LOCKERN	Faszienrolle	102
5	DEN UNTEREN RÜCKEN GEZIELT LOCKERN	Massageball	104
6	WIRBELSÄULENSTRECKUNG	Faszienrolle	100
7	ARM- UND BEINHEBEN	Faszienrolle	30

DEN UNTEREN RÜCKEN LOCKERN

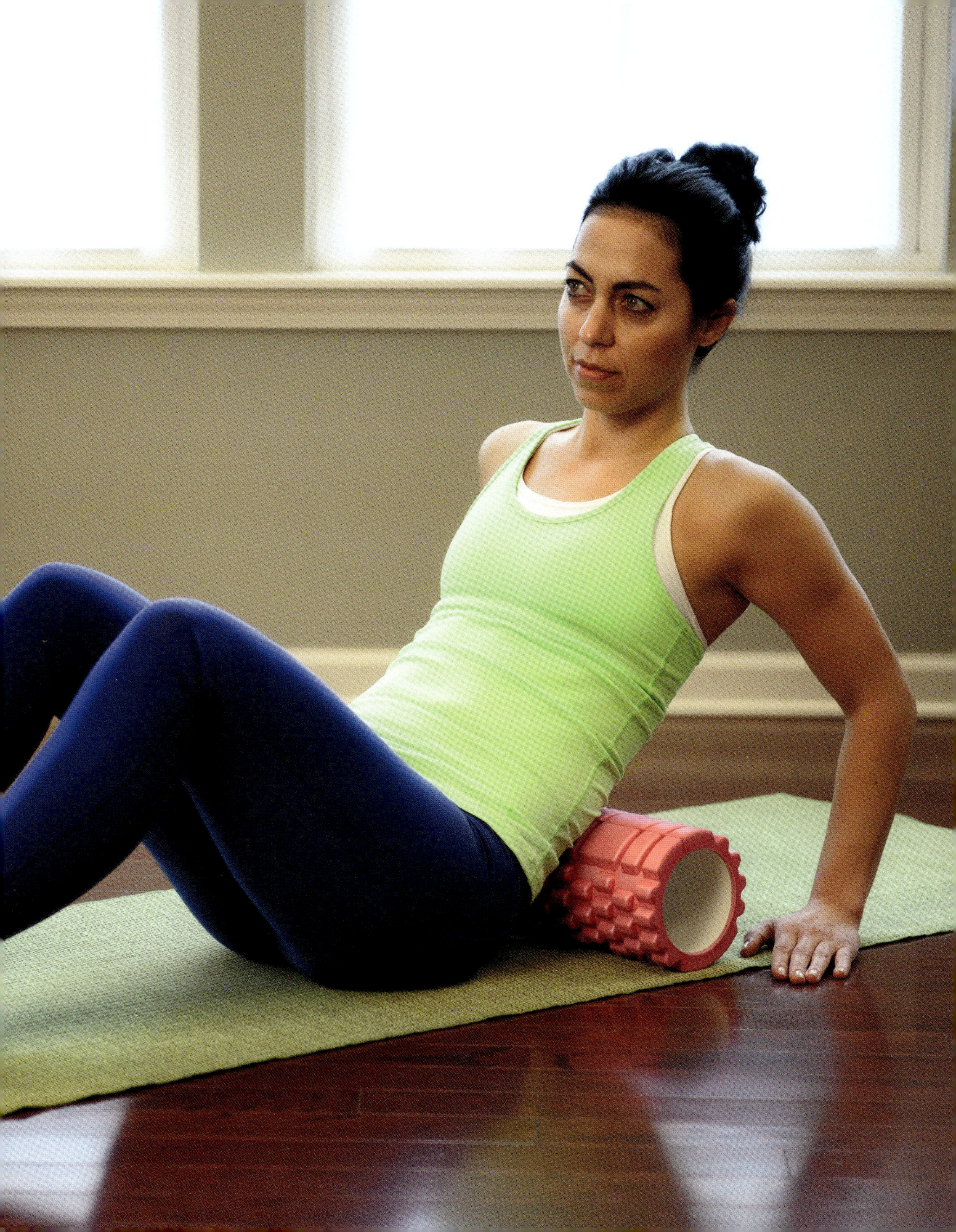

SCHULTER UND NACKEN

Gelenke und Muskeln in Schultern und Nacken leiden, wenn Sie eine gekrümmte Haltung einnehmen, den Oberkörper wenig bewegen oder die Arme im Alltag häufig über den Kopf oder nach vorn heben. Mit diesen Übungen beseitigen Sie die Schmerzen.

DAS BRAUCHEN SIE

- Massagestick
- Faszienrolle
- Yogamatte

SO GEHT ES

- Machen Sie die Übungen der Reihe nach.
- Widmen Sie jeder Übung 30 bis 45 Sekunden.
- Achten Sie auf Ihr Schmerzempfinden und passen Sie den Druck entsprechend an.
- Wenn Sie die Muskeln in Nacken und Armen entspannen, sprechen sie besser auf die Übungen an.

	ÜBUNG	HILFSMITTEL	SEITE
1	NACKEN LOCKERN		132
2	SCHULTERBLÄTTER LOCKERN		114
3	WIRBELSÄULEN-STRECKUNG		100
4	BRUSTMUSKULATUR LOCKERN		118
5	DEN MITTLEREN RÜCKEN LOCKERN		106

SCHULTERBLÄTTER LOCKERN

SCHULTER UND NACKEN INTENSIV

Sehr starke Verspannungen oder Schmerzen in Schultern und Nacken rühren oft daher, dass viele verschiedene Muskeln über- oder unterfordert sind. Dieses Programm löst Gewebeverhärtungen und ermöglicht eine schmerzfreie Aufrichtung.

DAS BRAUCHEN SIE

- Massageball
- Faszienrolle
- Yogamatte

DAS KÖNNEN SIE TUN

- Machen Sie die Übungen der Reihe nach.
- Widmen Sie jeder Übung 30 bis 45 Sekunden.
- Atmen Sie tief und entspannen Sie die Muskeln.
- Lokalisieren Sie die Verhärtungen, die Schmerzen auslösen.

	ÜBUNG	HILFSMITTEL	SEITE
1	DEN MITTLEREN RÜCKEN GEZIELT LOCKERN	○ (Massageball)	108
2	SCHULTERN GEZIELT LOCKERN	○ (Massageball)	112
3	SCHULTERBLÄTTER LOCKERN	(Faszienrolle)	114
4	BRUSTMUSKULATUR GEZIELT LOCKERN	○ (Massageball)	120
5	ACHSELBEREICH LOCKERN	(Faszienrolle)	124

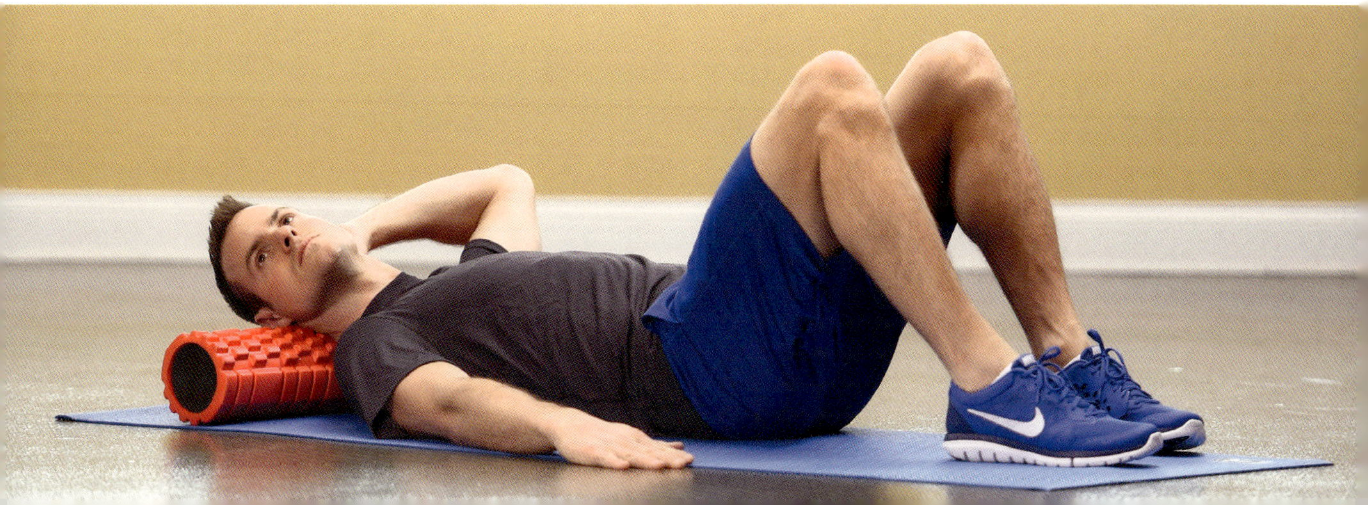

HÜFTEN

Viele Muskeln entspringen in der Beckengegend oder enden dort. Das macht die Hüfte relativ anfällig. Dieses Programm verbessert ihre Kraft und Beweglichkeit, wenn die Muskeln Ihrer Hüften und in den angrenzenden Bereichen über- oder unterbeansprucht sind.

DAS BRAUCHEN SIE

- Faszienrolle
- Massageball
- Yogamatte

SO GEHT ES

- Machen Sie die Übungen der Reihe nach.
- Widmen Sie jeder Übung 30 bis 45 Sekunden.
- Atmen Sie tief und entspannen Sie die Muskeln.
- Wiederholen Sie die Übungen, die die am meisten angespannten Muskeln ansprechen.

	ÜBUNG	HILFSMITTEL	SEITE
1	HÜFTBEUGER LOCKERN	Faszienrolle	50
2	GESÄSSMUSKELN LOCKERN	Faszienrolle	58
3	QUADRIZEPS LOCKERN	Faszienrolle	66
4	OBERSCHENKELSEITEN LOCKERN	Faszienrolle	70
5	OBERSCHENKELINNENSEITEN LOCKERN	Faszienrolle	76
6	OBERSCHENKELRÜCKSEITEN LOCKERN	Faszienrolle	72
7	HÜFTROTATOREN GEZIELT LOCKERN	Massageball	52

OBERSCHENKEL-AUSSENSEITEN UND HÜFTEN LOCKERN

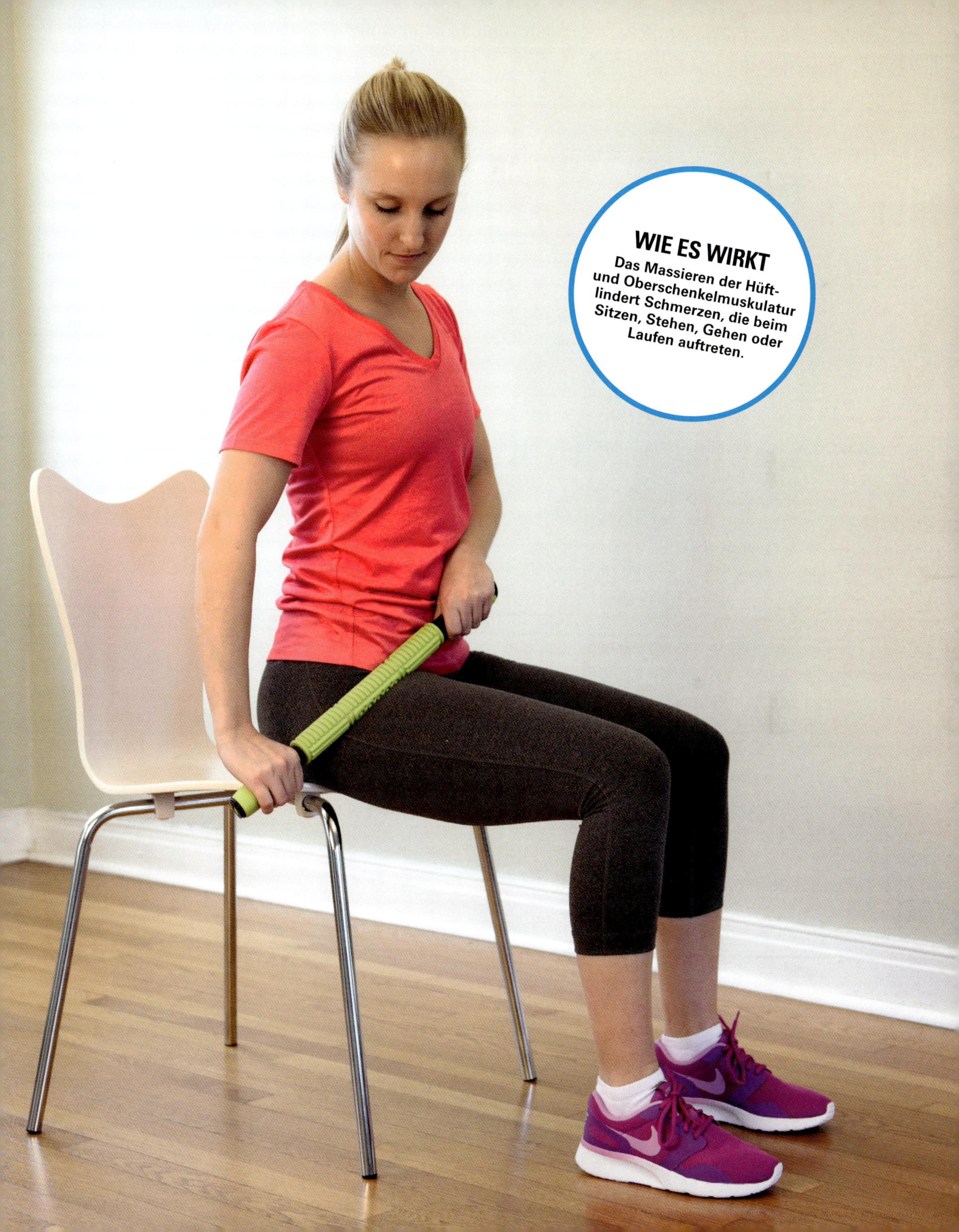

WIE ES WIRKT

Das Massieren der Hüft- und Oberschenkelmuskulatur lindert Schmerzen, die beim Sitzen, Stehen, Gehen oder Laufen auftreten.

OBERER BEINBEREICH

Von intensivem Training bis zu langem Sitzen – Knie- und Hüftschmerzen haben verschiedenste Ursachen. Probleme im oberen Beinbereich sind meist durch schwache oder falsch genutzte Muskeln verursacht. Diese Übungen wirken lindernd und stärkend.

DAS BRAUCHEN SIE

- Faszienrolle
- Massageball
- Stuhl
- Yogamatte

SO GEHT ES

- Machen Sie die Übungen der Reihe nach.
- Widmen Sie jeder Übung 30 bis 45 Sekunden.
- Achten Sie auf Ihr Schmerzempfinden und passen Sie den Druck entsprechend an.
- Indem Sie die Beine während der Übungen ein- und ausdrehen, werden Muskeln und Gewebe optimal entlastet.

	ÜBUNG	HILFSMITTEL	SEITE
1	QUADRIZEPS LOCKERN	Faszienrolle	66
2	OBERSCHENKELSEITEN LOCKERN	Faszienrolle	70
3	HÜFTBEUGER GEZIELT LOCKERN	Massageball	51
4	OBERSCHENKEL GEZIELT LOCKERN	Massageball	74
5	OBERSCHENKEL INNEN GEZIELT LOCKERN	Massageball	78
6	HÜFTROTATION »AUSTER«	Faszienrolle	56
7	HÜFTROTATOR IN SEITENLAGE LOCKERN	Faszienrolle	54

QUADRIZEPS LOCKERN ▶

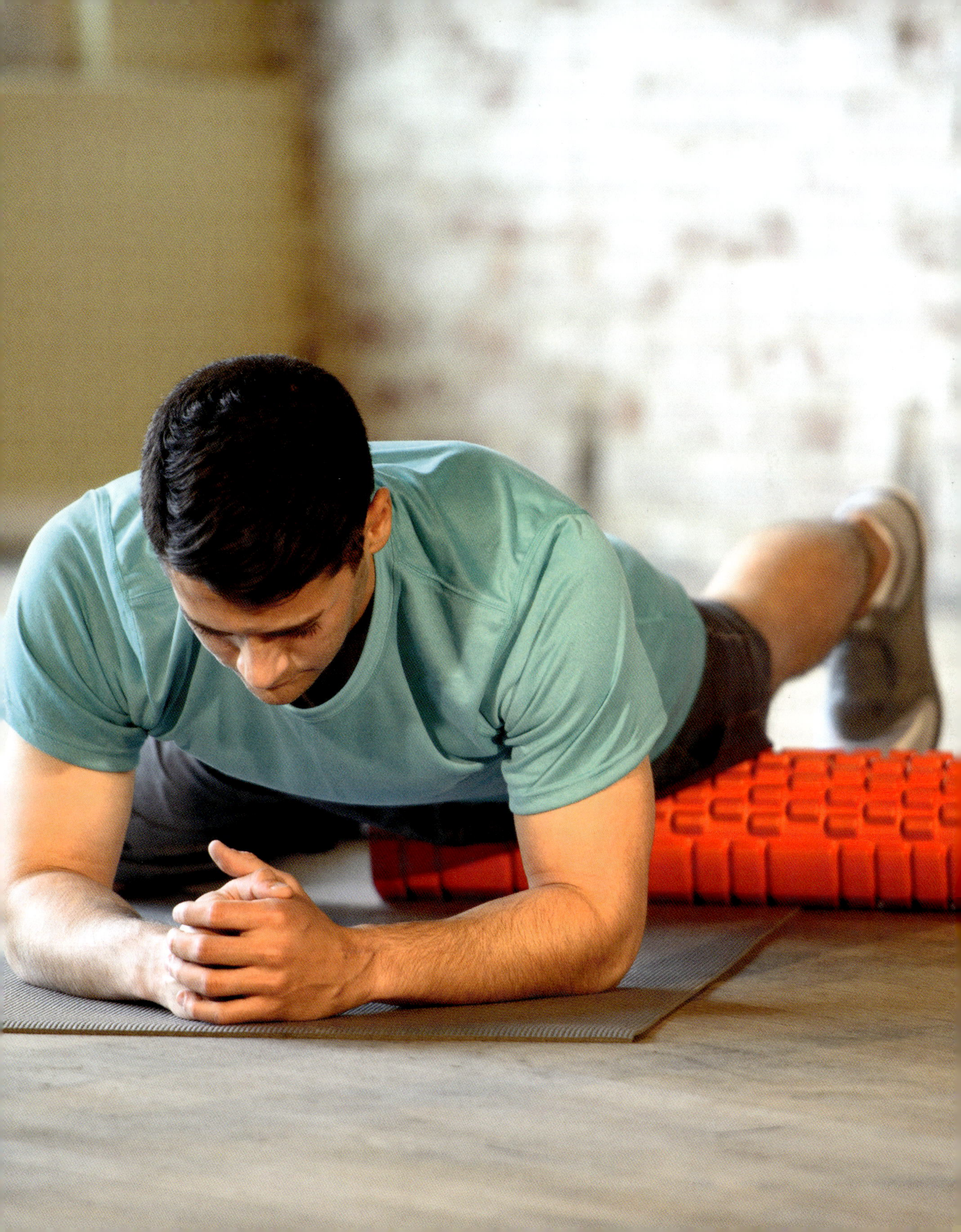

UNTERSCHENKEL

Nicht nur begeisterte Läufer bekommen Schmerzen im unteren Beinbereich – manchmal verursacht auch das Bedienen von Gas- und Bremspedal Beschwerden. Die Strukturen an den Unterschenkeln sind oft überlastet. Diese Übungen verschaffen Erleichterung.

DAS BRAUCHEN SIE

- Faszienrolle
- Massagestick
- Stuhl
- Yogamatte

SO GEHT ES

- Machen Sie die Übungen der Reihe nach.
- Widmen Sie jeder Übung 30 bis 45 Sekunden.
- Atmen Sie tief und entspannen Sie die Muskeln.
- Entspannen Sie die Füße und Fußgelenke, damit die Beine besser auf die Übungen ansprechen.

	ÜBUNG	HILFSMITTEL	SEITE
1	WADEN MASSIEREN		86
2	KNIE LOCKERN		80
3	SCHIENBEINE LOCKERN		82
4	SPRUNGGELENKE LOCKERN		92
5	FUSSGEWÖLBE LOCKERN		94

WADEN MASSIEREN

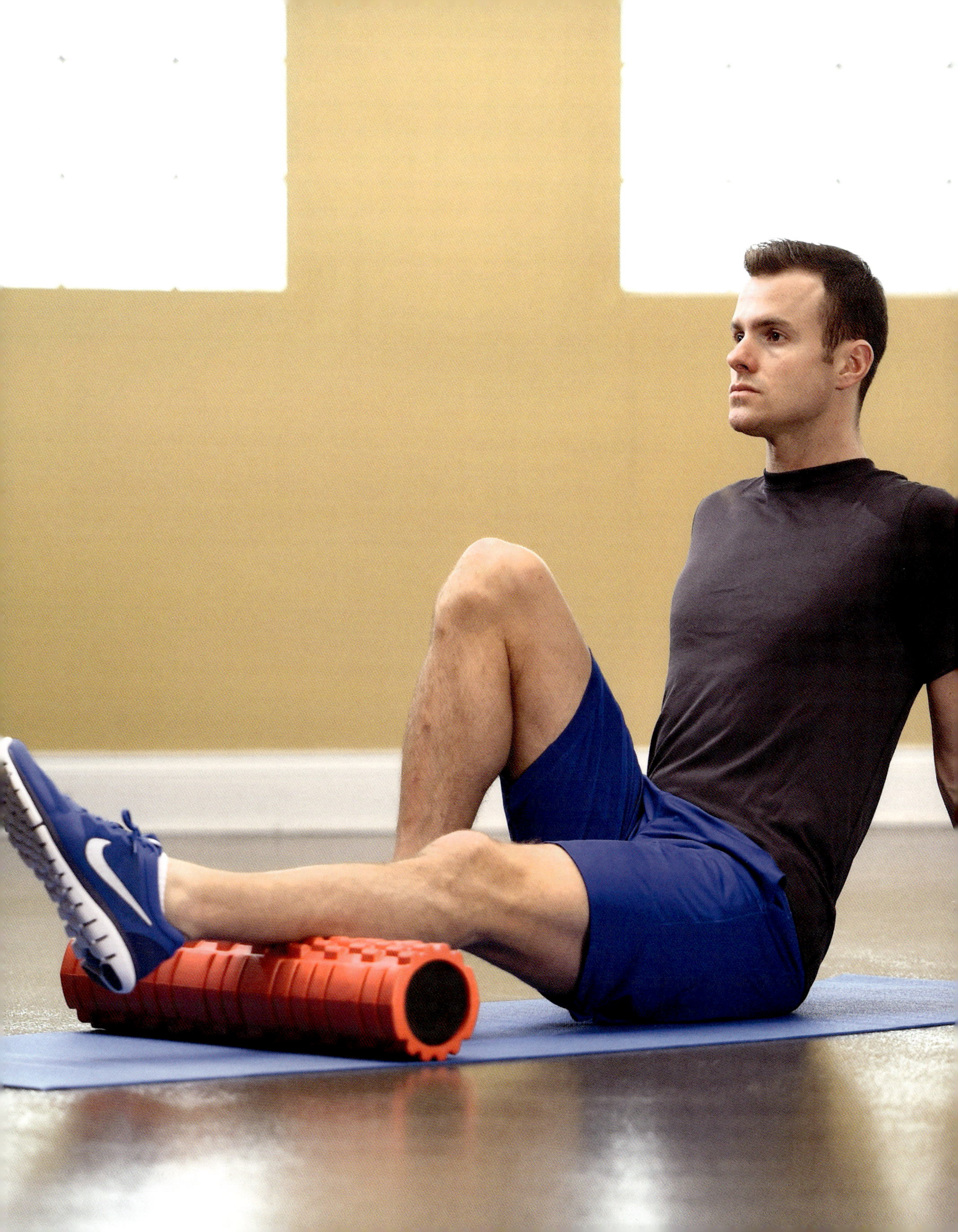

HÄNDE UND UNTERARME

Schreibtischarbeiter, Pianisten und Tennisspieler wissen, wie sehr Schmerzen in den Unterarmen und Händen im Alltag, etwa beim Öffnen eines Marmeladenglases oder beim Zähneputzen, einschränken können. Dieses Programm sorgt für Schmerzfreiheit.

DAS BRAUCHEN SIE

- Massageball
- Faszienrolle
- Yogamatte

SO GEHT ES

- Machen Sie die Übungen der Reihe nach.
- Widmen Sie jeder Übung 30 bis 45 Sekunden.
- Achten Sie auf Ihr Schmerzempfinden und passen Sie den Druck entsprechend an.
- Entspannen Sie Hände und Handgelenke.

	ÜBUNG	HILFSMITTEL	SEITE
1	HANDBEUGEMUSKELN LOCKERN	Massageball	134
2	FINGERSTRECKER LOCKERN	Massageball	135
3	HANDFLÄCHEN GEZIELT LOCKERN	Massageball	136
4	TRIZEPS LOCKERN	Faszienrolle	128
5	BIZEPS LOCKERN	Faszienrolle	126
6	BRUSTMUSKULATUR LOCKERN	Faszienrolle	118

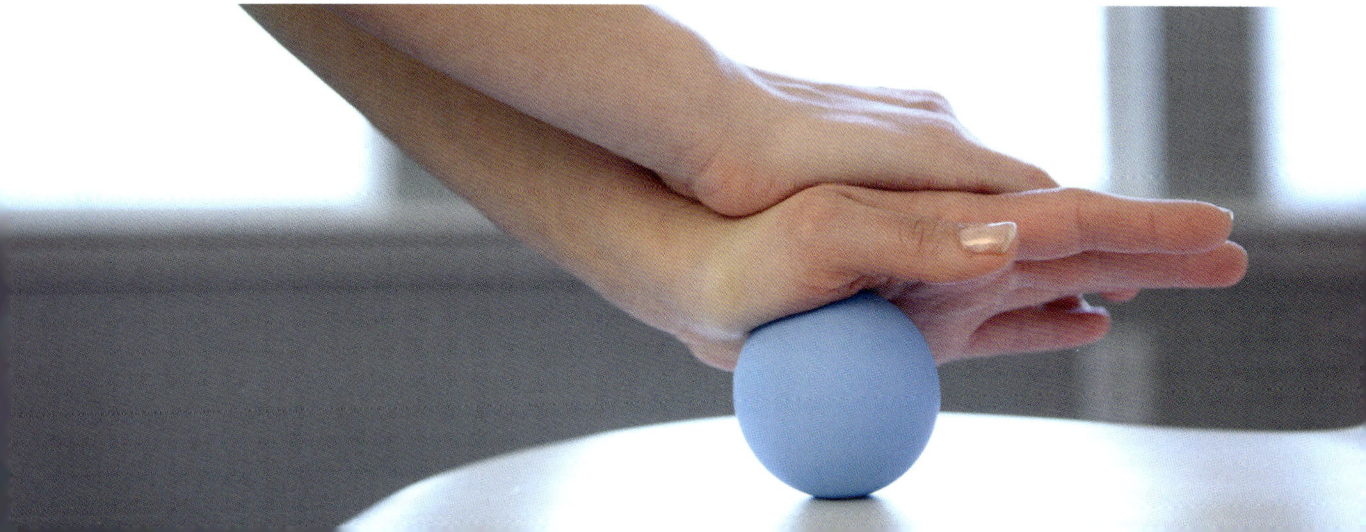

FÜSSE

Wenn die Füße immer in Schuhen und Strümpfen stecken, verlieren sie leicht ihre natürliche Sensibilität und beginnen zu schmerzen. Auch das Körperbewusstsein leidet. Diese Übungen verringern Fußschmerzen und verbessern den Gleichgewichtssinn.

DAS BRAUCHEN SIE

- Massagestick
- Massageball
- Faszienrolle
- halbrunde Rolle
- Stuhl
- Yogamatte

SO GEHT ES

- Machen Sie die Übungen der Reihe nach.
- Widmen Sie jeder Übung 30 bis 45 Sekunden.
- Atmen Sie tief ein und aus und entspannen Sie den Fuß.
- Ziehen Sie Schuhe und Strümpfe aus.

	ÜBUNG	HILFSMITTEL	SEITE
1	FUSSGEWÖLBE LOCKERN		94
2	WADEN GEZIELT MASSIEREN		88
3	SPRUNGGELENKE LOCKERN		92
4	GEZIELTE FUSSMASSAGE		95
5	WADENHEBEN		90

WIE ES WIRKT
Fußmassagen sensibilisieren die Empfindungsfähigkeit tausender Nervenenden an den Sohlen.

HANDFLÄCHEN GEZIELT LOCKERN

ALLTAGSFITNESS-PROGRAMME

AUSGLEICH FÜR LANGES SITZEN

Zu langes Sitzen schadet: Es wirkt sich negativ auf die Haltung und das muskuläre Gleichgewicht aus. Die Folge sind steife Gelenke und Schmerzen in den verschiedensten Körperregionen. Mit diesem Programm gewinnen Sie Ihre Beweglichkeit zurück.

DAS BRAUCHEN SIE

- Faszienrolle
- halbrunde Rolle
- Yogamatte

SO GEHT ES

- Machen Sie die Übungen der Reihe nach.
- Widmen Sie jeder Übung 30 bis 45 Sekunden.
- Atmen Sie tief und entspannen Sie die Muskeln.
- Benutzen Sie zur Behandlung stark blockierter Muskeln eine Rolle mit strukturierter Oberfläche.

	ÜBUNG	HILFSMITTEL	SEITE
1	HÜFTBEUGER LOCKERN	Faszienrolle	50
2	QUADRIZEPS LOCKERN	Faszienrolle	66
3	OBERSCHENKELRÜCKSEITEN LOCKERN	Faszienrolle	72
4	BRUSTWIRBELSÄULE LOCKERN	Faszienrolle	98
5	WIRBELSÄULENSTRECKUNG	Faszienrolle	100
6	SCHULTERBRÜCKE	Faszienrolle	62
7	UNTERARME AN DER WAND LOCKERN	Faszienrolle	130
8	TIEFE KNIEBEUGE	Faszienrolle, halbrunde Rolle	44
9	BRETTHALTUNG MIT STEIGERUNGEN	Faszienrolle	24

HÜFTBEUGER LOCKERN

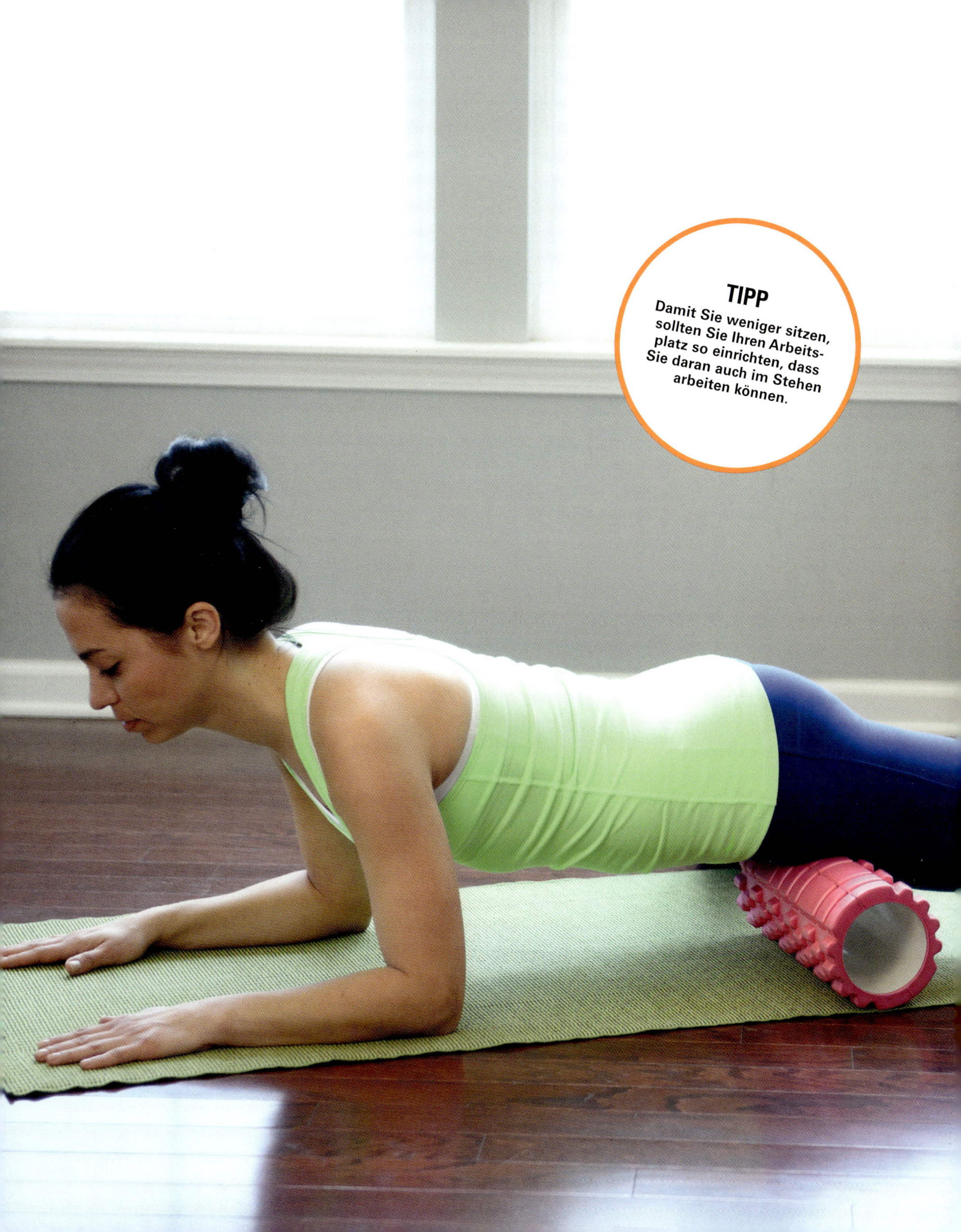

TIPP

Damit Sie weniger sitzen, sollten Sie Ihren Arbeitsplatz so einrichten, dass Sie daran auch im Stehen arbeiten können.

AUSGLEICH FÜR LANGES STEHEN

Wenn Sie beruflich viel auf den Beinen sind – etwa im Restaurant oder im Verkauf –, werden Muskeln und Gelenke sehr einseitig belastet. Ihr natürliches Zusammenspiel wird beeinträchtigt und sie werden steif. Dieses Progamm verschafft Ihnen Linderung.

DAS BRAUCHEN SIE

- Faszienrolle
- Massagestick
- Stuhl
- Yogamatte

SO GEHT ES

- Machen Sie die Übungen der Reihe nach.
- Widmen Sie jeder Übung 30 bis 45 Sekunden.
- Achten Sie auf Ihr Schmerzempfinden und passen Sie den Druck entsprechend an.
- Trainieren Sie ohne Schuhe, um Ihre Körperwahrnehmung zu schärfen.

	ÜBUNG	HILFSMITTEL	SEITE
1	GESÄSSMUSKELN LOCKERN		58
2	QUADRIZEPS LOCKERN		66
3	OBERSCHENKELRÜCKSEITEN LOCKERN		72
4	WADEN MASSIEREN		86
5	FUSSGEWÖLBE LOCKERN		94
6	BEINHEBEN		40
7	WANDER-LIEGESTÜTZ		28
8	ROTATION IM KNIEN		36
9	GESTRECKTE SCHULTERBRÜCKE		64

GESÄSS-MUSKELN LOCKERN

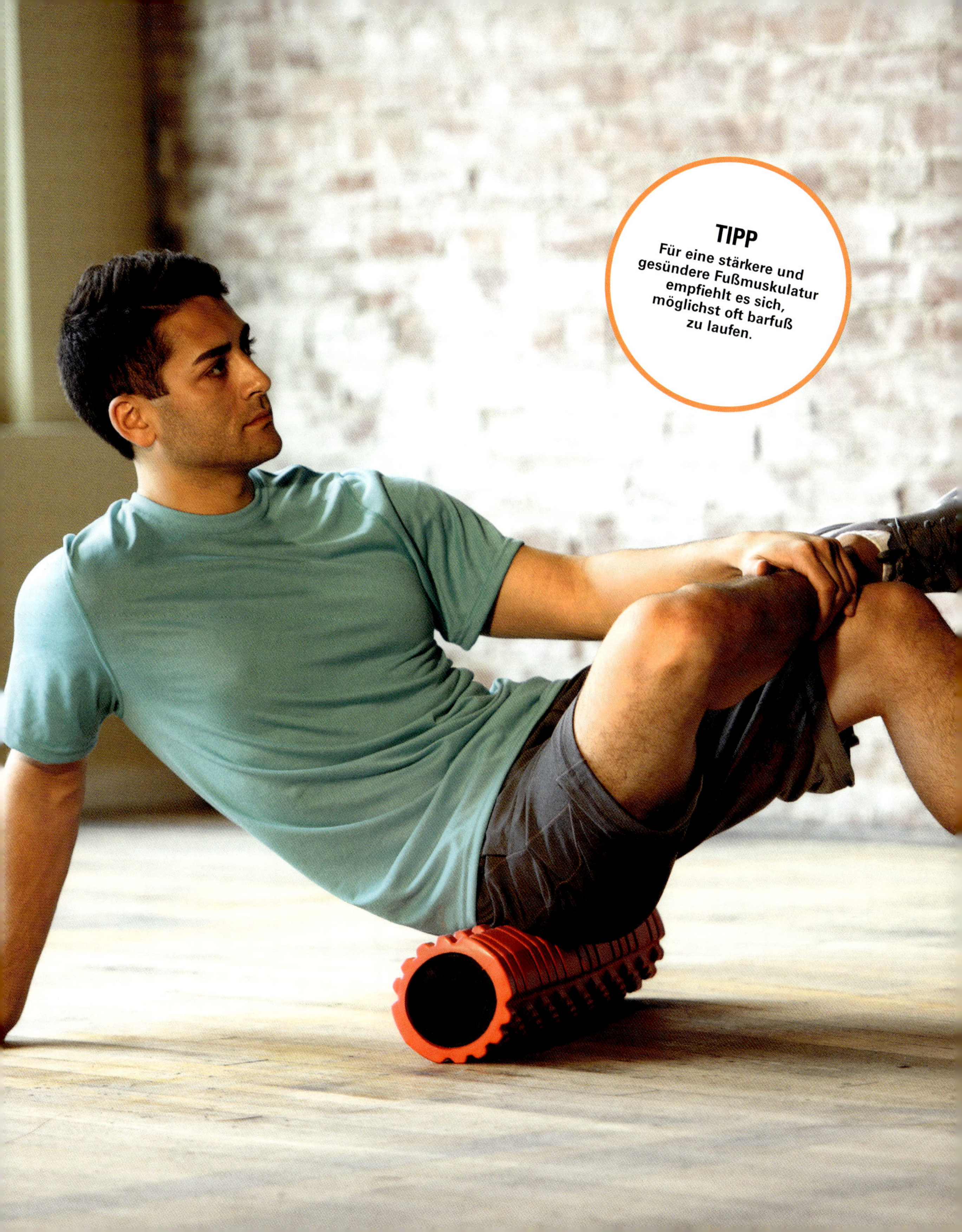

TIPP

Für eine stärkere und gesündere Fußmuskulatur empfiehlt es sich, möglichst oft barfuß zu laufen.

AKTIVER LEBENSSTIL

Mit dem Hund Gassi gehen, Gartenarbeit und Kindererziehung erfordern Mobilität in vielen Körperbereichen sowie eine stabile Core-Muskulatur. Absolvieren Sie dieses Programm regelmäßig, um Ihrem anstrengenden Alltag gewachsen sein zu können.

DAS BRAUCHEN SIE

- Faszienrolle
- Stuhl
- Yogamatte

SO GEHT ES

- Machen Sie die Übungen der Reihe nach.
- Widmen Sie jeder Übung 30 bis 45 Sekunden.
- Atmen Sie tief und entspannen Sie die Muskeln.
- Machen Sie eine einfachere Variante oder lassen Sie Übungen aus, wenn es Ihnen nicht gelingt, eine Haltung wie beschrieben einzunehmen.

	ÜBUNG	HILFSMITTEL	SEITE
1	BRUSTWIRBELSÄULE LOCKERN		98
2	DEN BREITEN RÜCKENMUSKEL LOCKERN		122
3	ARM- UND BEINHEBEN		30
4	WIRBELSÄULENSTRECKUNG		100
5	UNTERARME AN DER WAND LOCKERN		130
6	HALBE KNIEBEUGE		48
7	BRETTHALTUNG MIT STEIGERUNGEN		24
8	ROTATION IM SITZEN		34

HALBE KNIEBEUGE

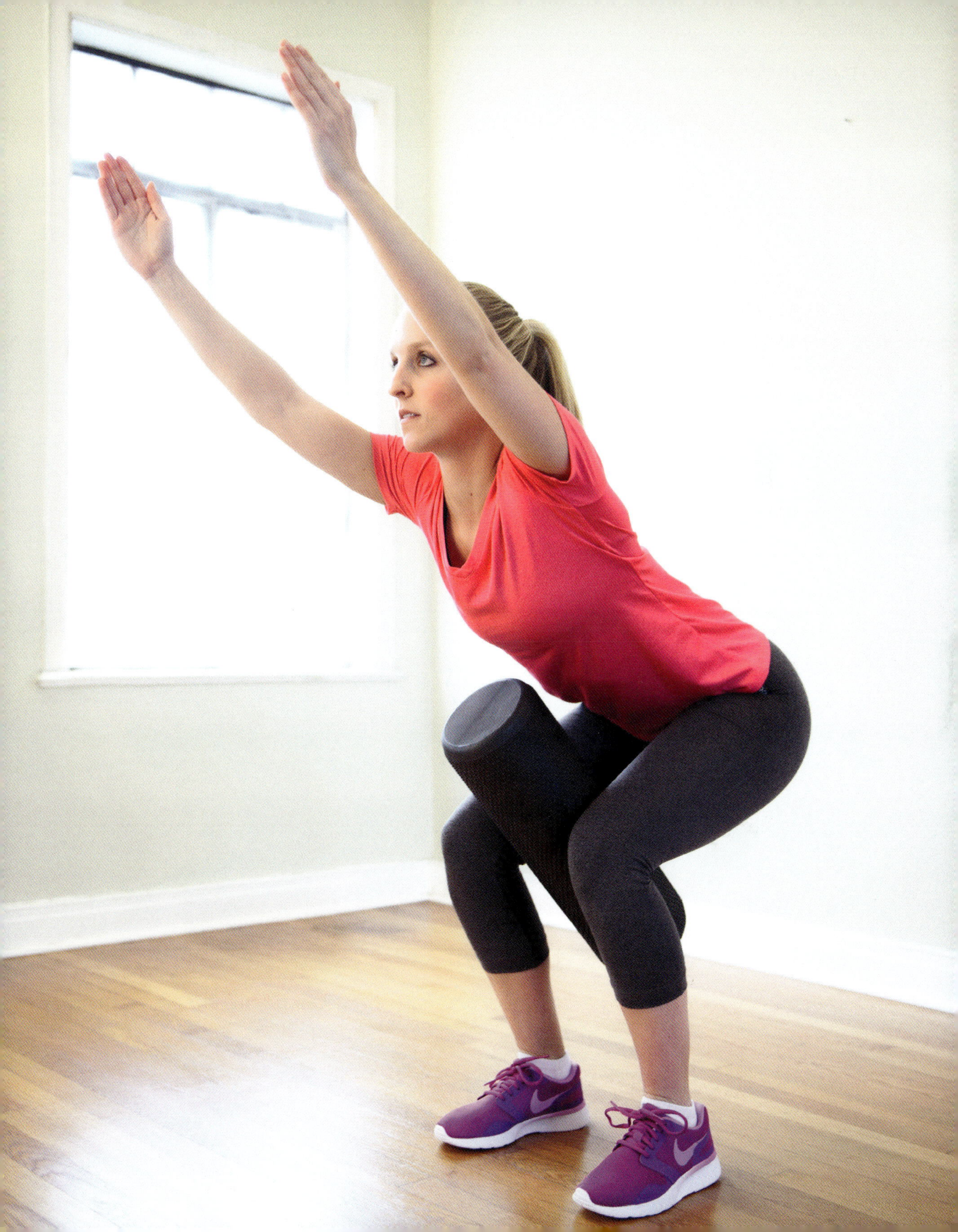

JEDEN TAG FIT

Regelmäßige Massagen und Rotationsübungen machen Sie wacher und steigern Ihre Leistungsfähigkeit im Hinblick auf die Bewegungsanforderungen des Alltags. Mit diesem einfachen Programm starten Sie optimal vorbereitet in einen produktiven Tag.

DAS BRAUCHEN SIE

- Massageball
- Faszienrolle
- Yogamatte

SO GEHT ES

- Machen Sie die Übungen der Reihe nach.
- Widmen Sie jeder Übung 30 bis 45 Sekunden.
- Achten Sie auf Ihr Schmerzempfinden und passen Sie den Druck entsprechend an.
- Atmen Sie tief ein und aus.

	ÜBUNG	HILFSMITTEL	SEITE
1	GEZIELTE FUSSMASSAGE	Massageball	95
2	OBERSCHENKELSEITEN LOCKERN	Faszienrolle	70
3	OBERSCHENKEL INNEN GEZIELT LOCKERN	Faszienrolle	78
4	BRUSTWIRBELSÄULE LOCKERN	Faszienrolle	98
5	ROTATION IN SEITENLAGE	Faszienrolle	38
6	HÜFTDREHUNG	Faszienrolle	32

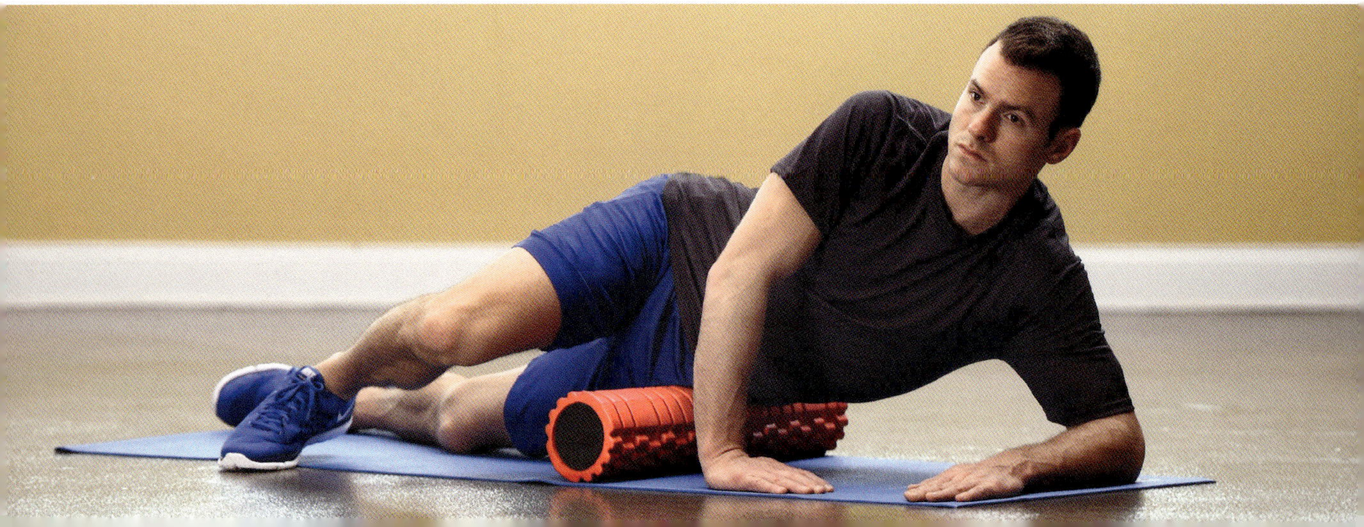

UNTERSTÜTZUNG BEI ARMSTRECKUNGEN

Fenster putzen, ein Regal aufbauen oder an eine Tafel schreiben – es gibt viele Tätigkeiten, die Arme und Schultern belasten. Wenn Sie die Arme im Alltag häufig in die Höhe strecken müssen, helfen diese Übungen, die Muskeln zu lockern und Verletzungen vorzubeugen.

DAS BRAUCHEN SIE

- Faszienrolle
- Massageball
- Massagestick
- Yogamatte

SO GEHT ES

- Machen Sie die Übungen der Reihe nach.
- Widmen Sie jeder Übung 30 bis 45 Sekunden.
- Atmen Sie tief und entspannen Sie die Muskeln.
- Beobachten Sie den Schmerz in Ihren Schultern und passen Sie den Druck entsprechend an.

	ÜBUNG	HILFSMITTEL	SEITE
1	BRUSTWIRBELSÄULE LOCKERN	Faszienrolle	98
2	SCHULTERN GEZIELT LOCKERN	Massageball	112
3	DEN BREITEN RÜCKENMUSKEL LOCKERN	Faszienrolle	122
4	NACKEN LOCKERN	Massagestick	132
5	DEN MITTLEREN RÜCKEN GEZIELT LOCKERN	Massageball	108
6	SCHULTERBLÄTTER MOBILISIEREN	Faszienrolle	116
7	WIRBELSÄULENSTRECKUNG	Faszienrolle	100

OBERSCHENKEL-SEITEN LOCKERN

HALTUNGSKORREKTUR

Zu enge Kleidung kann ebenso zu Haltungsproblemen beitragen wie schlechte Autositze. Selbst einige Sportarten, zum Beispiel Rudern und Radfahren, wirken sich nachteilig auf die Haltung aus. Mit diesen Übungen richten Sie sich wieder auf.

DAS BRAUCHEN SIE

- Faszienrolle
- halbrunde Rolle
- Yogamatte

SO GEHT ES

- Machen Sie die Übungen der Reihe nach.
- Widmen Sie jeder Übung 30 bis 45 Sekunden.
- Achten Sie auf Ihr Schmerzempfinden und passen Sie den Druck entsprechend an.
- Wird eine Übung zu leicht, dann wählen Sie eine schwierigere Variante oder steigern Sie die Anzahl der Wiederholungen.

	ÜBUNG	HILFSMITTEL	SEITE
1	BRUSTWIRBELSÄULE LOCKERN		98
2	WIRBELSÄULEN-STRECKUNG		100
3	DEN BREITEN RÜCKENMUSKEL LOCKERN		122
4	UNTERARM AN DER WAND LOCKERN		130
5	QUADRIZEPS LOCKERN		66
6	SCHULTERBRÜCKE		62
7	OBERKÖRPER-ROLLOUT		26
8	BEINHEBEN		40
9	TIEFE KNIEBEUGE		44

DEN BREITEN RÜCKENMUSKEL LOCKERN

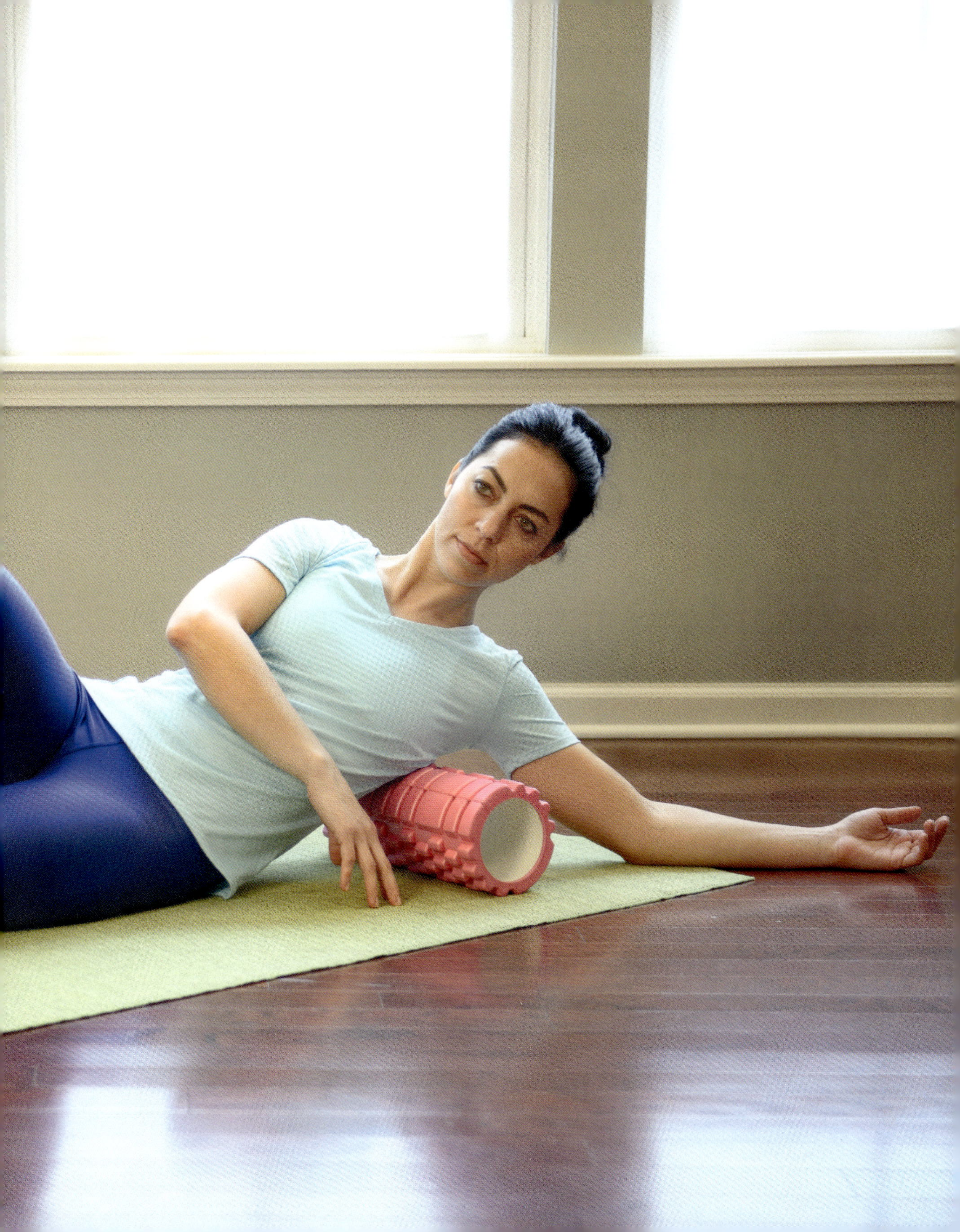

STRESSABBAU

Welche Herausforderungen Ihr Leben auch mit sich bringt – häufig bringen sie Muskelverspannungen mit sich. Diese Übungen entspannen die Bereiche, auf denen der meiste Druck lastet, sodass Sie freier, leichter und ohne Schmerzen durch den Tag gehen.

DAS BRAUCHEN SIE

- Massageball
- Massagestick
- Faszienrolle
- Yogamatte

SO GEHT ES

- Machen Sie die Übungen der Reihe nach.
- Widmen Sie jeder Übung 30 bis 45 Sekunden.
- Atmen Sie tief und entspannen Sie die Muskeln.
- Gönnen Sie sich zehn Minuten Zeit für eine Trainingseinheit an einem ruhigen, ungestörten Ort.

	ÜBUNG	HILFSMITTEL	SEITE
1	HANDFLÄCHEN GEZIELT LOCKERN		136
2	NACKEN LOCKERN		132
3	SCHULTERN GEZIELT LOCKERN		112
4	DEN MITTLEREN RÜCKEN GEZIELT LOCKERN		108
5	HÜFTROTATOREN GEZIELT LOCKERN		52
6	GEZIELTE FUSSMASSAGE		95
7	WIRBELSÄULEN-STRECKUNG		100

HILFE BEI BEWEGUNGS-EINSCHRÄNKUNGEN

Gelenke passen sich den Haltungen an, die sie überwiegend einnehmen. Daher büßen sie ihre Bewegungsfähigkeit ein, wenn Sie sie oft und lange in derselben Position halten. Diese Übungen beugen Gelenksteife in den am häufigsten betroffenen Bereichen vor.

DAS BRAUCHEN SIE

- Faszienrolle
- Stuhl
- Yogamatte

SO GEHT ES

- Machen Sie die Übungen der Reihe nach.
- Widmen Sie jeder Übung 30 bis 45 Sekunden.
- Achten Sie auf Ihr Schmerzempfinden und passen Sie den Druck entsprechend an.
- Wenn Sie eine Haltung nicht einnehmen können, dann wählen Sie eine einfachere Übungsvariante.

	ÜBUNG	HILFSMITTEL	SEITE
1	HÜFTBEUGER LOCKERN	Faszienrolle	50
2	QUADRIZEPS LOCKERN	Faszienrolle	66
3	BRUSTWIRBELSÄULE LOCKERN	Faszienrolle	98
4	UNTERARME AN DER WAND LOCKERN	Faszienrolle	130
5	WANDER-LIEGESTÜTZ	Faszienrolle	28
6	ROTATION IM SITZEN	Faszienrolle	34
7	ROTATION IM KNIEN	Faszienrolle	36

WIE ES WIRKT

Indem Sie die Muskeln rund um die Gelenke mit der Faszienrolle behandeln, können Sie infolge von Verletzungen entstandene Gewebeverklebungen lösen.

GANZKÖRPERENTSPANNUNG

Dieses Programm ist ideal geeignet, um sich am Ende eines langen Tags zu entspannen. Es umfasst nur fünf Übungen, sodass Ihnen Zeit bleibt, sich derjenigen, die Ihnen das größte Wohlbefinden verschafft, länger zu widmen. Atmen Sie tief und regelmäßig.

DAS BRAUCHEN SIE

- Massageball
- Faszienrolle
- Massagestick
- Yogamatte

SO GEHT ES

- Machen Sie die Übungen der Reihe nach.
- Widmen Sie jeder Übung 30 bis 45 Sekunden.
- Atmen Sie tief und entspannen Sie die Muskeln.
- Erlauben Sie Ihren Muskeln, beim Rollen alle Anspannung loszulassen, und spüren Sie der nachlassenden Anspannung nach.

	ÜBUNG	HILFSMITTEL	SEITE
1	DEN UNTEREN RÜCKEN GEZIELT LOCKERN	Massageball	104
2	DEN MITTLEREN RÜCKEN LOCKERN	Faszienrolle	106
3	BRUSTWIRBELSÄULE LOCKERN	Faszienrolle	98
4	WIRBELSÄULEN-STRECKUNG	Faszienrolle	100
5	NACKEN LOCKERN	Massagestick	132

WIE ES WIRKT

Wenn sich die Anspannung in den Muskeln löst, verlangsamt sich der Herzschlag, der Atem entspannt sich und Heilungsprozesse werden in Gang gesetzt.

DEN UNTEREN RÜCKEN GEZIELT LOCKERN

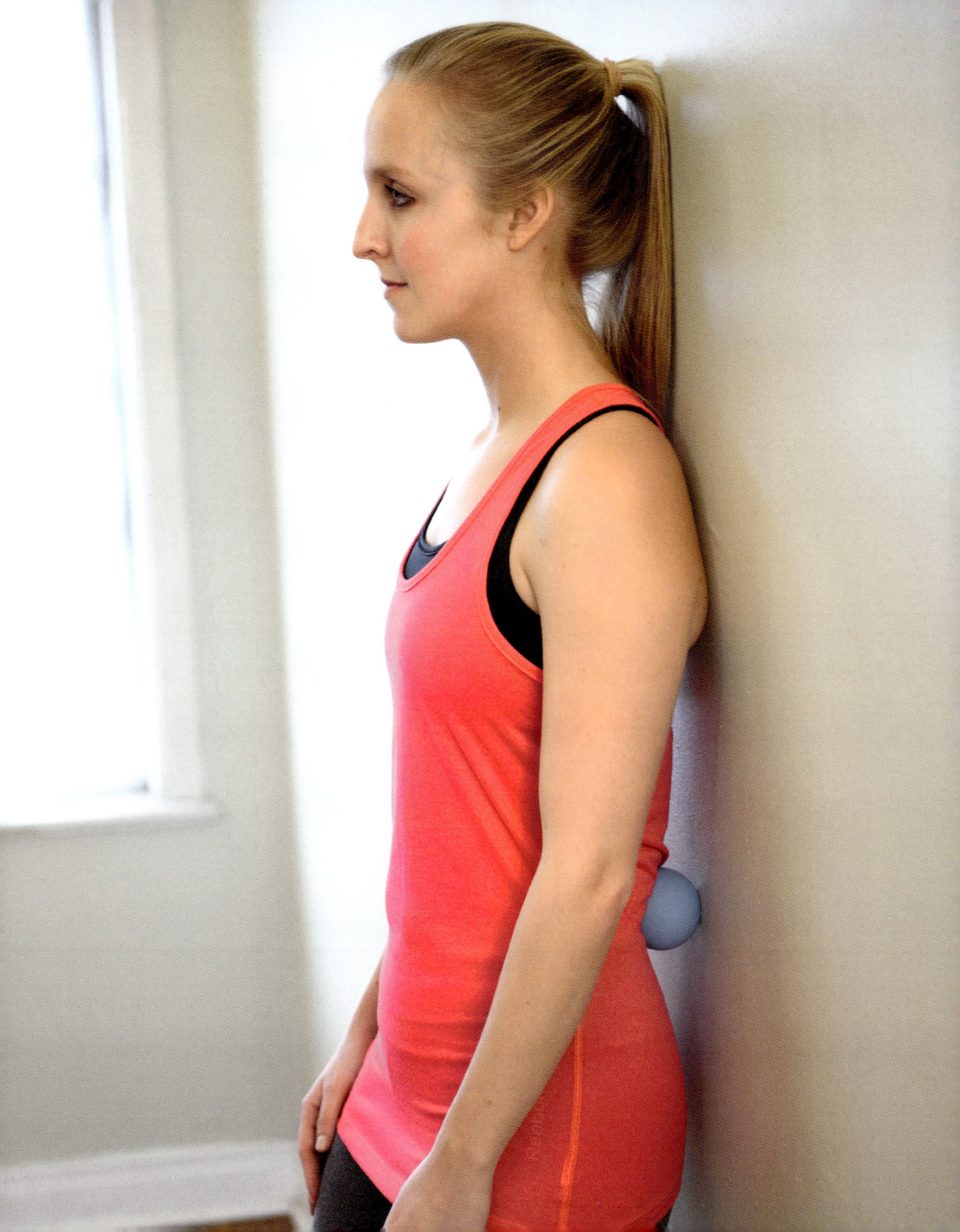

FÜR WOCHENENDSPORTLER

Wenn Sie während der Woche am Schreibtisch sitzen, aber am Wochenende sportlich sehr aktiv sind, hilft Ihnen dieses Programm, Ihre Fitnessziele zu erreichen. Es vitalisiert die Muskeln für das Training und kann es, zügig durchgeführt, auch einmal ersetzen.

DAS BRAUCHEN SIE

- ○ Massageball
- Faszienrolle
- Yogamatte

SO GEHT ES

- Machen Sie die Übungen der Reihe nach.
- Widmen Sie jeder Übung 30 bis 45 Sekunden.
- Atmen Sie tief und entspannen Sie die Muskeln.
- Ziehen Sie die Schuhe vor der ersten Übung aus, um Ihren Gleichgewichtssinn bei allen folgenden Übungen zu schärfen.

	ÜBUNG	HILFSMITTEL	SEITE
1	GEZIELTE FUSSMASSAGE	○	95
2	BRUSTWIRBELSÄULE LOCKERN	Faszienrolle	98
3	HÜFTBEUGER LOCKERN	Faszienrolle	50
4	SCHULTERBRÜCKE	Faszienrolle	62
5	HÜFTROTATION »AUSTER«	Faszienrolle	56
6	BEINHEBEN	Faszienrolle	40
7	ARM- UND BEINHEBEN	Faszienrolle	30
8	HÜFTDREHUNG	Faszienrolle	32
9	HALBE KNIEBEUGE	Faszienrolle	48

GEZIELTE FUSSMASSAGE ▶

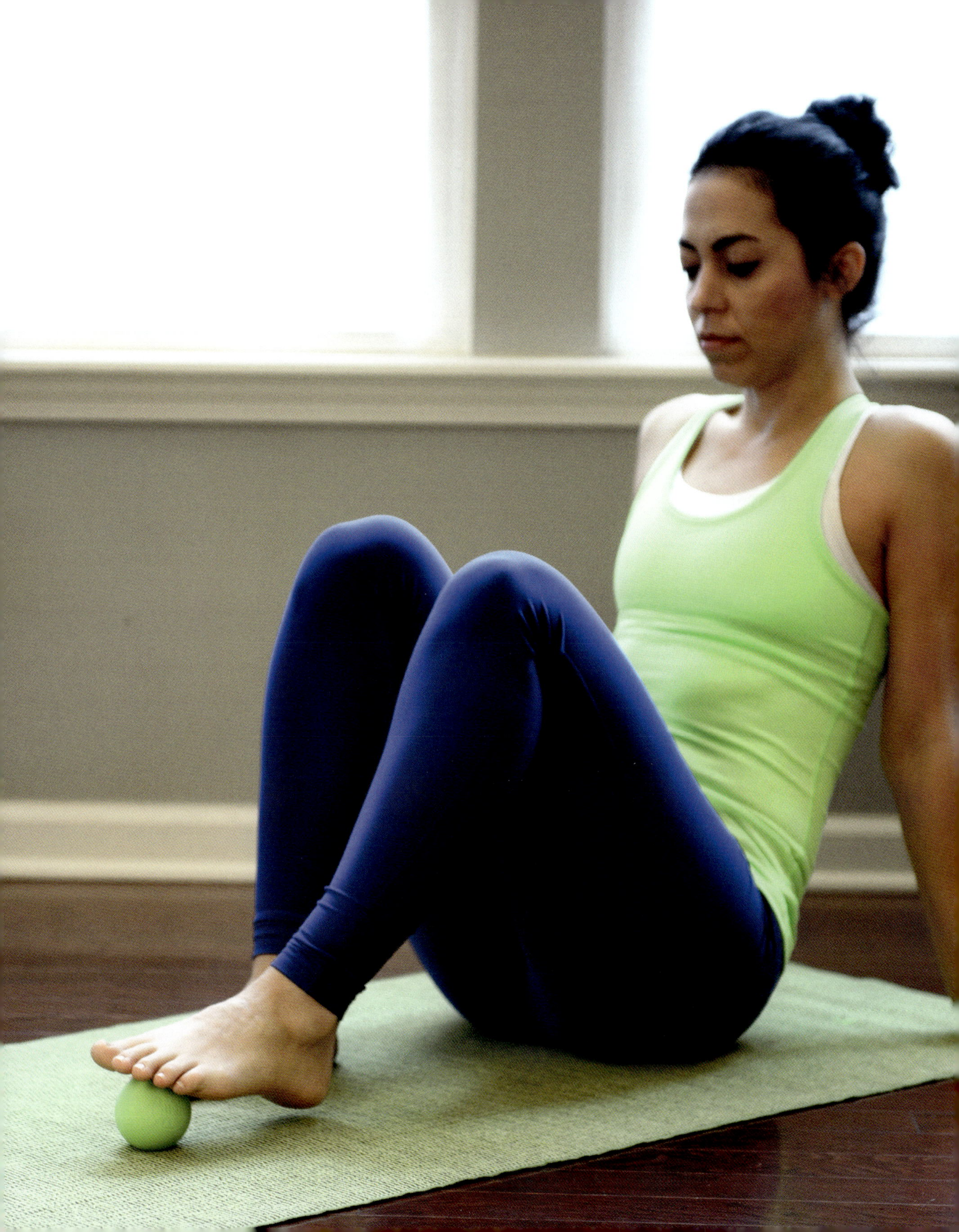

LEBENSLANGE MOBILITÄT

Mit zunehmendem Alter kann die Mobilität nachlassen. Gewöhnen Sie sich an, die Muskeln regelmäßig auszurollen, um Ihre Beweglichkeit und Körperwahrnehmung zu erhalten und somit Verletzungsrisiken aufgrund eingeschränkter Beweglichkeit zu minimieren.

DAS BRAUCHEN SIE

- Faszienrolle
- Massageball
- Yogamatte

SO GEHT ES

- Machen Sie die Übungen der Reihe nach.
- Widmen Sie jeder Übung 30 bis 45 Sekunden.
- Achten Sie auf Ihr Schmerzempfinden und passen Sie den Druck entsprechend an.
- Wenn Sie eine Haltung nicht einnehmen können, versuchen Sie, die Übung mithilfe eines Stuhls oder einer Wand auszuführen.

	ÜBUNG	HILFSMITTEL	SEITE
1	BRUSTMUSKULATUR LOCKERN		118
2	DEN MITTLEREN RÜCKEN AKTIVIEREN		110
3	HÜFTBEUGER GEZIELT LOCKERN		51
4	SCHIENBEINE GEZIELT LOCKERN		84
5	ARM- UND BEINHEBEN		30
6	GEZIELTE FUSSMASSAGE		95

TIPP

Um sich die Kraft und Gesundheit auch in fortgeschrittenen Jahren zu erhalten, ist es wichtig, aktiv zu bleiben. Mit Training beugen Sie Mobilitätseinschränkungen vor.

SCHMERZMANAGEMENT

Ganz normale Alltagsbelastungen können Verhärtungen verursachen, die Schmerzen im ganzen Körper hervorrufen. Wenn Ihre Muskeln und Gelenke schmerzen, schafft dieses Programm, das die häufigsten Verspannungen löst, Abhilfe.

DAS BRAUCHEN SIE

- ○ Massageball
- Massagestick
- Stuhl
- Yogamatte

SO GEHT ES

- Machen Sie die Übungen der Reihe nach.
- Widmen Sie jeder Übung 30 bis 45 Sekunden.
- Atmen Sie tief und entspannen Sie die Muskeln.
- Passen Sie den Druck so an, dass die Übungen wirkungsvoll sind, ohne dass ihre Ausführung zu unangenehm wird.

	ÜBUNG	HILFSMITTEL	SEITE
1	HANDFLÄCHEN GEZIELT LOCKERN	○	136
2	NACKEN LOCKERN	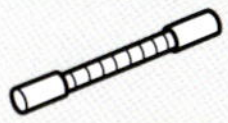	132
3	BRUSTMUSKULATUR GEZIELT LOCKERN	○	120
4	SCHULTERN GEZIELT LOCKERN	○	112
5	DEN MITTLEREN RÜCKEN GEZIELT LOCKERN	○	108
6	OBERSCHENKEL GEZIELT LOCKERN	○	74
7	GESÄSSMUSKELN GEZIELT LOCKERN	○	60
8	QUADRIZEPS GEZIELT LOCKERN	○	68
9	WADEN GEZIELT MASSIEREN	○	88
10	GEZIELTE FUSSMASSAGE	○	95

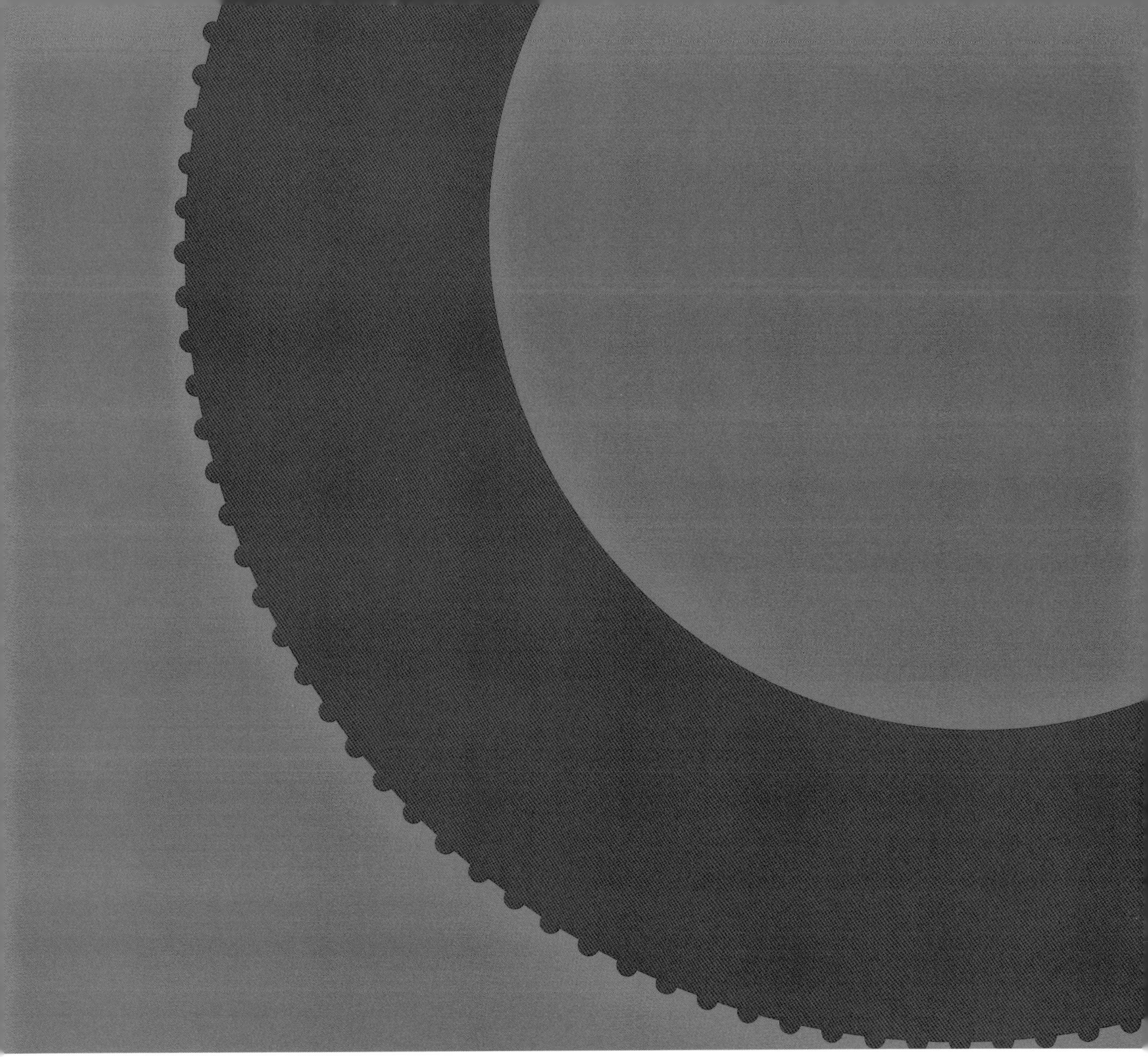

SPORT-
PROGRAMME

VOR DEM WORK-OUT

Ein wirkungsvolles Aufwärmprogramm kombiniert das Ausrollen der Muskeln mit anspruchsvollen Warm-up-Übungen. Mit diesem Programm bereiten Sie Ihre Muskeln optimal auf das Training vor und reduzieren Verletzungsrisiken.

DAS BRAUCHEN SIE

- Faszienrolle
- halbrunde Rolle
- Yogamatte

SO GEHT ES

- Machen Sie die Übungen der Reihe nach.
- Widmen Sie jeder Übung 30 bis 45 Sekunden.
- Atmen Sie tief und entspannen Sie die Muskeln.
- Achten Sie bei den Übungen 5 bis 8 auf eine angemessene Geschwindigkeit, um die Durchblutung anzuregen.

	ÜBUNG	HILFSMITTEL	SEITE
1	GESÄSSMUSKELN LOCKERN		58
2	QUADRIZEPS LOCKERN		66
3	OBERSCHENKELSEITEN LOCKERN		70
4	BRUSTWIRBELSÄULE LOCKERN		98
5	BEINHEBEN		40
6	GESTRECKTE SCHULTERBRÜCKE		64
7	OBERKÖRPER-ROLLOUT		26
8	TIEFE KNIEBEUGE		44

WIE ES WIRKT

Aufwärmübungen steigern sanft die Herzfrequenz und bereiten die Gelenke und Muskeln durch verbesserte Durchblutung auf das Training vor.

BEINHEBEN

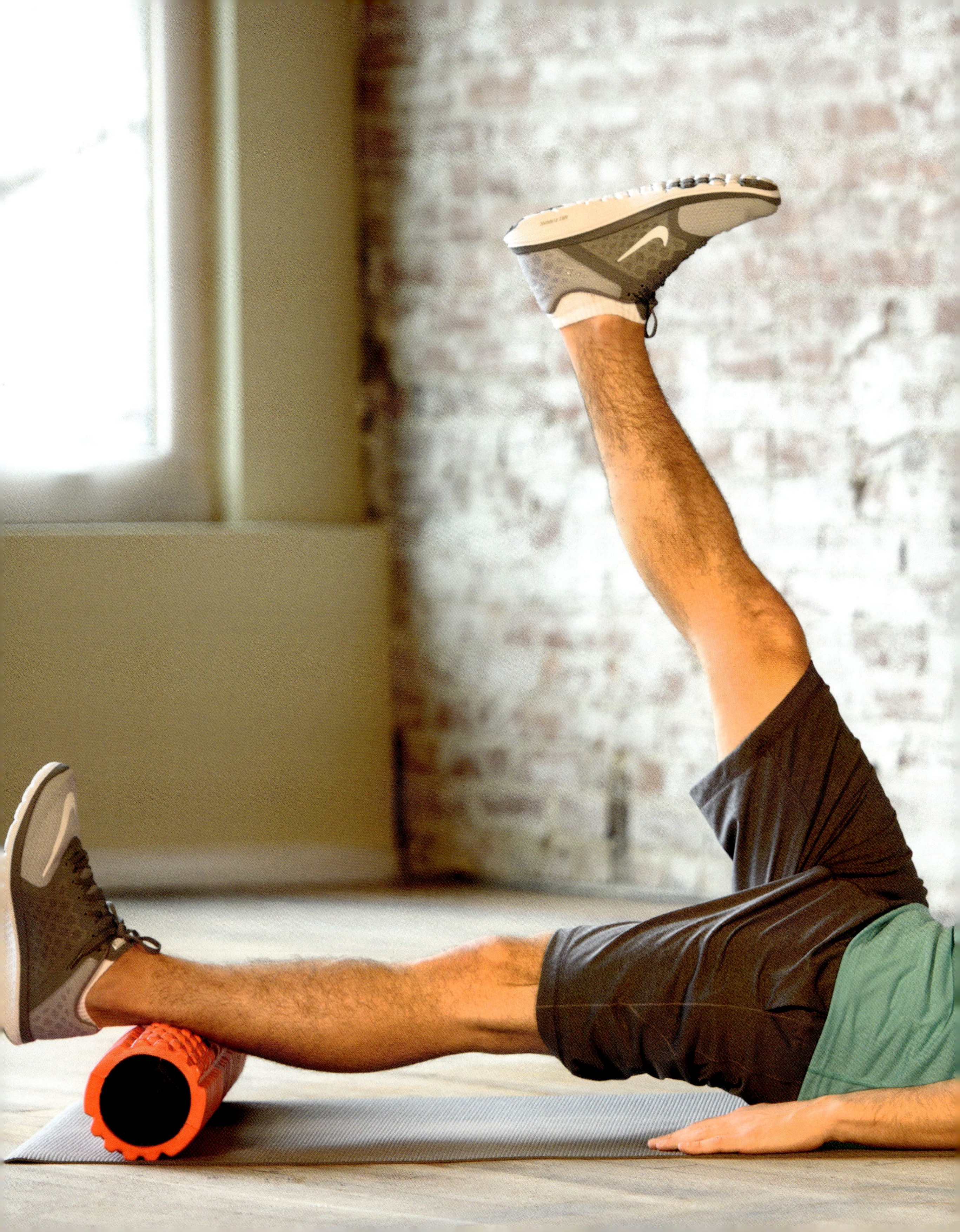

NACH DEM WORK-OUT

Nach dem Sport braucht der Körper Erholung, damit sich der Herzschlag normalisieren kann und die Muskeln maximal profitieren. Mit diesem Programm kommen Sie wieder zu Atem und sorgen für eine optimale Beweglichkeit nach dem Training.

DAS BRAUCHEN SIE

- Faszienrolle
- Yogamatte

SO GEHT ES

- Machen Sie die Übungen der Reihe nach.
- Widmen Sie jeder Übung 30 bis 45 Sekunden.
- Atmen Sie tief und entspannen Sie die Muskeln.
- Wenn Ihre Herzfrequenz nach dem ersten Durchgang noch spürbar erhöht ist, führen Sie das Programm noch einmal durch.

	ÜBUNG	HILFSMITTEL	SEITE
1	WANDER-LIEGESTÜTZ	Faszienrolle	28
2	ROTATION IN SEITENLAGE	Faszienrolle	38
3	ARM- UND BEINHEBEN	Faszienrolle	30
4	HÜFTDREHUNG	Faszienrolle	32
5	ROTATION IM KNIEN	Faszienrolle	36

WANDER-LIEGESTÜTZ

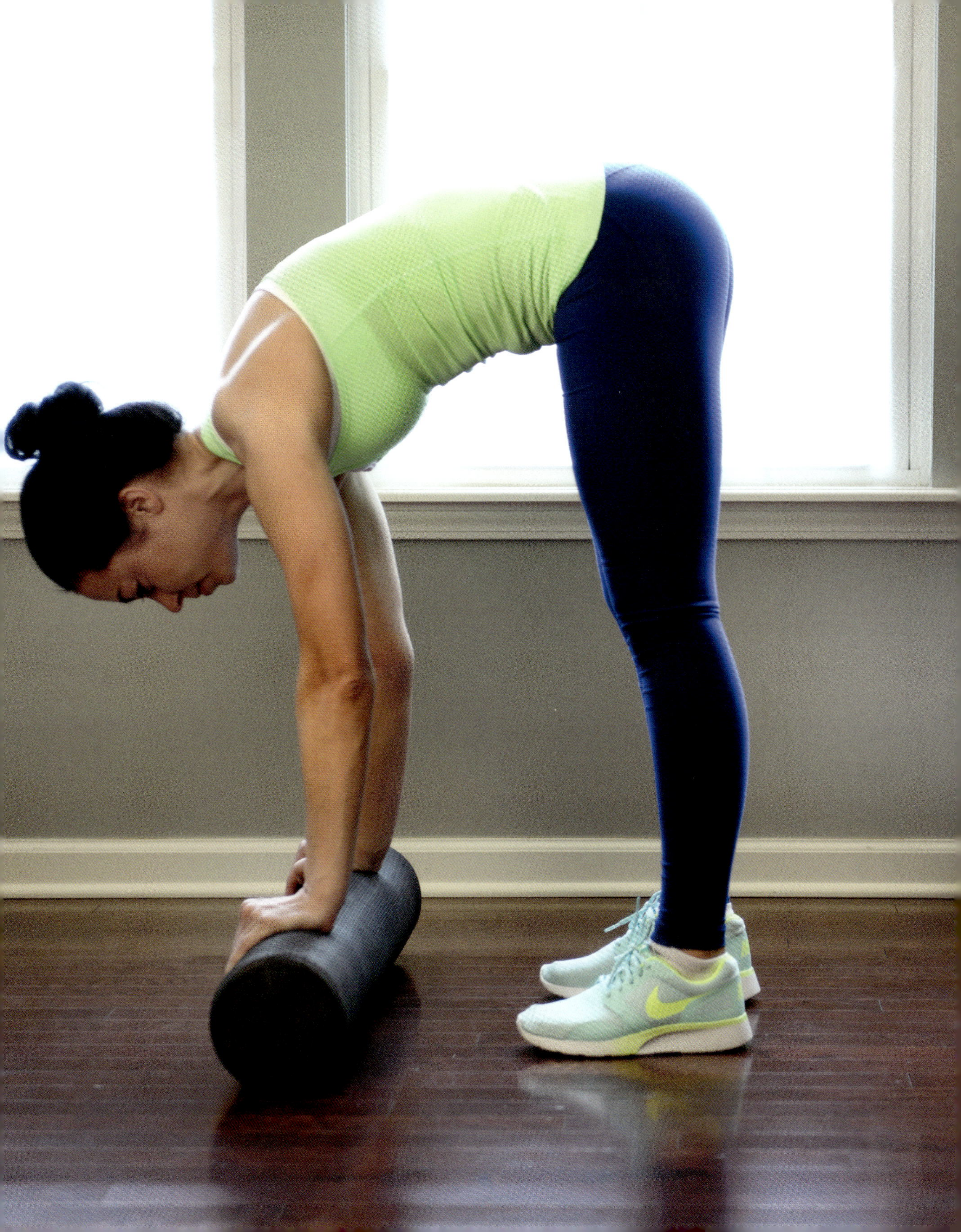

LAUFSPORT & CO.

Sportarten wie Skifahren und Laufen erfordern eine stabile Core-Muskulatur und gesunde Beweglichkeit in Fußgelenken, Hüften und Brustwirbelsäule. Mit diesem Programm fördern Sie die Koordination zwischen Ober- und Unterkörper.

DAS BRAUCHEN SIE

 Massagestick
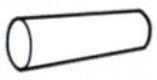 Faszienrolle
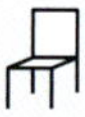 Stuhl
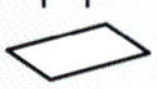 Yogamatte

SO GEHT ES

- Machen Sie die Übungen der Reihe nach.
- Widmen Sie jeder Übung 30 bis 45 Sekunden.
- Atmen Sie tief und entspannen Sie die Muskeln.
- Wenn Ihnen eine Übung zu leichtfällt, wählen Sie eine schwierigere Variante oder erhöhen Sie die Anzahl der Wiederholungen.

	ÜBUNG	HILFSMITTEL	SEITE
1	FUSSGEWÖLBE LOCKERN		94
2	OBERSCHENKELINNENSEITEN LOCKERN	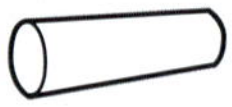	76
3	OBERSCHENKELSEITEN LOCKERN	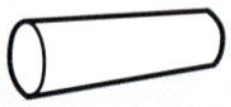	70
4	HÜFTROTATION »AUSTER«	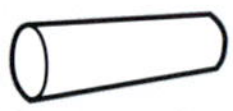	56
5	BEINHEBEN	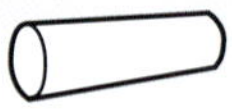	40
6	WANDER-LIEGESTÜTZ	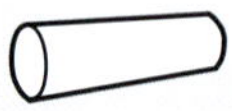	28
7	ROTATION IM KNIEN	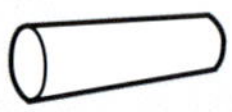	36
8	BRETTHALTUNG MIT STEIGERUNGEN	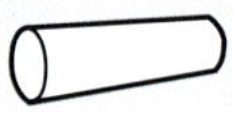	24

ROTATION IM KNIEN

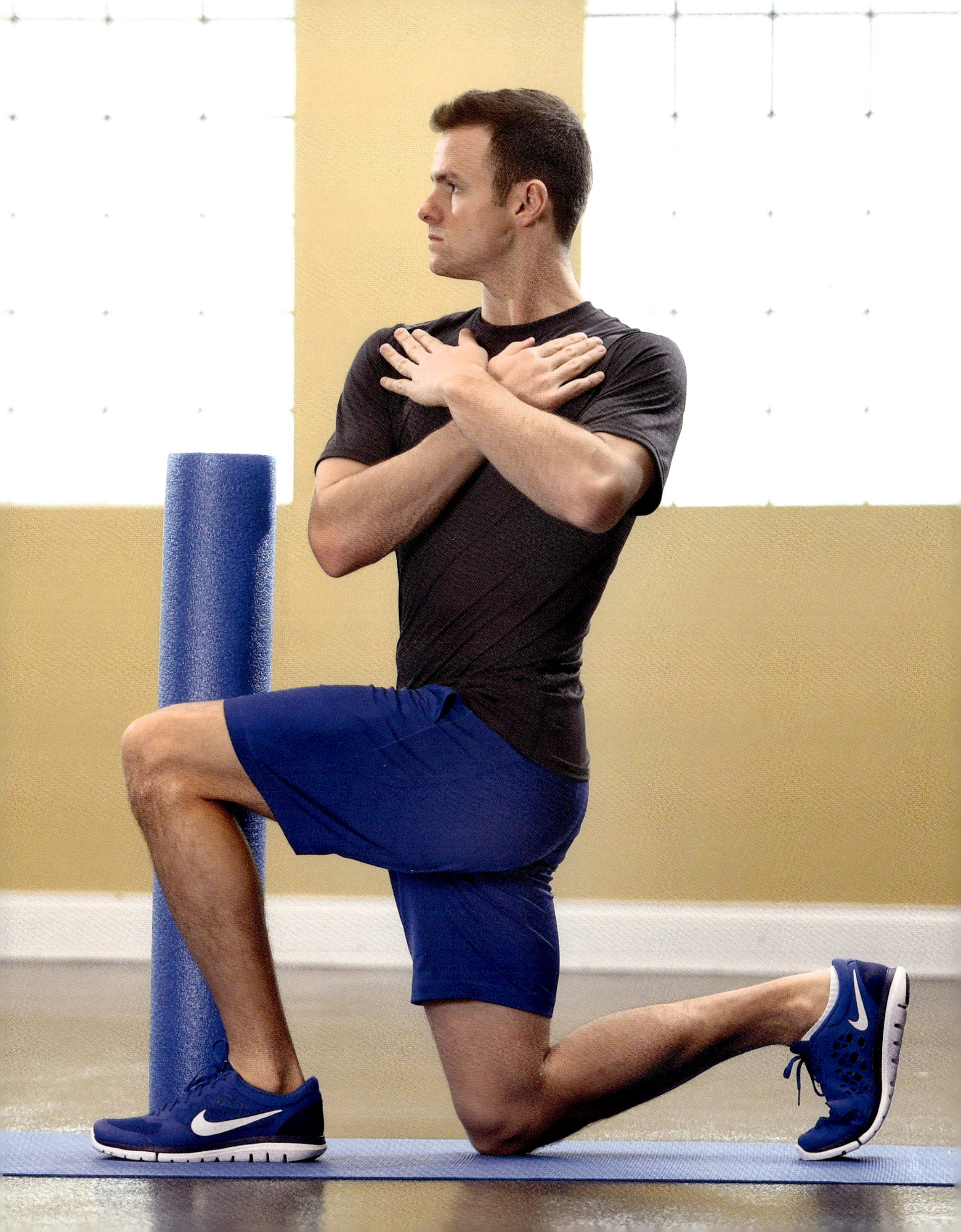

SPORTARTEN MIT ROTATIONSBEWEGUNGEN

Sportarten wie Tennis, Squash und Golf kombinieren Rotationen des Oberkörpers mit Bewegungen der unteren Körperhälfte. Mit diesen Übungen verbessern Sie Ihre Balance und Ihre Stabilität beim Schwingen des Schlägers.

DAS BRAUCHEN SIE

- Massageball
- Faszienrolle
- halbrunde Rolle
- Yogamatte

SO GEHT ES

- Machen Sie die Übungen der Reihe nach.
- Widmen Sie jeder Übung 30 bis 45 Sekunden.
- Atmen Sie tief und halten Sie den Oberkörper gestreckt.
- Ziehen Sie bei der ersten Übung die Schuhe aus, um den Gleichgewichtssinn für die folgenden Übungen zu schärfen.

	ÜBUNG	HILFSMITTEL	SEITE
1	GEZIELTE FUSSMASSAGE		95
2	BRUSTWIRBELSÄULE LOCKERN		98
3	DEN BREITEN RÜCKENMUSKEL LOCKERN		122
4	WADENHEBEN		90
5	ARM- UND BEINHEBEN		30
6	HÜFTDREHUNG		32
7	BRETTHALTUNG MIT STEIGERUNGEN		24
8	ROTATION IM AUSFALLSCHRITT		46

ROTATION IM AUSFALLSCHRITT

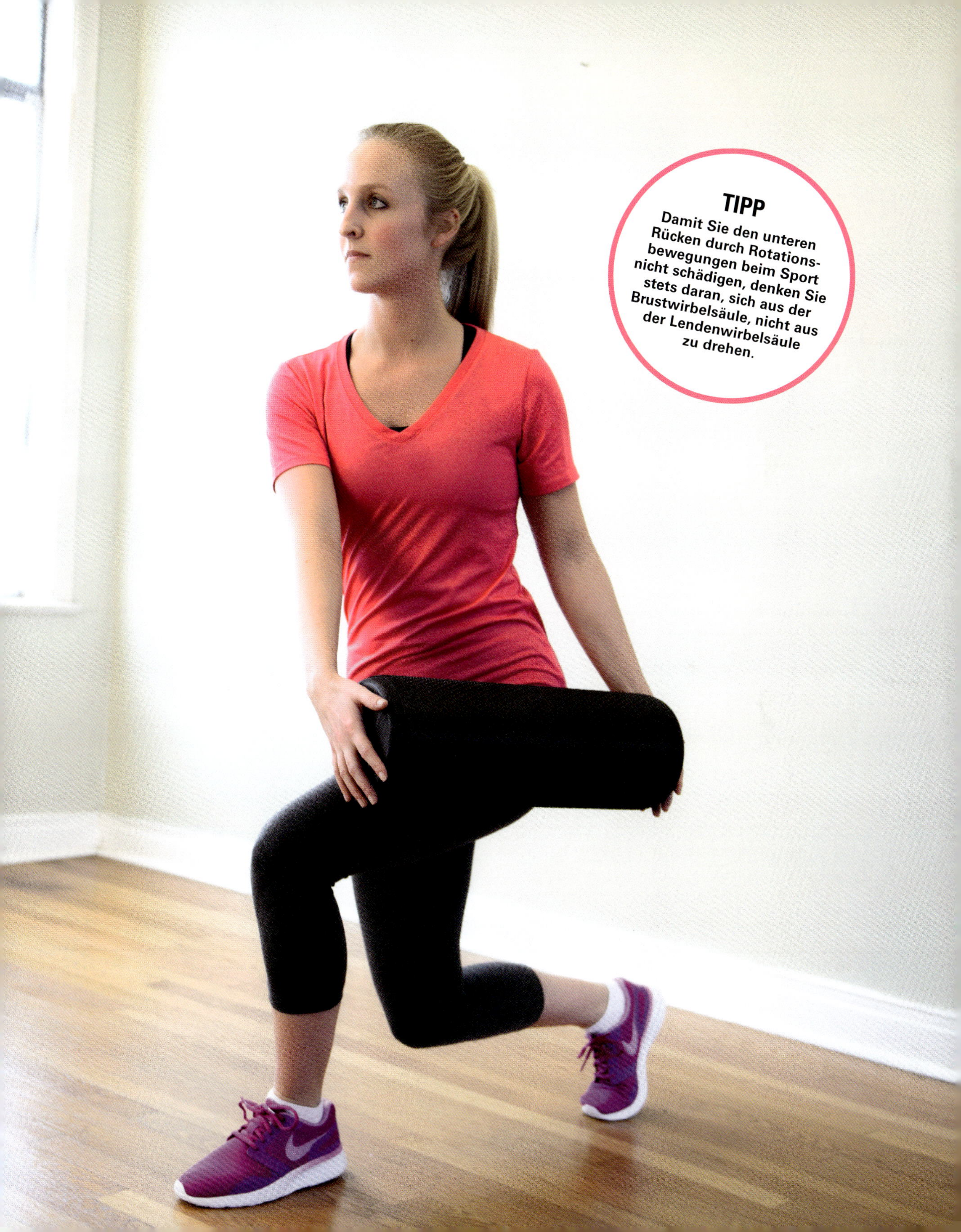

TIPP

Damit Sie den unteren Rücken durch Rotationsbewegungen beim Sport nicht schädigen, denken Sie stets daran, sich aus der Brustwirbelsäule, nicht aus der Lendenwirbelsäule zu drehen.

SCHULTERBELASTENDE SPORTARTEN

Um Sportarten mit Überkopf-Bewegungen wie Kraulen oder Volleyball sicher und verletzungsfrei auszuüben, brauchen Sie bewegliche Schultergelenke und eine starke Muskulatur im Oberkörper. Dieses Programm verbessert die Beweglichkeit im Schulterkomplex.

DAS BRAUCHEN SIE

- Faszienrolle
- halbrunde Rolle
- Yogamatte

SO GEHT ES

- Machen Sie die Übungen der Reihe nach.
- Widmen Sie jeder Übung 30 bis 45 Sekunden.
- Atmen Sie tief und entspannen Sie die Muskeln.
- Machen Sie mehr Wiederholungen, wenn Ihnen eine Übung zu leichtfällt.

	ÜBUNG	HILFSMITTEL	SEITE
1	BRUSTWIRBELSÄULE LOCKERN		98
2	DEN BREITEN RÜCKENMUSKEL LOCKERN		122
3	DEN MITTLEREN RÜCKEN AKTIVIEREN		110
4	SCHULTERBLÄTTER MOBILISIEREN		116
5	SCHULTERN VORNE LOCKERN		115
6	UNTERARME AN DER WAND LOCKERN		130
7	OBERKÖRPER-ROLLOUT		26
8	TIEFE KNIEBEUGE		44

TIEFE KNIEBEUGE

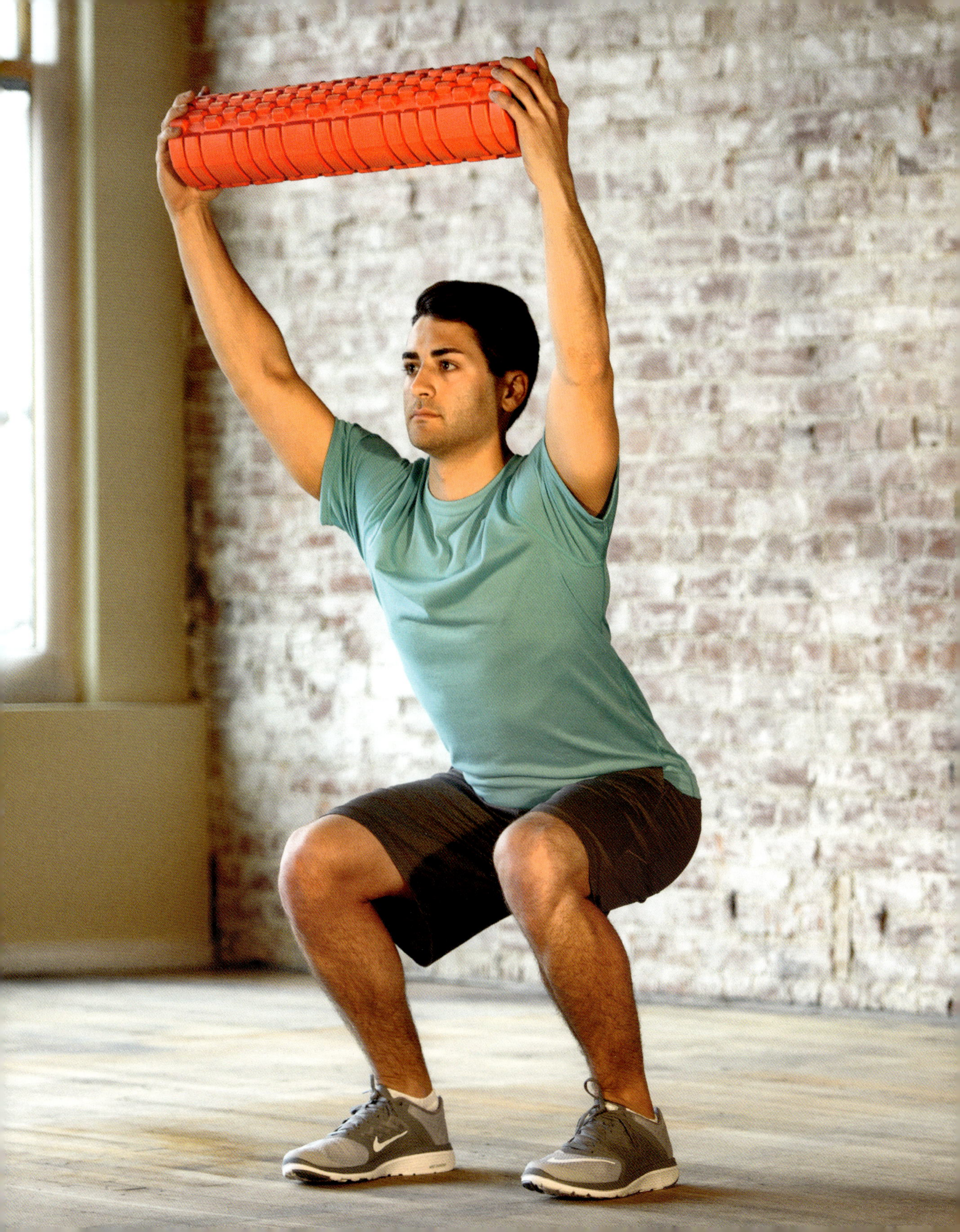

REGISTER

A

B

C–D

F

G

H

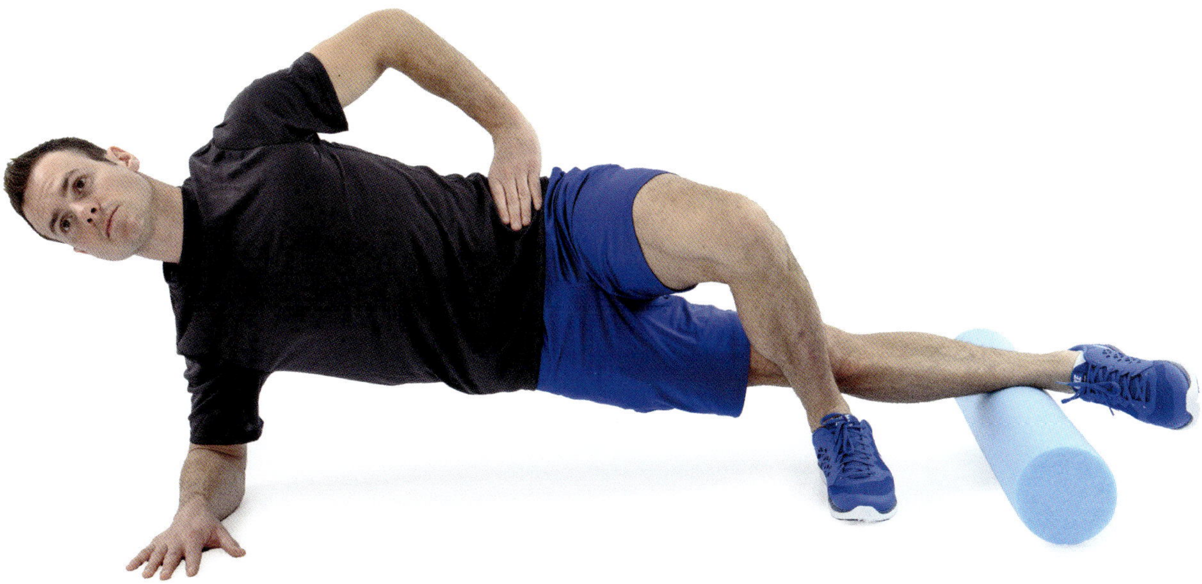

T

U–V

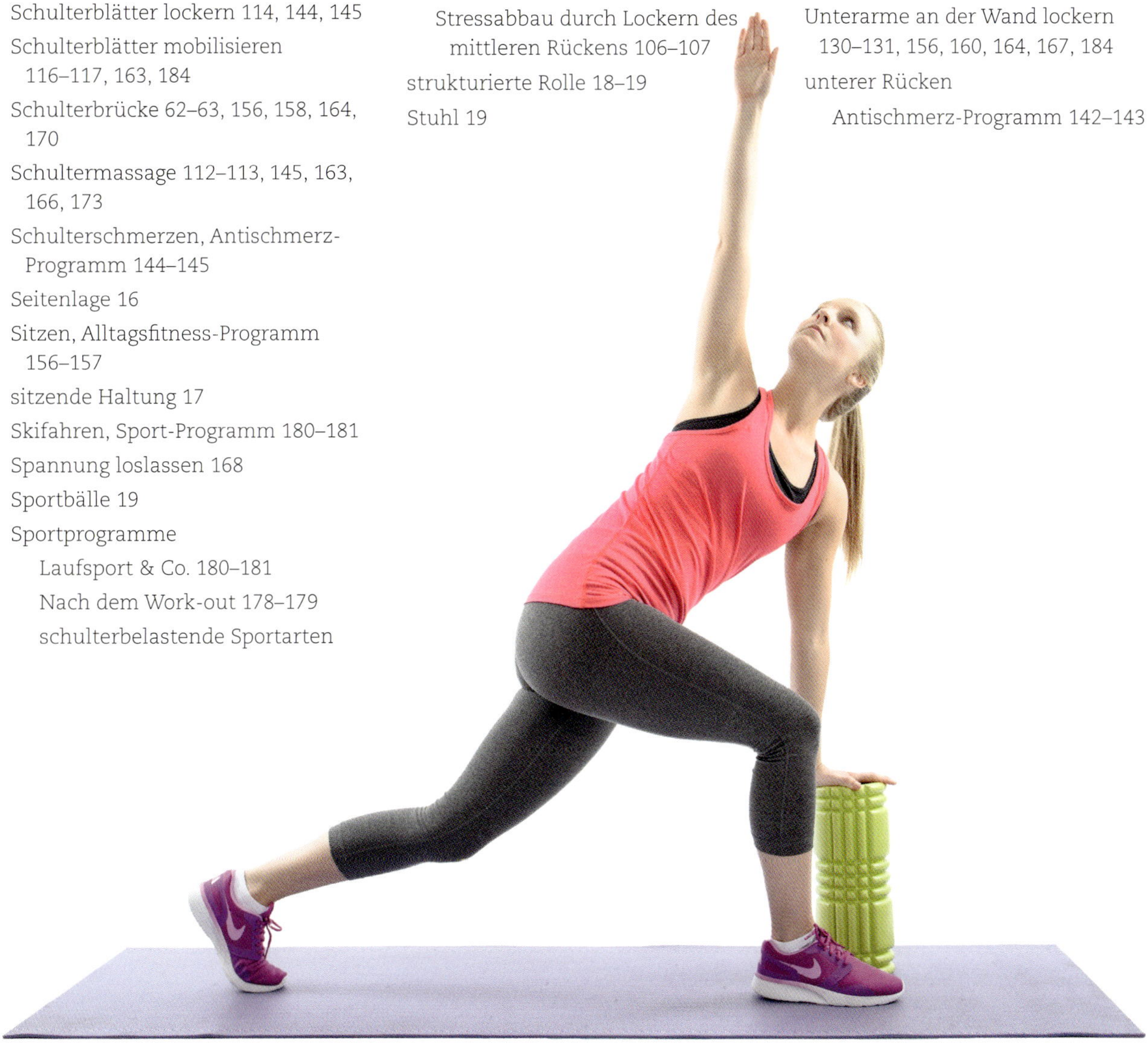

W–Z

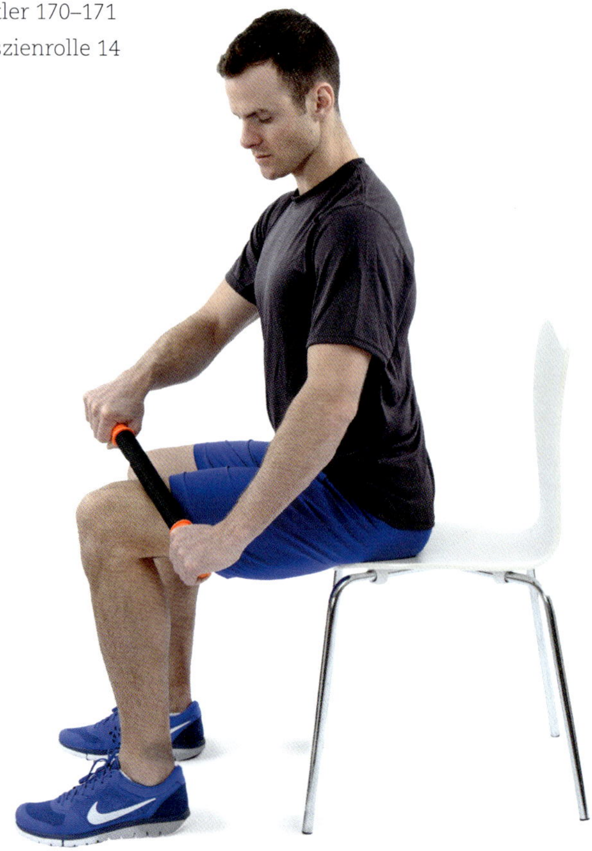

ÜBER DEN AUTOR

Sam Woodworth ist Personal Trainer mit einem Abschluss in Trainingswissenschaften an der Ball State University in Indiana (USA). Er ist unter anderem nach EBFA Level 2 zertifizierter Experte für funktionelles Training. Im Mittelpunkt seines Trainingsansatzes steht die Identifizierung von Schmerzursachen in Beruf und Freizeit und die Wiederherstellung gesunder Bewegungsmuster. Er setzt Faszienrollen und andere Hilfsmittel zur myofaszialen Selbstmassage ein, um die Beweglichkeit und die Körperstabilität zu verbessern, Schmerzen zu lindern und Heilungsprozesse zu unterstützen. Weitere Informationen finden Sie unter samwoodworth-trainer.com.

DANKSAGUNGEN

An erster Stelle möchte ich meiner Mutter Karen Woodworth danken. Du hast mich von allen Menschen am stärksten geprägt, und deiner harten Arbeit und bedingungslosen Liebe verdanke ich alles. Ich danke Art Brock und Teresa Rogers dafür, dass sie mir Gelegenheit gegeben haben, anderen zu helfen und das zu tun, was mir am meisten liegt. Und zu guter Letzt danke ich meiner Lektorin Ann Barton für die Möglichkeit, mit diesem Buch das Leben vieler Menschen positiv zu beeinflussen. Danke euch allen!

DANKSAGUNGEN DES VERLAGES

Der Verlag dankt Sam Woodworth, Niki Waddell, Cort Post und Olga Alkhutova dafür, dass sie sich als Trainings-Models zur Verfügung gestellt haben.

DK London / DK US
Lektorat Kathryn Meeker, Stephanie Farrow, Mike Sanders, Billy Fields, Ann Barton, Alexandra Elliott, Brad Herriman
Gestaltung und Bildredaktion Glenda Fisher, Philippa Nash, XAB Design
Umschlaggestaltung Harriet Yeomans
Herstellung Robert Dunn, Stephanie McConnell, Brian Massey
DK Picture Library DK Picture Library
Fotos Matt Bowen

Für die deutsche Ausgabe:
Programmleitung Monika Schlitzer
Redaktionsleitung Caren Hummel
Projektbetreuung Sabine Pröschel
Herstellungsleitung Dorothee Whittaker
Herstellungskoordination Arnika Marx
Herstellung Sabine Hüttenkofer
Covergestaltung Sabine Hüttenkofer

Titel der englischen Originalausgabe:
FOAM ROLLER EXERCISES

Übersetzung Carmen Achter
Lektorat Anke Wellner-Kempf

ISBN 978-3-8310-3267-9

Druck und Bindung TBB, Slowakei

Besuchen Sie uns im Internet
www.dorlingkindersley.de

Hinweis
Die Informationen und Ratschläge in diesem Buch sind von den Autoren und vom Verlag sorgfältig erwogen und geprüft, dennoch kann eine Garantie nicht übernommen werden. Eine Haftung der Autoren bzw. des Verlags und seiner Beauftragten für Personen-, Sach- und Vermögensschäden ist ausgeschlossen.